国家卫生和计划生育委员会"十二五"规划教材配套教材
全国高等医药教材建设研究会"十二五"规划教材配套教材

全国高等学校配套教材
供医学检验技术专业用

临床检验医学案例分析

主　编　郑铁生　李　艳

副主编　张朝霞　郑　芳　刘永华　张　彦

人民卫生出版社

图书在版编目（CIP）数据

临床检验医学案例分析 / 郑铁生，李艳主编. —北京：人民卫生出版社，2017

ISBN 978-7-117-25090-0

Ⅰ.①临…　Ⅱ.①郑…②李…　Ⅲ.①临床医学－医学检验－医学院校－教材　Ⅳ.①R446.1

中国版本图书馆 CIP 数据核字（2017）第 222365 号

| 人卫智网 | www.ipmph.com | 医学教育、学术、考试、健康，购书智慧智能综合服务平台 |
| 人卫官网 | www.pmph.com | 人卫官方资讯发布平台 |

临床检验医学案例分析

主　　编：郑铁生　李　艳
出版发行：人民卫生出版社（中继线 010-59780011）
地　　址：北京市朝阳区潘家园南里 19 号
邮　　编：100021
E - mail：pmph @ pmph.com
购书热线：010-59787592　010-59787584　010-65264830
印　　刷：三河市国英印务有限公司
经　　销：新华书店
开　　本：850×1168　1/16　印张：15　插页：4
字　　数：444 千字
版　　次：2017 年 12 月第 1 版　2025 年 1 月第 1 版第 9 次印刷
标准书号：ISBN 978-7-117-25090-0/R·25091
定　　价：39.00 元
打击盗版举报电话：010-59787491　E-mail：WQ @ pmph.com
（凡属印装质量问题请与本社市场营销中心联系退换）

编　者

（以姓氏笔画为序）

丁淑琴　宁夏医科大学临床医学院
马雅静　石河子大学医学院第一附属医院
王书奎　南京医科大学附属南京医院
王玉明　昆明医科大学第二附属医院
王晓春　中南大学湘雅医学院
王海河　哈尔滨医科大学大庆校区
邢　艳　川北医学院
权志博　陕西中医药大学医学技术学院
伦永志　莆田学院药学与医学技术学院
刘　辉　大连医科大学检验医学院
刘永华　包头医学院医学技术学院
刘新光　广东医科大学医学检验学院
江新泉　泰山医学院公共卫生学院
孙连桃　包头医学院医学技术学院
孙艳虹　中山大学附属第一医院
孙续国　天津医科大学医学检验学院
杜晶春　广州医科大学金域检验学院
李　山　广西医科大学
李　艳　吉林医药学院
李玉云　蚌埠医学院
李志勇　厦门大学附属第一医院
李贵星　四川大学华西临床医学院
李海燕　西安医学院
杨明珍　陆军军医大学第一附属医院
邹炳德　宁波美康盛德医学检验所
应斌武　四川大学华西临床医学院
沈　昕　湖北中医药大学检验学院

沈财成　温州医科大学检验医学院
张　彦　重庆医科大学检验医学院
张　琼　新疆医科大学第一临床医学院
张　瑾　台州学院医学院
张忠英　厦门大学公共卫生学院
张朝霞　新疆医科大学第一临床医学院
陈　茶　广州中医药大学第二附属医院
武文娟　蚌埠医学院
岳保红　郑州大学第一附属医院
郑　芳　天津医科大学医学检验学院
郑晓群　温州医科大学检验医学院
郑铁生　厦门大学公共卫生学院
胡正军　浙江中医药大学医学技术学院
贾天军　河北北方学院医学检验学院
倪培华　上海交通大学医学院附属瑞金医院
徐广贤　宁夏医科大学临床医学院
唐　敏　重庆医科大学检验医学院
涂建成　武汉大学第二临床学院
黄慧芳　福建医科大学附属协和医院
常晓彤　河北北方学院医学检验学院
董青生　成都中医药大学医学技术学院
董素芳　海南医学院热带医学与检验医学院
蒋显勇　湘南学院医学影像与检验学院
程　凯　山西医科大学汾阳学院
谢小兵　湖南中医药大学第一附属医院
廖　璞　重庆市临床检验中心
潘　卫　贵州医科大学检验学院

学术秘书　高　菲（厦门大学附属成功医院）
　　　　　　　陈　宁（上海交通大学医学院附属瑞金医院）

其他参加编写人员

（以姓氏笔画为序）

刘 琰　泰山医学院公共卫生学院
孙美艳　吉林医药学院检验学院
苏 敏　湖南中医药大学附属第一医院
李程程　贵州医科大学附属医院
李曌博　河南大学人民医院
余玲玲　温州医科大学附属第二医院
宋昊岚　四川大学华西临床医学院
张 娜　天津医科大学总医院
陈 宁　上海交通大学医学院附属瑞金医院
赵杨静　江苏大学医学院
高 菲　厦门大学附属成功医院
梁纯子　武汉大学第二临床学院
游 攀　厦门大学公共卫生学院
綦 霞　大连医科大学检验医学院
潘志鹏　莆田学院药学与医学技术学院

　　"临床检验医学"（Clinical Laboratory Medicine）是一门连接医学检验与临床医学的桥梁学科，是一门以医学检验为基础，与临床各学科相互渗透、交叉结合的综合性应用学科。为帮助学生理解这门学科，更好地服务于临床，我们编写了这本《临床检验医学案例分析》作为临床检验医学教学的辅助教材。

　　编写《临床检验医学案例分析》教材，参考了国内外近期文献，结合作者的临床实践，系统地应用了临床检验医学的理论和诊断思路，向师生和读者提供了较为典型的实际案例，并对每个案例进行了详细地讨论分析，作出诊断和鉴别诊断，同时也对预后做了推测和点评。目的是让广大师生和读者能从中得到一些启示、一点思考、一点感悟和收获。

　　本书按理论章序编排，共 28 章。除第 1 章绪论外，其余各章均为人体各器官系统精选案例，共132 个案例。每个案例都在提供一段案例的背景资料之后，提出若干相关问题，在问题中引导学生阅读分析给定的资料，依据一定的临床检验医学理论知识，或作出诊断和鉴别诊断，或作出评价，或提出具体的解决问题的方法和意见等。特点是每个案例都具有真实性、代表性和有效性，具有培养学生提高分析能力、判断能力、解决问题及执行专业能力的作用。

　　本书主要供给医学检验技术专业的本、专科高年级学生作为教材使用，也可作为临床医生在疾病诊断和治疗中的参考书，还可为临床检验医师和技师提供学习参考。

　　本书在编写过程中得到了人民卫生出版社和各作者所在单位的大力支持，尤其是厦门大学公共卫生学院和昆明医科大学第二附属医院为本教材的编写会与定稿会的顺利召开付出了努力。在此，一并表示感谢。

　　由于首版编写，缺乏经验与参考，又因学科精深，限于作者水平和时间仓促，书中肯定会有不足，甚至错误，希望广大师生与读者给予指正，以便再版时修正。

郑铁生

2017 年 4 月

目　录

第一章

绪　论

第一节　临床检验医学案例分析的概念

临床检验医学案例分析（case analysis of clinical laboratory medicine）是对有代表性的临床病例，结合医学检验的结果，深入地进行周密而仔细的分析讨论，从而获得总体认识疾病的一种科学分析方法。

临床检验医学案例分析的思路：向学生提供一段疾病的背景资料，包括主诉、现病史、既往史、个人史、家族史、体格检查和实验室检查等，然后提出若干相关问题，在问题中要求学生阅读分析给定的资料，依据一定的临床检验医学理论知识，或作出诊断和鉴别诊断，或作出评价，或提出解决问题的具体方法和意见等。案例特点：属于综合性较强、区分度很高的题目类型，具有代表性、系统性、深刻性、具体性等特点。作用目标：确定的是高层次的认知目标。它不仅能促进学生对临床检验和医学理论知识的学习提高，而且能促进学生理解、运用知识的能力，更重要的是它能培养锻炼学生综合、分析、评价方面的能力，提高解决问题的能力，使学生具有分析能力、判断能力、解决问题及执行专业的能力。

临床检验医学案例分析可溯源于一类案例分析法，亦称为个案分析方法或典型分析方法，是指结合文献资料对单一对象进行分析，得出事物一般性、普遍性规律的方法。

案例分析法（case-study methodology）自古就有使用，古希腊时的哲人苏格拉底经常使用讲故事或举例子的方法来阐释他的思想，可以看成是案例分析的雏形。但现代意义上的"案例分析"则源于哈佛大学。哈佛大学于1880年开发完成后，被哈佛商学院用于培养高级经理和管理精英的教育实践，逐渐发展成今天的"案例分析法"。哈佛大学的"案例分析法"开始只是作为一种教育技法用于高级经理人及商业政策的相关教育实践中，后来被许多公司借鉴过来，成为用于培养公司企业得力员工的一种重要方法。通过使用这种方法对员工进行培训，能明显地增加员工对公司各项业务的了解，培养员工间良好的人际关系，提高员工解决问题的能力，增加公司的凝聚力。从此以后，案例分析法被逐渐延伸到其他各领域的分析和讨论中。

第二节　临床检验医学案例的选用

目前，案例分析法在国内也开始得到了普及。但是，如果只罗列案例而不对其进行深入分析，这绝非真正的案例分析。案例分析一定要做深入、做全。只有正确、全面、深入地对案例进行研究，才是专业化的案例分析流程。一个案例，作为一个真实发生的事件，包含了那么多复杂的因素，在任何一个细小的地方，只要细心发掘，都能找到大为受用的闪光点。

一、案例的精选与取舍

1. 案例的精选　反映临床检验医学的案例可有多种渠道来源，最常用的渠道是医院的病案室和相关临床医生的工作记录与总结报告。收集这类案例时教师应做有心人，深入病案室或与临床医生沟通交流并及时摘录。另一种渠道是教师自己深入实践第一线收集有关资料，这种案例的编制要求教师要对活动实践有着敏锐的观察力和概括力。此外，教师也可以有意识地编制一些典型案例，当然这种方法要求教师自身对临床检验医学理论有深刻的理解和把握，能够通过合理的想象挖掘既来源于现实生活又超越现实生活的具有一定艺术性真实性的题材。要使案例分析真正有效，还需要以下因素来加以保证。

（1）案例的数量：《临床检验医学案例分析》以临床 27 类系统或器官疾病为主线搜集了132 个各种背景的案例，形成了 27 个包含各种背景的案例库，并对其数据进行了整理、分析、归类。这也是本案例分析系统化科学方法的基础。

（2）案例的真实性：《临床检验医学案例分析》中的案例，全部来自我们团队成员的精心采集，并经临床医生沟通认可，真实可靠，以提高其实用性。

（3）案例的代表性：《临床检验医学案例分析》中所选择的案例，覆盖了临床与医学检验相关的各种疾病，可能涉及的各种因素，可能出现的各种问题，力求让每一个案例都具有典型性和代表性。在分类上面，力图做到科学、简明。

2. 案例的取舍　《临床检验医学案例分析》不可能把通过多种渠道收集到的与所讲课程内容有关的所有案例都纳入本书范围。因此，必须对已收集和编制的案例进行认真分析与比较。在分析与比较过程中应坚持的基本原则：一是优先选取最典型的案例。典型案例往往是多种知识的交汇点，典型案例应用到教学中最有助于说明复杂深奥的临床检验医学理论。二是案例应与相应的理论相贴近，表面现象的牵强附会将会误导学生，结果很可能事与愿违。三是所选取的案例切忌庸俗。教师有教书育人的责任，不宜在课堂上过多地讲述社会的阴暗面，也不宜过多地讲述与教学内容无关的背景资料和小道消息。四是选取的案例不宜太复杂，切忌喧宾夺主，案例要为理解理论服务，要有针对性。

二、案例的应用与延伸

1. 案例的应用　这是采用案例分析法讲授有关理论的关键环节。应用案例的方法有多种，常见的一种方法是教师根据授课内容或者先讲授基本的理论含义，然后用案例加以说明，或者教师先讲授案例，然后水到渠成地引出有关的基本理论。但案例的应用千万不能仅局限于此种方法，必须灵活加以应用。教师必须根据授课对象所面临的具体场景，充分调动学生的积极性和主动性。同时，案例分析也要求学生将自己放在决策者（decision-maker）的角度来思考这个案例所涉及的问题，这就相当于模拟练习，以增强学生的实际应对能力。这种方法还要求教师提供案例时，在方式方法上要进行巧妙构思，要掌握数倍于学生的背景材料；讨论中要引导控制讨论，同时要避免完全由教师控制讨论；应注意倾听学生的发言，并进行适当的引导，使所有学生都参加讨论；讨论结束时要做好讨论总结。总结也并非一定要由教师进行，完全可以采用由学生自己进行总结、教师适当加以点评的方法。

2. 案例的延伸　所谓案例延伸，简单地说，就是让学生在学习临床检验医学基本理论知识的基础上，通过仔细观察现实临床病例，努力寻找反映理论原理的案例，并用所学过的理论对所观察到的事实现象进行分析，以进一步加深对所学理论及分析方法的理解。准确地讲，这一步工作已不构成一般意义上的理论讲授，而应划归理论的应用范畴。但从其目的来看，主要是为了加深对理论的理解并为学习专业理论以及培养专业技能奠定基础，仍可划归案例分析法的范畴。

第三节　临床检验医学案例分析的作用

一、培养学生创新精神与综合素质

要把学生培养成具有创新精神的高素质人才,就要在学校开展创新教育。学生创新精神的培养,可通过课堂教学来进行,也可通过课外的社会实践、社团活动等方式来实现。由于学生在校期间大部分时间是在有组织的课堂教学中度过的,所以培养学生的创新精神应主要通过课堂教学来完成。

1. 培养学生的创新精神　必须采用启发式教学模式。启发式教学模式在教学方面是一个意义广泛而深远的概念。具体说来,启发式教学方法包括问答式、讨论式、实验式和问题解决式等。

问答式开导思想,在任何学科的教学情境中皆可适用;讨论式可由问答随时引起;实验式对理论的真实性给予证明,科学上许多发现多系从实验而来;问题解决式的教学,也是发展高级思维能力的良好办法,尤其是促进创造性思维的发展。问题解决法是课堂教学中培养学生创新思维的有效方法。这种方法启发学生的求异思维,鼓励学生思维的多样性、新颖性、独创性。采用问题解决法进行教学,要求教师在课前要认真准备,设置一定的情景,提出要达到的目标,教师要引导学生为达到目标认真思考。思维有两种趋势:一是与大家一致,一是与人不同。前者为求同思维,着重符合一致的标准,人人一样;后者为求异思维,着重独树一帜,求异创新,不与人同。求异思维是创新思维发展的基础,所以教师应当鼓励学生不模仿,不抄袭,不与人雷同,努力做出独创性的成果。根据教师设定的场景,激发学生独立提出有一定数量和质量的问题,启发学生根据不同条件、不同角度和不同方法,引发不同思路,解决同一个问题;鼓励学生根据一定需要,依据必然规律,灵活多变地组合相关因素,独立提出新的设想;问题的答案可能不是单一的,而是多样的,甚至是开放的,然后让学生去讨论和争论。在这一过程中,学生进行了发散、求异、逆向、知识迁移、联想和想象、分析、综合等思维训练。

2. 提高学生的综合素质　理论来源于实践,理论也必须服务于实践。在进行课堂讨论过程中,学生养成了积极思考的习惯。这种积极思考的习惯一方面使所学的理论知识得到及时消化,另一方面也提高了学生运用理论知识分析现实问题的能力。随着我国改革开放事业的迅猛发展,新的医疗改革和分级诊疗政策为临床检验医学的发展以及现实医疗问题提供了丰富的素材。通过课堂和课外实践教学,培养广大学生逐步养成从我国国情出发分析现实问题的良好习惯,对临床检验医学的学习采取批判与继承相结合的原则,在积极吸取其合理成分的基础上,大胆提出解决现实问题的种种设想,初步树立起不唯书、不唯上、要唯实的良好学风,从而大幅度提高学生的综合素质。

另外,人在轻松、自由的心理状态下才可能有丰富、自由的想象。创新思维的灵感往往是在紧张探索以后的松弛状态下才会出现。相反,人在压抑、紧张、恐惧心理状态下很难有所创新。总的来看,适宜于创新能力生长的环境应该是宽松、民主、自由的环境。只有这样的环境才会容忍乃至鼓励多样性、与众不同、标新立异、独特性和个性,也只有在这样的环境中,个体才敢于乃至乐于想象、批判和创新。临床检验医学案例分析正是为临床检验医学的学习营造了如此良好的教学环境。

二、提高教师的专业能力与教学实践能力

经历的,在没有想明白之前,肯定都有很多困惑。临床检验医学是一门以医学检验为

基础,与临床学科相互渗透、交叉结合的综合性应用学科。它是一门新学科,对教师来说可能有一定的难度,不仅要有临床基础检验、临床血液学检验、临床微生物学检验、临床免疫学检验、临床生物化学检验、临床分子生物学检验等医学检验知识,而且还应有临床医学知识,以及临床诊断、治疗监测和判断预后的思维能力。如果通过临床疾病案例分析来了解,找出问题的根源并且找出解决的方法,相信这是一件非常刺激和有趣的事情。在临床检验医学课程教学中,配合临床检验医学案例分析组织教学,可以提高教师的专业能力与教学实践能力。

1. **促进教师教学反思** 撰写或应用教学案例,教师要对教学过程进行真切的回顾,"照镜子""过电影",把自己的教学一览无余地再现,用新的观点进行严格的审视、客观的评价、反复的分析。教学过程中的是非曲直、正确错误,都能由模糊变得清晰。

2. **推动教学理论学习** 通常情况下,教师撰写或应用教学案例,需要运用临床检验医学的教学理论对其教学案例进行分析,势必推动了对教学理论的学习。

3. **总结教改经验** 有经验的教师谈起自己的教学经历,都有不少成功的事例和体会,但往往局限于具体的做法,知其然而不知其所以然。结合临床案例组织教学则有血有肉,提高了教改总结的应用价值。

4. **促进教师交流研讨** 案例是教学情境的故事,不同的人对故事会有不同的解读,因此案例十分适于用来进行交流和研讨,可以成为教研活动和教师培训的有效载体。

5. **形成教学研究成果** 撰写教学论文、课题研究资料,固然是教学研究,教师撰写或应用教学案例,是教学实践与教学研究的紧密结合,也是进行教学研究。写成的教学案例、教学论文等,都可以形成教学研究的成果。

(郑铁生)

第二章

检验与临床的相关概念和诊断思路案例分析

案例 2-1　生物参考区间

【病史摘要】　男，48 岁，汉族。

主诉：体检结果提示血清肌酐（Crea）110μmol/L（57～97μmol/L），体检中心的医生建议复查。

现病史：2 天前病人体检发现血清肌酐增高。无咳嗽及咳痰，无尿频、尿急、尿痛。精神好，睡眠、食欲佳，尿量正常，大便 1 次 / 日。无不适症状，为求进一步诊治来院看门诊。

既往史：6 年前被诊断为 2 型糖尿病，无肾病史。否认结核病史，否认高血压、心脏病史，无手术及输血史，无药物过敏史，无毒物及放射物质接触史。

个人史：无烟酒嗜好，无不洁饮食史。近期无服用损肝药物史。健身近两年。

家族史：家庭成员健康，无家族遗传病史。

体格检查：体温 36.8℃，脉搏 98 次 / 分，呼吸 18 次 / 分，血压 112/73mmHg，发育正常，偏胖，神志清楚，查体合作。无淋巴结肿大，皮肤、黏膜无出血点，巩膜、皮肤无黄染，心肺无异常，肝、脾不大。

实验室检查：Hb 141g/L，RBC $4.9×10^{12}$/L，HCT 0.414，WBC $6.3×10^9$/L，N 65%，L 25%，PLT $262×10^9$/L，尿蛋白（－），尿隐血（－），大便隐血（－），CRE 110μmol/L，BUN 5.38mmol/L，GLU 6.7mmol/L。

【问题 1】　发热、运动、饮食等生理性因素能否导致血肌酐升高？

思路 1：血肌酐升高原因很多，有病理因素，但也有生理性因素，比如发热、运动、饮食（大量瘦肉类食物）等。

思路 2：平时控制饮食、忌剧烈运动、素食 3 天之后再复查一下相关指标（血常规、血肌酐、尿常规、微量蛋白、肾脏彩超等）。

【问题 2】　高血压、甲状腺功能亢进、肢端肥大症等内分泌疾病能否导致血肌酐升高？

思路 1：高血压患者如果没有控制好血压，特别是有蛋白尿的患者，可以缓慢进展，在不知不觉中出现血肌酐升高；甲状腺功能亢进、肢端肥大症等也可能导致单纯的血肌酐偏高。

思路 2：监测血压，检测甲状腺功能类激素、生长激素等以排除。

【问题 3】　心肌炎、肌肉损伤能否导致血肌酐一过性升高？

思路 1：血肌酐，一般认为是内生血肌酐，内生肌酐是人体肌肉代谢的产物。在肌肉中，肌酸主要通过不可逆的非酶脱水反应缓缓地形成肌酐，再释放到血液中，随尿排泄。所以心肌炎、肌肉损伤可能导致血肌酐一过性升高。

思路 2：检测心肌酶及血肌钙蛋白以排除。

【问题 4】　肾功能受损、肾小球滤过率下降能否导致血肌酐升高？

思路 1：血中肌酐主要由肾小球滤过排出体外，肾小管基本不重吸收且排泌量也较少，因此，在外源性肌酐稳定的情况下，血肌酐能够反映肾脏功能。

思路2：建议复查肾功能，进一步查尿常规、肾脏B超，甚至肾穿刺（有一定的创伤性，不建议常规使用），明确病因。

【问题5】 为明确诊断，应进行哪些检查？

思路：血肌酐是检测肾脏功能的重要指标之一，血中肌酐浓度升高说明肾脏清除废物的能力下降了，但敏感性和特异性不高（有效肾单位损伤2/3以上时，血清CR才增高），且受很多因素影响。

可根据以下检查鉴别诊断：

（1）血常规检验：血常规中白细胞总数及白细胞分类帮助判断有无感染，鉴别是否感染引起血肌酐一过性增高。患者血常规检测：WBC 6.3×10^9/L，N 65%，L 25%。

（2）甲状腺功能类、生长激素的检测以及血压测定：甲状腺功能类激素、生长激素的检测协助鉴别是否为甲亢、肢端肥大症引起的血肌酐升高；血压的检测帮助诊断高血压。患者血压：112/73mmHg（<120/80mmHg），正常；甲状腺功能类：总 T_3 0.7ng/ml（0.58～1.59）、总 T_4 5.4μg/dl（4.87～11.72）、游离 T_3 1.98pg/ml（1.73～3.71）、游离 T_4 1.02ng/dl（0.70～1.48）、高灵敏促甲状腺素（TSH）1.23μIU/ml（0.35～4.94）；生长激素（放免）1.56ng/ml（<5）。

（3）心肌酶谱的检测：心肌酶及肌钙蛋白的检测可鉴别是否因为心肌炎或者肌肉损伤引起血肌酐的一过性升高。患者心肌酶：AST 34U/L（10～42）、CK 134U/L（22～269）、CK-MB 14U/L（0.0～25）、LD 156U/L（91～230）；肌钙蛋白-Ⅰ 0.02μg/L（0.00～0.04）。

（4）尿素氮、尿酸的检测：尿素氮（BUN）经肾小球滤过后随尿排出，肾实质受损害时，肾小球滤过率（GFR）下降，血BUN浓度↑，可观察肾小球的滤过功能，不敏感，不特异。血中尿酸（UA）由肾排出的UA占一日总排出量的2/3～3/4，GFR减低时UA不能正常排泄，血中UA浓度升高。所以血BUN、UA也反映肾小球滤过。患者BUN 3.7mmol/L（2.9～8.2）、UA 254μmol/L（155～357）。

（5）CCr及血清胱抑素-C（CysC）的检测：血肌酐与CCr并不完全一致，CCr较血肌酐更为敏感。血CysC机体内产生率及释放入血速率恒定。CysC可自由透过肾小球滤过膜，在近曲小管全部重吸收并迅速代谢分解；CysC不和其他蛋白形成复合物，其血清浓度变化不受炎症、感染、肿瘤及肝功能等因素的影响，与性别、饮食、体表面积、肌肉量无关，是一种反映GFR变化的理想的内源性标志物。血Cys C浓度与GFR呈良好的线性关系，其线性关系显著优于血肌酐，因而能更精确地反映GFR，特别是在肾功能仅轻度减退时，血Cys C的敏感性高于血肌酐。患者CysC 0.87mg/L（0.51～1.09）、CCr 115ml/min（80～120）。

（6）尿mAlb的检测：尿mAlb检测有助于肾小球病变的早期诊断。在肾脏病早期，尿常规阴性时，尿mAlb含量可发生变化。患者微量白蛋白10mg/L（0～15）。

（7）尿常规的检测：重点关注尿蛋白和隐血血尿、蛋白尿，外在高血压、水肿常常预示着肾小球肾炎。尿蛋白（-），尿隐血（-）。

（8）其他辅助检查：比如肾脏彩超，肾脏彩超显示双肾轮廓清晰，形态正常，实质回声均匀，皮髓质分界清楚，集合系统不分离，其内未见异常回声。

【问题6】 根据实验室及其他检查结果，应作出怎样的诊断？依据是什么？

【诊断】 患者可以诊断为：无肾小球滤过率下降及肾脏损伤。

诊断依据：

（1）无肾小球滤过率下降及肾脏损伤：①经典肾功能三项中反映肾小球滤过的另外两个指标，尿素氮、尿酸结果正常；②较血肌酐敏感的指标，CCr正常；③更加敏感、特异的血CysC结果正常；④尿mAlb结果正常；⑤无血尿、蛋白尿；⑥肾脏彩超正常。

（2）排除了运动、肉食饮食、感染、甲亢、肢端肥大症、高血压对血肌酐的影响：①忌剧烈运动、素食3天之后复查血肌酐依然为CRE 109μmol/L，排除了运动、饮食对肌酐的影响；②血常规中白细胞总数及白细胞分类正常；③甲状腺功能类激素、生长激素的结果正常；④血压正常；⑤心肌酶及肌钙蛋白的结果正常。

思路 1：经实验室和临床交流认定患者因为体重过高导致血肌酐超过参考区间：血肌酐水平比较稳定，日内生理变动幅度在 10% 以内，但与个体肌肉量有关。肌肉发达者与消瘦者（尤其是肌肉萎缩者）Scr 浓度可有明显差异，老年人、肌肉减少者，其水平偏低。①体重小于 55kg，血肌酐 53～88μmol/L；②体重 55～80kg，血肌酐 77～106μmol/L；③体重大于80kg，血肌酐 88～124μmol/L。

该患者体重 85kg，所以肌酐正常范围应该到 124μmol/L。

思路 2：参考区间就是介于参考上限和参考下限之间的值。依据参考区间的分布特性和临床使用要求，选择合适的统计方法进行归纳分析，确定参考分布中的一部分为参考区间。通常确定的百分范围在 2.5%～97.5% 之间，在某些情况下，只有 1 个参考限具有医学意义，通常为上限，例如 97.5%。

参考区间建立时，参考个体的选择应尽可能排除对结果有影响的因素，设计详尽的调查表排除不符合要求的个体。不同的检验项目筛选标准不尽相同，主要考虑的因素有（不一定全部纳入）：饮酒情况、长期或近期献血、血压异常、近期或既往疾病、妊娠、哺乳期、药物、肥胖、吸毒、特殊职业、环境因素、饮食情况、近期外科手术、吸烟、遗传因素、输血史、滥用维生素、运动等。

参考样本组是否需要分组主要根据不同检验项目的临床意义，可按照性别、年龄或者其他因素进行（作 Z 检验，以确定分组后的均值间有无统计学上的显著性差异）。

思路 3：参考区间受很多因素影响。包括分析前、分析中和分析后因素等。因此应注意参考样本分析前的准备，主要有参考个体的状态、样本的数量、样本的采集、样本的处理与储存等方面。

思路 4：国家卫生和计划生育委员会：《临床常用生化检验项目参考区间》

中华人民共和国国家卫生和计划生育委员会 2015-04-21 发布了中华人民共和国卫生行业标准（WS/T 404.5-2015）中肌酐的参考区间：男性 20～59 岁为 57～97μmol/L，女性 41～73μmol/L。男性 60～79 岁为 57～111μmol/L，女性 41～81μmol/L。血肌酐的参考区间考虑到性别和年龄的差异，进行了分组，尚未对体重进行分组。

思路 5：参考区间只代表了 95% 的百分范围，具体项目、病人应综合分析。常用检验项目参考区间还应覆盖少数民族、高海拔地区、具有特殊生活习惯的健康人群。一些项目的参考区间可能会受到人群所在地域、经济水平、生活习惯、饮食结构等诸多因素以及不同实验室的检测水平的影响。

该病例中患者单纯血肌酐升高，超出了参考区间，由于参考区间制订时无法兼顾体重对血肌酐参考区间的影响，导致患者做了一系列检查，带来了精神和经济损伤。所以临床医生一定要很好地认识参考区间：只代表了 95% 的百分范围，具体项目、病人应综合分析。

（胡正军）

案例2-2　危　急　值

【病史摘要】　男，28 岁，汉族。

主诉：腰腿疼，理疗未见缓解。

现病史：两周前患者内蒙古旅游归来，无明显原因出现腰腿疼，两次物理按摩治疗未见缓解。无头痛，无胸痛、心悸，无气促、发绀，无恶心、呕吐，无腹痛、腹泻，无尿频、尿急、尿痛。精神稍差，睡眠可，食欲欠佳，尿量正常，大便 1 次 / 日。为求进一步诊治来院门诊。

既往史：既往体检无异常。否认结核病史，否认高血压、心脏病史，无手术及输血史，无药物过敏史，无毒物及放射物质接触史。

个人史：5 年吸烟史，无不洁饮食史。近期无服用损肝药物史。

家族史：家庭成员健康，无家族遗传病史。

体格检查：T 36.5℃，P 95 次／分，R 20 次／分，BP 140/80mmHg（1mmHg＝0.133kPa）。步入，神志清楚，双肺呼吸音清晰，未闻及明显啰音，心界正常，心率 95 次／分，心律齐，胸片显示轻微腰椎间盘突出。

实验室检查：ALT 233U/L（参考区间 9～50U/L），AST 256U/L（参考区间 15～40U/L），CK 6589U/L（参考区间 24～194U/L）。

【问题 1】 上述生化检查结果检测完成后，CK 6589U/L，检验人员需要注意什么？

思路 1：CK 测值 6589U/L，已经达到该医院肌酸激酶危急值的界限范围（≥1000U/L），是罕见的高值结果。此时检验人员应该首先进行危急值的排除与确认工作，保证危急值的可信性。

思路 2：危急值一旦确认，检验人员需立即报告给临床，如果未能及时报告，会因为错过最佳治疗时机而威胁到患者的生命安全。

【问题 2】 危急值如何报告？

快速准确是危急值报告的基本原则，由检验人员及时报告既可缩短危急值报告时间，提高报告的准确性，又方便检验人员与临床人员就危急值与患者临床指征的符合性进行沟通。

思路 1：由谁报告、向谁报告以及接受时间长度：美国患者安全目标规定，实验室程序必须包含危急值"由谁报告""向谁报告"及"接受时间长度"（从报告到主治医生确认接受）。一般情况下检验人员应向住院／急诊患者的主管医护人员、门诊患者的主诊医生报告危急值，但多数情况下检验人员缺少门诊患者主诊医生的联系方式，此时应向门诊办公室报告。对于院外送检标本，如有诊所或诊所医生、委托送检方或标本送检人联系方式，检验人员应首先向其报告危急值；如没有则向客服中心报告并请其传递危急值信息。

思路 2：报告方式：随着信息技术的进步，危急值报告方式逐步多样化。除传统电话报告以外，大多采用通过信息系统网络发送到终端计算机报警提示以及短信发送到医务人员并需要确认回复的方式。危急值网络系统的使用不仅缩短信息传递时间，也有效避免了错报、错记，提高了报告的准确性。网络或短信发出后须经主管医生回复确认。调查发现，危急值电子报告信息发出 1 小时后约有 10.9% 未得到回复确认，其主要原因在于被报告的临床医生或其他人员不能及时发现和读取信息。因此，临床实验室通常在电子信息发送后有反馈机制，如在设置的时间内没有回复确认，需再次电话报告，夜间危急值报告采用电话的方式可能更为迅速可靠。电话报告危急值时，不仅要求接收人"回读"危急值，以减少错报或错记的发生率，还应询问检验结果与患者临床指征的一致性。

思路 3：危急值报告的记录：CAP 要求危急值报告的任何信息均需文件化，包括"可识别的患者信息及危急值信息、报告日期及具体报告时间、实验室信息、报告人与接收人"。

【问题 3】 运动能引起肌酸激酶超高吗？

思路 1：肌酸激酶（CK）主要存在于骨骼肌组织与心肌组织中，患者处于劳累状态，有可能是游玩时肌肉拉伤或者按摩原因导致生化指标异常。

思路 2：除非是较大面积的肌肉损伤或者骨外伤才可能导致 CK 升高很多，需要再查找原因。

【问题 4】 急性心肌梗死能引起肌酸激酶超高吗？

思路 1：肌酸激酶增高最常见于急性心肌梗死，当发病的 3～8 小时监测时会发现有明显的增高，待到 10～36 小时达到一个最高值，需经 3～4 天才能恢复正常，所以肌酸激酶是心肌梗死的一个相当灵敏的指标。

思路2：检测心肌酶及血肌钙蛋白以排除。

【问题5】　肝功能为什么异常？

思路1：患者 ALT 和 AST 这两项指标偏高很多，需确定是否存在肝炎病史。问诊后，患者否认肝炎病史。

思路2：转氨酶高出正常范围很多，一般情况下是重症肝炎的情况，但是患者无肝炎病史。转氨酶常用于肝功能检查，被认为是检测肝细胞损伤的灵敏指标。除了肝脏以外，ALT、AST 还有其他来源，两种酶的分布次序大致为：ALT，肝 > 肾 > 心 > 肌肉；AST，心 > 肝 > 肌肉 > 肾。

很多肌肉疾病可导致血清转氨酶升高，一些患者在疾病早期即可出现转氨酶升高，患者常因体检或其他原因进行肝功能检查偶然发现持续的转氨酶升高，无明显神经、肌肉异常，常常经过长期的、多方面的肝脏疾病相关检查后，才被考虑肌肉疾病，进行肌酸激酶、肌肉组织活检等鉴别诊断。

【问题6】　为明确诊断，应进行哪些检查？

肌酸激酶主要存在于骨骼肌和心肌中，其次是脑组织，另外平滑肌、肝脏中只有极少量。病理性 CK 水平单独升高较为少见，临床上更多见的是 CK 与其相应同工酶均升高。在不同的病理条件下，CK 总活性和同工酶活性可发生不同的变化。

（1）心肌酶谱的检测：心肌酶及肌钙蛋白的检测可鉴别是否因为心肌炎或者肌肉损伤引起 CK 升高。患者心肌酶：AST 263U/L、CK 2759~6602U/L、CK-MB 125~203U/L（参考区间 0~25U/L）、LDH 156U/L（参考区间 109~245U/L）、肌钙蛋白 -I 0.05μg/L。CK 和 CK-MB 应为多次检查结果。

（2）心电图：窦性心律，偶发室性期前收缩，未见病理性 Q 波及 ST-T 改变。

（3）肌电图：肌电图示波幅降低，运动时限缩短，重收缩呈病理干扰相。

（4）腓肠肌活检：腓肠肌间有萎缩，肌浆玻璃样变，胞核有内核，间质有脂肪浸润。

【诊断】　多发性肌炎（急性发作期）。

【问题7】　根据实验室及其他检查结果，作出的诊断依据是什么？

心肌梗死患者，CK-MB/CK 一般落在 6%~25% 之间，低于 6% 多为肌损伤。患者 CK-MB/CK 比值在 3%~5% 范围内，心电图正常，肌钙蛋白测值正常，排除急性心梗。

多发性肌炎是一组原因不明的以横纹肌受损为主的全身性自身免疫性疾病。血清 CK 升高，肌电图呈肌源性改变，肌肉病理表现为肌纤维坏死、再生和炎性细胞浸润。

【问题8】　危急值报告对患者急救的帮助有哪些？

思路1：危急值报告制度的建立，增强了医护人员的责任心，同时也促使检验人员对检验危急值的及时报告，使医护人员及时给处于生命危险边缘患者积极治疗。

思路2：通过实施危急值报告制度，有利于临床和检验科之间的信息互动，形成一个快速联动的反应机制，使检验危急值能快速、及时地报告给医护人员，后者根据化验结果立即采取急救措施，使重危患者得到高效、及时、准确的救治，挽救生命边缘状态的患者。

思路3：危急值项目及界限的设置，帮助医务人员在疾病诊断过程中，更加具有针对性，减少检验项目，缩短诊断时间。

【问题9】　危急值评估病危患者预后的研究是否具有可行性？

危急值报告数据之所以是关系到患者生命安全的重要检验信息，是因为其多为器官功能衰竭与否及程度的直接证据，以危急值报告来评估病危患者的预后，类似于多器官功能障碍综合征病情严重程度评分规则内容的综合体现。查阅文献资料可见危急值项目评估分析，也有以死亡患者角度来评价危急值报告的价值，但都局限于检验危急值项目的临床运用，以危急值报告来评估病危患者预后方面的文献还未见报道。

在接下来的时间，我们可以从危急值报告的角度入手，回顾性总结分析病危患者的病历资料，期望能发现其间的某种联系，从而更好地执行危急值报告制度，为临床治疗提供更好的依据。

（邹炳德）

案例 2-3　临床诊断思路

【病史摘要】　男，39岁，汉族。

主诉：乏力、纳差，皮肤、巩膜黄染，小便呈浓茶水样。

现病史：患者因乏力、纳差近1年，皮肤、巩膜黄染1周入院。5年前，体检发现乙肝病毒感染，但无不适未诊治。患者1年前出现乏力、纳差，无发热、恶心等症状，未诊治。1周前出现皮肤、巩膜黄染，小便呈浓茶水样，到医院就诊。

既往史：否认高血压、糖尿病、冠心病等慢性病史，否认结核等接触史，有血液制品输注史，无过敏史，预防接种史不详。

个人史：有外地久居史，无血吸虫疫水接触史，无地方传染病接触史。

家族史：其母亲患有乙肝，否认其他家族遗传病史。

查体：皮肤、巩膜轻度黄染；腹部平坦，未见腹壁静脉曲张，墨菲征阴性，肝脏于剑突下4厘米、右肋下2厘米可触及，质韧，表面光滑、无压痛，肝区轻叩痛。

【问题1】　根据患者的临床表现和查体情况，高度怀疑的临床诊断是什么？需要与哪些疾病鉴别诊断？

患者为中年男性，有典型的乏力、纳差1年，皮肤、巩膜黄染，小便呈浓茶水样，体格检查见肝脏增大，肝区轻叩痛，既往体检发现"乙肝病毒感染"。根据患者主诉、查体体征、个人病史，高度怀疑慢性乙型病毒性肝炎（chronic viral hepatitis B）。需要鉴别诊断：①甲型病毒性肝炎；②丙型病毒性肝炎；③酒精性肝病；④肝硬化；⑤自身免疫肝病；⑥药物性肝病；等等。

【问题2】　为明确诊断乙型病毒性肝炎，应进一步做哪些实验室检查？

为确诊为乙型病毒性肝炎，必须判断肝脏损伤情况，并确定感染的原因和病毒类型，应结合肝炎病毒学检查及肝功能检测结果进行分析诊断。

实验室检查结果显示：肝炎病毒血清学：抗-HAV（−），HbsAg（−），抗-HBs（−），抗-HBc（+），HBeAg（+），抗-HBe（−），抗-HCV（−），抗-HDV（−），抗-HEV（−）。HBV DNA（3.8×10^8IU/ml）；肝功能：总蛋白78g/L，白蛋白49g/L，球蛋白29g/L，A/G 1.69，ALT 214U/L，AST 348U/L，总胆红素78μmol/L，直接胆红素56μmol/L，间接胆红素22μmol/L。

【诊断】　慢性乙型病毒性肝炎。

【问题3】　根据实验室检查结果，作出的诊断依据是什么？

诊断依据为：①乙型病毒性肝炎病史5年，出现皮肤、巩膜黄染，伴乏力、纳差，小便呈浓茶水样等临床表现；②肝炎病毒血清学HBeAg（+），HBsAg（+），抗-HBc（+），HBV DNA 3.8×10^8IU/ml；③肝功能检查有ALT、AST、胆红素升高等肝功能受损的改变。综合分析以上结果，符合慢性乙型病毒性肝炎的诊断标准，可诊断为慢性乙型病毒性肝炎。

思路1：对于疑为乙型病毒性肝炎的患者，应在肝功能检查的基础上，结合肝炎病毒血清学检查进行诊断。HBV的血清学标志物包括HBsAg、抗-HBs、抗-HBc、HBeAg、抗-HBe。HBsAg阳性表示HBV感染，抗-HBs阳性表示对HBV有免疫力，见于乙肝康复及接种乙肝疫苗者。HBcAg阳性可作为HBV复制和传染高低的指标。抗-HBe阳性表示HBV复制水平低。抗-HBc IgM阳性表示HBV复制，多见于乙肝急性期。

思路 2：HBV-DNA 定量检测，用于判断病毒复制程度、指导抗病毒治疗方案制订及检测抗病毒疗效。HBV DNA ＞ 10^5 IU/ml 为阳性，HBV DNA ＜ 10^4 IU/ml 为阴性，HBV DNA 介于 10^4～10^5 IU/ml 之间为可疑，必须结合临床分析；HBV DNA 半衰期短，血清中检出 HBV DNA 即提示病毒复制。

【问题 4】 急性乙型病毒性肝炎（acute viral hepatitis B，AHB）有什么样的临床特征？如何进行检测？

急性乙型病毒性肝炎的病程通常可分为潜伏期、黄疸前期、黄疸期和恢复期。HBV 急性感染的潜伏期为 40～150 天，平均 75 天，病毒处于复制状态，HBsAg 和 HBV DNA 出现于血清中，之后 1～3 周内出现 HBeAg。这些标志物的滴度通常在症状出现的同时或其后达到峰值。血清 AST 和 AST 明显升高，可有血清胆红素升高。

【问题 5】 诊断过程中使用了何种诊断思维方法？

本病例诊断过程中运用了假设演绎的思维方法。通过患者主诉、症状及病史，高度怀疑慢性病毒性肝炎。根据实验室检查结果，排除甲型病毒性肝炎、丙型病毒性肝炎和酒精性肝病等，诊断为慢性乙型病毒性肝炎。

思路：当临床出现疑似慢性病毒性肝炎患者时，应根据病毒血清学检测对各个类型肝炎的血清标志物加以检测，以确定具体病毒类型。如图 2-1 所示。

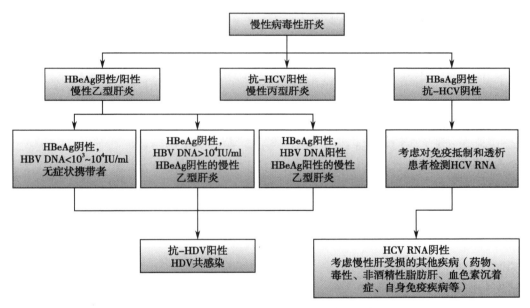

图 2-1 临床诊断与排除诊断各型慢性病毒性肝炎流程图

（邹炳德）

第三章

临床检验项目的诊断性能评价与应用案例分析

案例 3-1　诊断性能指标的计算

【研究目的】　以"不同 hs-cTnT 浓度作为临界值时，研究其对应的灵敏度、特异度等指标"为例进行分析。

【研究对象】　某医院研究者对急诊科的胸痛患者，进行 cTnT 和 hs-cTnT 浓度测定，共检查 463 例。分别选定 cTnT 和 hs-cTnT 浓度为 3ng/L、5ng/L 和 0.01μg/L 为临界值，计算在选定浓度下各诊断性能指标：灵敏度（sensitivity，Sen），特异度（specificity，Spe），阳性预测值（positive predictive value，PPV），阴性预测值（negative predictive value，NPV），阳性似然比（positive likelihood ratio，+LR）和阴性似然比（negative likelihood ratio，−LR）。

【研究结果】

（1）选定临界值为 3ng/L（空白限），当 hs-cTnT 浓度低于 3ng/L，则排除急性心肌梗死，而≥3ng/L 则为急性心肌梗死。结果见表 3-1。

表 3-1　某医院 463 例胸痛患者 hs-cTnT 浓度检查结果

hs-cTnT 浓度	急性心肌梗死		合计
	是	否	
+（≥3ng/L）	79（a）	360（b）	439
−（<3ng/L）	0（c）	24（d）	24
合计	79	384	463（n）

该试验中：

Sen＝a/（a＋c）＝79/79＝100%

Spe＝d/（b＋d）＝24/384＝6.3%

PPV＝a/（a＋b）＝79/439＝18.0%

NPV＝d/（c＋d）＝24/24＝100%

+LR＝Sen/（1−Spe）＝1/（1−0.063）＝1.07

−LR＝（1−Sen）/Spe＝（1−1）/0.063＝0

（2）选定临界值为 5ng/L（检测限），当 hs-cTnT 浓度低于 5ng/L，则排除急性心肌梗死，而≥5ng/L 则为急性心肌梗死。结果见表 3-2。

表 3-2　某医院 463 例胸痛患者 hs-cTnT 浓度检查结果

hs-cTnT 浓度	急性心肌梗死		合计
	是	否	
+（≥5ng/L）	78（a）	289（b）	367
−（<5ng/L）	1（c）	95（d）	96
合计	79	384	463（n）

该试验中:

Sen = a/(a+c) = 78/79 = 98.7%

Spe = d/(b+d) = 95/384 = 24.7%

PPV = a/(a+b) = 78/367 = 21.3%

NPV = d/(c+d) = 95/96 = 99.0%

+LR = Sen/(1−Spe) = 0.987/(1−0.247) = 1.31

−LR = (1−Sen)/Spe = (1−0.987)/0.247 = 0.05

(3) 选定临界值为 0.01μg/L(参考人群的 99 百分位数),当 cTnT 浓度低于 0.01μg/L,则排除急性心肌梗死,而≥0.01μg/L 则为急性心肌梗死。结果见表 3-3。

表 3-3　某医院 463 例胸痛患者 cTnT 浓度检查结果

cTnT 浓度	急性心肌梗死		合计
	是	否	
+(≥0.01μg/L)	56(a)	28(b)	84
−(<0.01μg/L)	23(c)	356(d)	379
合计	79	384	463(n)

该试验中:

Sen = a/(a+c) = 56/79 = 70.9%

Spe = d/(b+d) = 356/384 = 92.7%

PPV = a/(a+b) = 56/84 = 66.7%

NPV = d/(c+d) = 356/379 = 93.9%

+LR = Sen/(1−Spe) = 0.709/(1−0.927) = 9.71

−LR = (1−Sen)/Spe = (1−0.709)/0.927 = 0.31

从以上例子中可以得出,不同的 cTnT 或 hs-cTnT 临界值浓度所对应的灵敏度、特异度、预测值及似然比均不相同,当选用 3ng/L 为临界值时,其对应的灵敏度最高,达 100%,但特异度最低,仅有 6.3%;相反的,当选用 0.01μg/L 为临界值时,其对应的特异度高达 92.7%,但其灵敏度相对较低,仅有 70.9%。因此,对于某试验临界值的选择需根据研究者的目的或临床需要而定。

案例 3-2　ROC 曲线在疾病诊断中的应用

【研究目的】　以"ROC 曲线评价 cTnT、CK-MB、MYO 在老年急性心肌梗死诊断中的临床意义"为例,以说明 ROC 曲线在疾病诊断中的应用。

【研究对象】　病例组为一段时间内某院心内科收住的主诉为"胸痛、胸闷"的急诊急性心肌梗死(AMI)患者(均符合 WHO AMI 诊断标准)48 例。对照组为经 WHO AMI 诊断标准排除 AMI 及其他心血管病患者,共 43 例。

研究对象分为病例组和对照组,其分布情况见表 3-4。

表 3-4　研究对象分布情况

分组	性别(例)		总人数	平均年龄
	男	女	(例)	(岁)
病例组	30	18	48	55~80(平均 62±10.5)
对照组	24	19	43	52~65(平均 59±6.4)

以上项目检测仪器、检测试剂、校准品和质控品均为有证商品。检测方法严格按照心肌损伤标志物测定仪器及试剂操作说明书进行。

【研究结果】　ROC 曲线由统计软件 SPSS13.0 绘制,应用分析软件计算 cTnT、CK-MB 和 MYO 在诊断 AMI 时的特异度和灵敏度等临床指标。以灵敏度为纵坐标、1- 特异度为横坐标作图,得到心肌损伤标志物 cTnT、CK-MB 和 MYO 在 AMI 诊断中的 ROC 曲线(图 3-1)和各项目在左上角最高点所对应的各指标(表 3-5),各项目在发病的不同时间所对应的特异度和灵敏度见表 3-6。

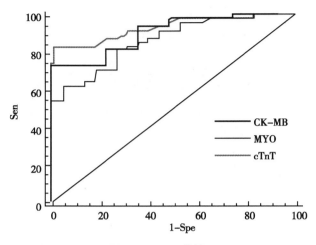

图 3-1　ROC 曲线

表 3-5　各项目在左上角最高点所对应的各指标

项目	左上方最高点值（μg/L）	最大 AUC（%）	灵敏度（%）	特异度（%）	诊断指数
cTnT	0.047	93.3	83.33	98	83.33
CK-MB	5.38	90.3	72.92	97	72.92
MYO	63.05	86.4	62.5	95.65	58.15

从图 3-1 和表 3-5 中分析得到,在诊断 AMI 的三种心肌标志物(cTnT、CK-MB 和 MYO)中,cTnT 无论是 AUC、敏感度、特异度以及诊断指数等方面均明显优于 CK-MB 和 MYO。

表 3-6　AMI 患者心肌标志物在胸痛发作不同时间的阳性病例数

项目	胸痛发作时间（h）	n	平均浓度（μg/L）	阳性例数（n）	诊断敏感率（%）
cTnT	≤6	18	0.176	11	61.1
	>6	30	2.894	27	90
CK-MB	≤6	18	20.3	10	55.6
	>6	30	60.4	20	66.7
MYO	≤6	18	300.9	16	88.9
	>6	30	198.7	19	63.3

另外,需注意的是,心肌损伤标志物诊断 AMI 的特异度和灵敏度与 AMI 发病的检测时间有关。从表 3-6 中可以看出,同一项目在发病的不同时间所对应的特异度和灵敏度均不相同;不同项目在发病的相同时间,其对应的特异度和灵敏度也不相同。从本例中得出,与 CK-MB 和 MYO 相比,cTnT 在 AMI 发病后出现较早、持续时间较长,在 AMI 患者胸痛发作 6 小时后检测,其特异度和灵敏度均保持较高水平。

笔记

案例 3-3　最佳临界值的确定和方法性能的比较

【研究目的】　以"利用 ROC 曲线分析 HBsAg 试验性能"为例，通过 ROC 曲线分析两种乙肝表面抗原（HBsAg）酶联免疫试验（ELISA）的准确性，确定试验的最佳临界值；通过分析单独或平行使用两种试验的阳性符合率、阴性符合率，评估不同检测方式的效能，为制订正确的 HBsAg 检测策略提供依据。

【研究对象】　标本来源：2011 年 6 月—2012 年 2 月无偿献血者血液标本 778 份，其中经中和试验 HBV 阳性标本 486 份（含 HBV 弱阳性标本 50 例），ELISA 双试剂检测以及核酸检测 NAT 均为阴性标本 292 份。

检测仪器相同，采用 A、B 两种试验方法进行检测。

建立两种试验的 ROC 曲线：①收集标本，采用 A、B 两种试验，相同的加样设备和分析系统进行检测。②绘制 ROC 曲线，选择最佳临界值，使用 SPSS 17.0 统计软件进行数据处理。以中和试验 HBV 抗原阳性标本结果为金标准结果，以检测 *OD* 值为统计变量，分别就两种试验的检测结果作 ROC 曲线分析。

确定试验最佳临界值，分析不同临界值下的试验性能分析已获得的 ROC 曲线，以尤登指数［Youden Index（YI），YI＝灵敏度＋特异性－1］最大的切点为最佳临界值，获得 2 种试验的最佳检测临界值（cutoff 值），在最佳 cutoff 值下，得到试验 A 和试验 B 对该批标本的检测阳性符合率和阴性符合率，同时对最佳 cutoff 值附近不同临界值处所获得的试验性能数据进行比较。

【研究结果】　不同检测方式性能比较：分别计算两试验单独使用和联合使用时，有如下 3 种方案：方案 1，只使用 A 试验；方案 2，只使用 B 试验；方案 3，A、B 试验同时使用。

试验 A 的 ROC 曲线的 AUC 为 0.981（图 3-2），试验 B 的 AUC 为 0.968（图 3-3），说明试验 A 的检测能力优于试验 B 的检测能力（见文末彩图 3-4）。

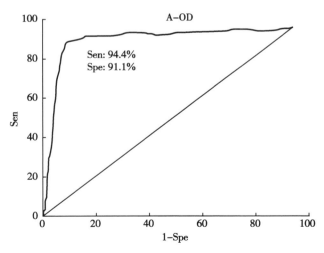

图 3-2　试验 A 的 ROC 曲线

利用 ROC 曲线可以确定两种 ELISA 试验的最佳临界值（表 3-7、表 3-8、表 3-9）。分析 A、B 两个试验的 R OC 曲线，选择 YI 最大的截断点对应的界值作为检测的 cutoff 值，得出试验 A 的 cutoff 值为 0.063，阳性符合率为 94.4%，阴性符合率为 91.1%，YI 为 0.855；试验 B 的 cutoff 值为 0.035，阳性符合率为 89.3%，阴性符合率为 93.15%，YI 为 0.824。

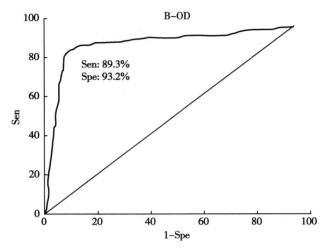

图 3-3 试验 B 的 ROC 曲线

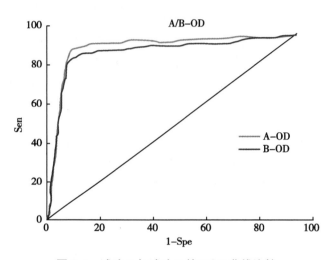

图 3-4 试验 A 与试验 B 的 ROC 曲线比较

通过 ROC 曲线还可以分析不同临界值下,各试验对应的灵敏度和特异度。以及在最佳临界值下,比较两种试验不同检测方案的结果,分析两种试验的阳性符合率和阴性符合率。

表 3-7 两种试验检测临界值及其假设检验

	最佳临界值	阳性符合率 (%)	95% *CI*	阴性符合率 (%)	95% *CI*
试验 A	0.063	94.44	92.0~96.3	91.1	87.2~94.1
试验 B	0.035	89.3	86.2~91.9	93.15	89.6~95.8

表 3-8 A 试验的不同临界值灵敏度和特异性比较

	临界值	灵敏度	95% 置信区间	特异性	95% 置信区间
临界值	0.054	97.94	96.2~99.0	82.88	78.1~87.0
	0.057	97.53	95.7~98.7	85.62	81.1~89.4
	0.060	96.09	94.0~97.6	88.36	84.1~91.8
	0.063	94.44	92.0~96.3	91.10	87.2~94.1
	0.066	92.39	89.7~94.6	91.44	87.6~94.4

表 3-9　B 试验的不同临界值灵敏度和特异性比较

		灵敏度	95% 置信区间	特异性	95% 置信区间
临界值	0.025	92.80	90.1～94.9	87.33	83.0～90.9
	0.035	89.30	86.2～91.9	93.15	89.6～95.8
	0.049	81.89	78.2～85.2	96.58	93.8～98.3
	0.068	73.05	68.9～76.9	97.26	94.7～98.8
	0.09	62.14	57.7～66.5	99.32	97.5～99.9

表 3-10　AB 两种试验不同组合方案阳性符合率和阴性符合率比较

	方案 1 （A 试验）	方案 2 （B 试验）	方案 3 （A、B 平行试验）
阳性符合率（%）	94.44	89.3	94.86
阴性符合率（%）	91.1	93.15	87.67

　　通过分析两种试验 ROC 的 AUC 可知 A 试验的检测准确性明显优于 B 试验。A 试验和 B 试验最佳检测临界值 OD 值分别为 0.063，0.035。在该最佳检测临界值下，两种试验阳性符合率分别为 A：94.44%，B：89.3%，平行使用两种试验联合检测（A＋B）的阳性符合率为 94.86%。三种检测方案的阴性符合率分别为 A：91.1%；B：93.15%；A＋B：87.67%。因此，采用两种试验进行 HBsAg 检测的实验室，可利用 ROC 曲线确定每种试验的最佳临界值，评估每种试验的准确性。对于目前实验室采用的 HBsAg ELISA 试验，存在单一试验性能等同于多个试验组合检测性能的现象。

案例 3-4　诊断性能评价

　　【研究目的】　评价夹心法和 3 种间接法检测丙型肝炎抗体的诊断性能。
　　【研究对象】　某血站实验室对血清盘标本和血液筛查标本，用 1 种夹心法和 3 种间接法国产检测试剂同时检测丙型肝炎抗体进行诊断性能评价。
　　【研究结果】
　　1. 间接法　HCV 抗体检测试剂盒 A。结果见表 3-11。

表 3-11　试剂 A 检测结果

A 试剂	确证结果		合计
	阳性	阴性	
阳性	37（a）	11（b）	48
阴性	4（c）	40（d）	44
合计	41	51	92（n）

该试验中：

$Sen = a/(a+c) = 37/41 = 90.2\%$

$Spe = d/(b+d) = 40/51 = 78.1\%$

$+PV = a/(a+b) = 37/48 = 77.1\%$

$-PV = d/(c+d) = 40/44 = 90.9\%$

$+LR = Sen/(1-Spe) = 0.902/(1-0.781) = 4.12$

$-LR = (1-Sen)/Spe = (1-0.902)/0.781 = 0.13$

　　2. 间接法　HCV 抗体检测试剂盒 B。结果见表 3-12。

表 3-12　试剂 B 检测结果

B 试剂	确证结果		合计
	阳性	阴性	
阳性	32（a）	14（b）	46
阴性	9（c）	37（d）	46
合计	41	51	92（n）

该试验中：

Sen＝a/（a＋c）＝32/41＝78.0%

Spe＝d/（b＋d）＝37/51＝72.6%

＋PV＝a/（a＋b）＝32/46＝69.6%

－PV＝d/（c＋d）＝37/46＝80.4%

＋LR＝Sen/（1－Spe）＝0.780/（1－0.726）＝2.85

－LR＝（1－Sen）/Spe＝（1－0.780）/0.726＝0.30

3. 间接法　HCV 抗体检测试剂盒 C。结果见表 3-13。

表 3-13　试剂 C 检测结果

C 试剂	确证结果		合计
	阳性	阴性	
阳性	39（a）	3（b）	42
阴性	2（c）	48（d）	50
合计	41	51	92（n）

该试验中：

Sen＝a/（a＋c）＝39/41＝95.1%

Spe＝d/（b＋d）＝48/51＝94.1%

＋PV＝a/（a＋b）＝39/42＝92.9%

－PV＝d/（c＋d）＝48/50＝96.0%

＋LR＝Sen/（1－Spe）＝0.951/（1－0.941）＝16.12

－LR＝（1－Sen）/Spe＝（1－0.951）/0.941＝0.05

4. 双抗原夹心法　HCV 抗体检测试剂盒 D。结果见表 3-14。

表 3-14　试剂 B 检测结果

D 试剂	确证结果		合计
	阳性	阴性	
阳性	40（a）	0（b）	40
阴性	1（c）	51（d）	52
合计	41	51	92（n）

该试验中：

Sen＝a/（a＋c）＝40/41＝97.6%

Spe＝d/（b＋d）＝51/51＝100%

＋PV＝a/（a＋b）＝40/40＝100%

－PV＝d/（c＋d）＝51/52＝98.1%

＋LR＝Sen/（1－Spe）＝0.976/（1－1）＝∞

－LR＝（1－Sen）/Spe＝（1－0.976）/1＝0.02

结论：三种间接法试剂和夹心法试剂的灵敏度分别为 90.2%、78.0%、95.1% 和 97.6%，特异度分别为 78.1%、72.6%、94.1% 和 100%。夹心法的分析灵敏度比间接法高 4～8 倍。夹心法试剂诊断特性优于间接法试剂，夹心法与间接法试剂搭配，可明显降低假阴性率，有效防止漏检。

案例 3-5　Meta 分析解析

【研究目的】　以 *Diagnostic test accuracy of loop-mediated isothermal amplification assay for Mycobacterium tuberculosis：systematic review and meta-analysis* 为例，对 Meta 分析在环介导等温扩增检测结核杆菌诊断试验中的应用进行解析。

【研究方法】　Meta 分析步骤如下：

（1）确定合格标准：①研究类型：队列研究和病例对照研究。②指示试验与参考试验：以 TB 核酸为靶向的 LAMP 分析为指示试验，以培养证实的结核分枝杆菌为参考试验。

（2）文献检索：对国内外数据库进行检索，尽可能保证全面查询，并将整个检索过程用流程图和（或）文字表示出来：①选择检索数据库：Pubmed、EMBASE、the Cochrane Library on Wiley 以及 Web of Science。②检索策略：（Tuberculosis OR TB OR mycobacteri*）AND

Study	Country (income class)	Design	Facility	Decontamination	Stain	Culture	LAMP assay (targeted nucleic acid)	Specimen	Culture+/ total	High quality
Aryan[8]	Iran(B)	pCohort	A university hospital	NALC–NaOH	ZN	LJ	In–house(IS6110)	Sp	74/101	Yes
Boehme[9]	Peru(B), Bangladesh(C), Tanzanial(D)		Centers	1.5%NALC–NaOH	ZN	LJ	In–house(gyrB)	Sp	220/725	Yes
Dolker[10]	India(C)	Cohort	A Tb hospital		ZN	LJ	In–house(IS610)	Sp	198/261	Yes
FINDa[11]	Peru(B), South Africa(B), Vietnam(C), Brazil(B)	Cohort, CR, #	DOT centers, TB clinics, a tertiary hospital	NaLC–NaOH		MGIT	Loopamp MTBC	Sp	440/1060	No
FINDb[11]	India(C), Uganda, Peru(B)	Cohort, CR, #	Hospitals, TB labs, microscopic centers	NaLC–NaOH		MGIT, LJ	Loopamp MTBC	Sp	392/1741	No
FINDc[11]	India(C)	pCohort, CR, #	Clinics	NaLC–NaOH		MGIT, LJ	Loopamp MTBC	Sp	46/417	No
Fujisaki[12]	Japan(A)	pCohort, Jpn, #	A university hospital	NALC–NaOH		Ogawa	In–house(16S rRNA)	Sp	5/10	Yes
George[13]	India(C)	pCohort	A college hospital	NALC–NaOH	AR	LJ, MGIT	In–house(rimM)	Sp	39/71	No
Hong[14]	China(B)	Cohort, #	A Tb hospital	NALC–NaOH			In–house(esat6, mtp40)	Sp	13/40	Yes
Iwamoto[15]	Japan(A)	Cohort	Community hospitals	NALC–NaOH			Loopamp MTBC	Sp	20/66	Yes
Joon[16]	India(C)	Cohort, #	A laboratory		ZN	MGIT	In–house(sdaA)	EP	30/315	Yes
Kaewphinit[17]	Thailand(B)	Cohort	A Tb laboratory	NALC–NaOH		LJ	In–house(IS6100)	Sp	93/101	Yes
Kobayashi[18]	Japan(A)	Cohort,Jpn, #	A 2ndary referral hospital	NALC–NaOH	AR	Bact/ ALERT, Ogawa, Kudo	Loopamp MTBC	Sp	25/161	Yes
Kohan[19]	Iran(B)	Cohort	A Tb center	4%NaOH	ZN	LJ	In–house(IS6110)	Sp	60/133	Yes
Lee[20]	Taiwan(A)	Cohort	A university hospital	NaOH			In–house(16S rDNA)	Sp	34/150	Yes
Li[21]	Chian(B)	Cohort	A Tb Cenber	4%NaOH	ZN	LJ	In–house real–time (IS6011)	Sp	333/1067	Yes
Miller[22]	Zambla(C)	pCohort, CR	A chest clinic	NALC–NaOH		MGIT	In–house	Sp	67/134	Yes
Mitarai[23]	Japan(A)	pCohort	A Tb hospital	NALC–NaOH	AR	2%Ogawa	Loopamp MTBC	Sp	223/320	Yes
Moon[24]	Korea(A)	Cohort	A university hospital	2%NALC–NaOH	ZN, AR	2%Ogawa	In–house(hspX)	Sp	35/303	Yes
Nimesh[25]	India(C)	pCohort, #	A hospital				In–house(sdaA)	Sp	18/236	Yes
Ou[26]	China(B)	Cohort	Microscopy centers		ZN	LJ	Loopamp MTBC	Sp	375/1329	Yes
Poudel[27]	Nepal(D)	Case–control	A Tb center	2%NALC–NaOH	AR	2%Ogawa	In–house(16S rRNA)	Sp	100/202	No
Rafati[28]	Iran(B)	#					In–house(16S rDNR)	Sp	10/50	Yes
Saito[29]	Japan(A)	Cohort, CR					Loopamp MTBC	Sp	25/161	Yes
Sethi[30]	India(C)	Cohort	A chest clinic	NALC–NaOH	ZN	LJ, MGIT	In–house(16s rRNA)	Sp	78/103	Yes
Thiongo[31]	Kenya(C)	Thesis		NaOH		LJ	In–house(IS6110)	Sp	138/360	No
Watari[32]	Japan(A)	CR, Jap		NALC–NaOH			Loopamp MTBC	Sp	8/28	Yes

Table 1. Characteristics of included studies. < Study > FIND: the Foundation for Innovative New diagnostics.

图 3-5　数据提取

（LAMP OR "loop-mediated isothermal amplification"）AND（sensitivity OR specificity OR "predictive value" OR likelihood OR "true positive" OR "true negative" OR "false positive" OR "false negative"）。

（3）研究筛选：由两名研究者通过检查题目和摘要各自独立筛选文献。一旦独立的筛选结束，至少有一个研究者检查过，文献即被认为是候选文献。若有分歧，则两人讨论决定结果。

（4）数据提取：两名研究者分别提取最后入选文献中的必要信息，然后交叉检查提取出的数据，如图 3-5 所示，有分歧时进行讨论决定。

（5）对纳入研究进行质量评价：两名研究者分别就诊断准确性研究的质量评价（QUADAS-2）修订版的 7 个领域进行评价。若某研究无高风险的偏移，则被视为高质量研究。

（6）统计分析：结果和数据合成。为评价总的准确性，用 DerSimonian-Laird 随机模型计算诊断比值比，用 Holling's 比例风险模型计算层析综合 ROC 曲线（HSROC）下面积。用双变量模型，绘制成对森林图和 HSROC，计算综合估计敏感度和特异度。阳性似然比和阴性似然比根据综合估计的灵敏度和特异度进行估算（图 3-6）。

Study	TP	FP	FN	TN	Sensitivity (95% CI)	Specificity (95% CI)
Aryan 2013	66	3	8	24	0.89[0.80, 0.95]	0.89[0.71, 0.98]
Boehme 2007	194	5	26	500	0.88[0.83, 0.92]	0.99[0.98, 1.00]
Dolker 2012	193	25	5	38	0.97[0.94, 0.99]	0.60[0.47, 0.72]
FINDa 2013	342	33	98	587	0.78[0.74, 0.82]	0.95[0.93, 0.96]
FINDb 2013	331	50	61	1299	0.84[0.80, 0.88]	0.96[0.95, 0.96]
FINDc 2013	41	9	5	362	0.89[0.76, 0.96]	0.98[0.95, 0.99]
Fujisaki 2004	5	0	0	5	1.00[0.48, 1.00]	1.00[0.48, 1.00]
George 2011	31	2	8	30	0.79[0.64, 0.91]	0.94[0.79, 0.99]
Hong 2012	12	4	1	23	0.92[0.64, 1.00]	0.85[0.66, 0.96]
hvamoto 2003	18	2	2	44	0.90[0.68, 0.99]	0.96[0.85, 0.99]
Kaewphinit 2013	92	0	1	8	0.99[0.84, 1.00]	1.00[0.63, 1.00]
Kobayashi 2015	21	0	4	136	0.84[0.64, 0.95]	1.00[0.97, 1.00]
Kohan 2011	60	3	0	70	1.00[0.94, 1.00]	0.96[0.88, 0.99]
Lee 2009	32	7	2	109	0.94[0.80, 0.99]	0.94[0.88, 0.98]
Li 2014	322	62	11	672	0.97[0.94, 0.99]	0.92[0.89, 0.93]
Miller 2013	46	7	21	60	0.69[0.56, 0.79]	0.90[0.80, 0.96]
Mitarai 2011	191	7	32	90	0.86[0.80, 0.90]	0.93[0.86, 0.97]
Moon 2015	32	13	3	255	0.91[0.77, 0.98]	0.95[0.92, 0.97]
Nimesh 2014	18	6	0	212	1.00[0.81, 1.00]	0.97[0.94, 0.99]
Ou 2014	265	16	110	938	0.71[0.66, 0.75]	0.98[0.97, 0.99]
Poudel 2009	97	6	3	96	0.97[0.90, 1.00]	0.94[0.88, 0.98]
Rafati 2015	9	2	1	38	0.90[0.55, 1.00]	0.95[0.63, 0.99]
Saito2013	21	0	4	136	0.84[0.64, 0.95]	1.00[0.97, 1.00]
Sethi 2013	74	13	4	12	0.95[0.87, 0.99]	0.48[0.28, 0.69]
Thiong'o 2011	136	8	2	214	0.99[0.95, 1.00]	0.96[0.93, 0.98]
Watari 2011	7	0	1	20	0.88[0.47, 1.00]	1.00[0.83, 1.00]

Extra-pulmonary specimens

Study	TP	FP	FN	TN	Sensitivity (95% CI)	Speclficity (95% CI)
Joon 2015	28	23	2	262	0.93[0.78, 0.99]	0.92[0.88, 0.95]

Figure 2. The paired forest plots.

图 3-6　统计分析

（廖　璞）

第四章
红细胞疾病检验案例分析

案例 4-1　缺铁性贫血

【病史摘要】　男，73 岁，汉族。

主诉：面色苍白伴乏力 10 天，排黑便 2 天。

现病史：病人 10 天前无明显诱因出现面色苍白、乏力，活动后气促明显，伴腹胀、纳差，2 天前出现排黑色糊状便，无晕厥，无畏冷、寒战、发热，无咳嗽、咳痰，无腹痛、反酸等不适，发病以来，睡眠欠佳，体重减轻约 5kg。前来医院就诊。

既往史：有高血压病史 10 余年，规律口服氨氯地平可控制。

个人史：无特殊。

体格检查：BP 130/85mmHg，贫血外观，体型消瘦，睑结膜苍白，全身浅表淋巴结无肿大，胸骨无压痛，双肺呼吸音清，未闻及干湿性啰音。P 90 次 / 分，律齐，各瓣膜区未闻及杂音。全腹软，无压痛、反跳痛，肝、脾肋下未触及。双下肢无水肿。

血液常规检查：WBC 5.2×10^9/L，RBC 2.8×10^{12}/L，Hb 58g/L，MCV 78fl，MCH 26.9pg，MCHC 305g/L，RDW-CV 19%，PLT 327×10^9/L。外周血涂片中可见红细胞大小不等，以小细胞为主，中心浅染区明显扩大（见文末彩图 4-1）。

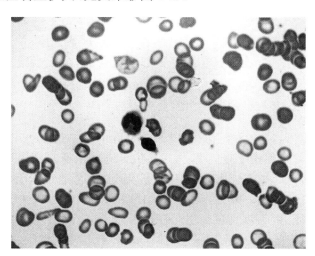

图 4-1　外周血象（瑞氏染色，×1000 倍）

粪常规检查：黏液（+），镜检白细胞图（++），隐血弱阳性。

【问题 1】　小细胞低色素性贫血可见于哪些类型贫血？通过问诊与查体，初步考虑为什么疾病？

思路 1：小细胞低色素性贫血可见于以下几种类型贫血：①缺铁性贫血；②珠蛋白生成障碍性贫血；③慢性病贫血；④铁粒幼细胞贫血。

思路2：病人为小细胞低色素贫血，又系老年男性，合并腹胀、纳差、排黑便、体重减轻，粪隐血阳性，需高度警惕胃肠道肿瘤引起的缺铁性贫血。

【问题2】　为明确缺铁性贫血诊断，应进行哪些检查？

思路1：为明确是否为缺铁性贫血，需完善铁蛋白、血清铁、血清总铁结合力、运铁蛋白饱和度、骨髓涂片细胞形态学检查与铁染色等检查。

思路2：为明确是否存在胃肠道肿瘤，需要做肿瘤标志物、全腹CT及胃肠镜等检查。

【问题3】　根据检查结果，可确诊为缺铁性贫血吗？是什么原因引起的贫血？

【诊断】　缺铁性贫血。

思路1：诊断依据：检查结果回报提示：①铁蛋白1404μg/L（23.9～336.2μg/L），血清铁2.3μmo/L（11～30μmo/L），血清总铁结合力172μmmol/L（50～77μmmol/L），运铁蛋白饱和度13.4%（20%～55%）。②骨髓涂片细胞形态学提示：有核细胞增生明显活跃；红系占35.5%，以中晚幼红细胞增生为主，有核红细胞胞体小，呈典型的"老核幼浆"，胞浆量少，色偏蓝，边缘不规则；粒细胞系、淋巴细胞与单核细胞大致正常；巨核细胞29个/片。低倍镜下浏览骨髓全片时检出癌细胞团，癌/瘤细胞特征：成堆或散在分布；胞体大、不规则，核浆比例大；胞核大、多形性，核仁1～2个、大而异形；胞浆量丰富，色灰蓝，边缘不规则（见文末彩图4-2）。③骨髓铁染色显示细胞外铁阙如，铁粒幼细胞占0%。可确诊为缺铁性贫血。

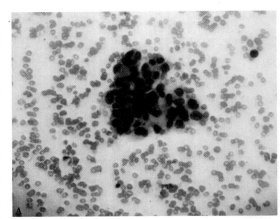 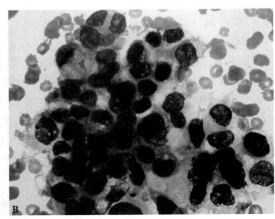

图4-2　浸润骨髓的转移癌/瘤细胞
A．瑞氏染色，×400倍；B．瑞氏染色，×1000倍

思路2：血清肿瘤标志物检测结果：CA199 258U/ml（＜37U/ml），CEA 60ng/ml（＜5ng/ml）。全腹CT平扫加增强示：左侧中下腹包块，考虑乙状结肠肿瘤，伴周边多发淋巴结。肠镜及病理结果示：乙状结肠溃疡隆起型中分化管状腺癌，累及浆膜外脂肪组织，大小4cm×5cm×3cm。骨髓涂片检出肿瘤细胞浸润。因此，该病人是伴骨髓浸润的乙状结肠癌引起消化道出血，造成铁丢失过多；而且，因为进食量少引起铁摄入减少，最终出现缺铁性贫血；血清铁蛋白明显升高考虑与肿瘤相关。该病人可确定为结肠癌伴骨髓浸润继发的缺铁性贫血。

（黄慧芳）

案例4-2　巨幼细胞贫血

【病史摘要】　男，79岁，汉族。

主诉：反复头晕、乏力、面色苍白3个月。

现病史：3个月前无明显诱因出现面色苍白，伴头晕、乏力，感双侧手掌麻木，无晕厥，无畏冷、寒战、发热，无鼻衄、咯血、血尿、黑便等不适，自行服用中药调理（具体不详），无明显好转。前来医院就诊。

既往史：9年前因胃癌就诊我院予全胃切除术，术后规律化疗，目前恢复尚可。

个人史：平素以稀饭及蔬菜为主。

体格检查：BP 112/68mmHg，贫血外观，体型消瘦，睑结膜苍白，全身浅表淋巴结无肿大，胸骨无压痛，双肺呼吸音清，未闻及干湿性啰音。P 80 次 / 分，律齐，各瓣膜区未闻及杂音。全腹软，腹正中可见一 5cm 大小的陈旧性手术瘢痕，无压痛、反跳痛，肝、脾肋下未触及。双下肢无水肿。

血液常规检查：WBC 3.07×10^9/L，RBC 2.13×10^{12}/L，Hb 80g/L，MCV 115fl，MCH 37.4pg，MCHC 326g/L，RDW-CV 22.5%，PLT 89×10^9/L。网织红细胞绝对值 222×10^9/L，网织红细胞百分比 10.42%。外周血涂片可见红细胞大小、形态显著不一，以大细胞为主，呈卵圆形；中性粒细胞核分叶过多（见文末彩图 4-3）。

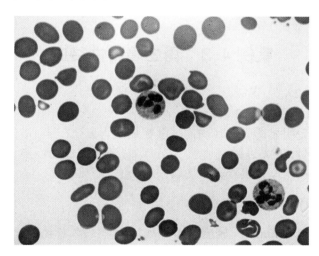

图 4-3 病例 4-2 外周血象（瑞氏染色，×1000 倍）

【问题 1】 通过上述问诊与查体，该病人可能的诊断是什么？需与哪些疾病鉴别诊断？

思路 1：病人系老年男性，出现面色苍白伴头晕、乏力，既往 9 年前因胃癌行全胃切除术，平素进食以稀饭和蔬菜为主，血常规显示大细胞性贫血，需考虑是因为全胃切除术后，内因子缺乏，维生素 B_{12} 吸收受限引起 DNA 合成障碍，导致巨幼细胞贫血。

思路 2：血常规显示大细胞性贫血，且病人高龄，既往有胃癌史，因此，需与以下疾病鉴别：①骨髓增生异常综合征；②胃癌复发。

【问题 2】 为明确诊断，应进行哪些检查？

思路 1：为明确诊断，需完善血清叶酸、维生素 B_{12}、铁蛋白、血清铁、血清总铁结合力、运铁蛋白饱和度、血清未饱和铁结合力等检查。

思路 2：为鉴别相关疾病，还需完善骨髓常规与铁染色、骨髓病理、骨髓细胞常规核型分析、粪常规与隐血检查、肿瘤标志物、胃肠镜、全腹 CT 平扫及增强等检查，以排除骨髓增生异常综合征和胃癌复发。

【问题 3】 根据检查结果，可确诊为巨幼细胞贫血吗？试阐述诊断思路。

【诊断】 巨幼细胞贫血。

思路 1：诊断依据：实验室检查：①血清叶酸 20.5ng/ml（>5.21ng/ml），维生素 B_{12} 21pg/ml（180～914pg/ml）。②铁蛋白 242.89μg/L（23.9～336.2μg/L），血清铁 31.1μmo/L（11～30μmo/L），血清总铁结合力 31.5μmol/L（50～77μmo/L），血清未饱和铁结合力 0.4μmol/L（25～52μmo/L），

运铁蛋白饱和度 98.7%（20%～55%）。③骨髓常规显示：有核细胞增生明显活跃；红系占 36%，呈典型的"幼浆老核"的巨幼改变；粒细胞、淋巴细胞与单核细胞比例大致正常，中性粒细胞可见巨大杆状核及核分叶过多；巨核细胞 32 个 / 片；未见异常细胞与寄生虫等。④骨髓细胞常规核型分析为正常男性核型 46，XY[20]。⑤粪常规正常，隐血阴性。⑥肿瘤标志物未见异常。⑦胃肠镜、全腹 CT 平扫加增强提示胃切除术后改变。可确诊为巨幼细胞贫血。

思路 2：病人有面色苍白伴乏力、活动后气促的贫血症状，外周血象呈典型的大细胞性贫血，而且系老年男性，既往有消化系统恶性肿瘤、行全胃切除手术史，因此考虑因内因子缺乏导致维生素 B_{12} 吸收障碍。血液生化检测维生素 B_{12} 缺乏，结合骨髓象特征及正常骨髓细胞核型，该病人可以确诊为巨幼细胞贫血。同时胃肠镜、全腹 CT 及粪常规检查，未见特殊异常，可排除胃癌复发可能。血清铁与运铁蛋白饱和度增高是由于巨幼细胞贫血时血浆铁的转运率比正常人高 3～5 倍，而幼红细胞对铁的摄取率又不提高造成的。病人感双侧手掌麻木是由于维生素 B_{12} 缺乏引起的神经系统症状。

（黄慧芳）

案例 4-3　再生障碍性贫血

【病史摘要】　男，27 岁，汉族。

主诉：皮肤青紫 13 天，发热 3 天。

现病史：13 天前无明显诱因出现胸前区散在皮肤青紫，无表面破溃及红肿，无畏冷、寒战、发热，无头痛、头晕，无光过敏、脱发、关节疼痛，无鼻衄、咯血、血尿、黑便等不适，3 天前出现发热，T 最高 39.4℃，伴畏冷。发病以来，体重无明显变化。

既往史：无特殊。

个人史：无特殊。

体格检查：BP 110/70mmHg，轻度贫血外观，体型中等，睑结膜稍苍白，全身浅表淋巴结无肿大，胸骨无压痛，双肺呼吸音清，未闻及干湿性啰音。P 90 次 / 分，律齐，各瓣膜区未闻及杂音。全腹软，无压痛、反跳痛，肝、脾肋下未触及。双下肢无水肿。

血液常规检查：WBC 2.2×10^9/L，中性粒细胞计数 0.34×10^9/L，RBC 3.23×10^{12}/L，Hb 87g/L，MCV 90.2fl，MCH 31pg，MCHC 369g/L，RDW-CV 14.5%，PLT 15×10^9/L，网织红细胞绝对值 13.5×10^9/L，网织红细胞百分比 0.42%。血涂片镜检未见异常细胞。

【问题 1】　通过上述问诊与查体，该病人可能的诊断是什么？需与哪些疾病鉴别诊断？

思路 1：病人系青年男性，出现皮肤青紫伴发热，根据病人的主诉、年龄、性别，血液常规提示全血细胞减少，为正细胞性贫血，未见幼稚细胞，网织红细胞比例降低，需考虑是因为白细胞减少所致感染性发热及血小板减少所致皮肤自发性出血倾向；查体肝、脾肋下未触及，胸骨无压痛，再生障碍性贫血可能性大。

思路 2：需与以下疾病鉴别诊断：①阵发性睡眠性血红蛋白尿；②骨髓增生异常综合征；③骨髓纤维化；④结缔组织病；⑤脾功能亢进。

【问题 2】　为明确诊断，应进行哪些检查？

思路 1：为明确诊断，需完善中性粒细胞碱性磷酸酶（NAP）染色、多部位（至少包括髂骨和胸骨）骨髓涂片细胞形态学检查和骨髓病理、骨髓细胞常规核型分析、骨髓增生异常综合征组套 FISH、T 细胞亚群分析、酸溶血试验（Ham 试验）、流式细胞术检测 CD55 和 CD59、ANA＋ENA、ANCA、抗血小板抗体、抗蛋白酶 3 抗体、抗髓过氧化物酶抗体和呼吸道病毒检测等。

思路 2：完善上述检查，可与以下疾病鉴别：①阵发性睡眠性血红蛋白尿：如酸溶血试验、

CD55、CD59 和呼吸道病毒检查等未见异常，NAP 活性增高，可不考虑。②骨髓增生异常综合征：如骨髓造血细胞未见明显病态造血、骨髓细胞核型分析正常、骨髓增生异常综合征组套 FISH 未见异常，可不考虑。③结缔组织病：ANA＋ENA 等自身抗体阴性，可不考虑。④骨髓纤维化：骨髓活检可鉴别。

【问题 3】 根据实验室检查，可确诊为再生障碍性贫血吗？具体分型如何？

【诊断】 再生障碍性贫血。

思路 1：诊断依据：实验室检查结果：①外周血 NAP 染色活性增强。胸骨与髂后上棘骨髓穿刺涂片检查结果显示：有核细胞增生极度减低；粒细胞比例减低，以中性分叶核粒细胞为主；红细胞比例减少；淋巴细胞比例增多；未见巨核细胞。骨髓小粒中细胞成分主要为非造血细胞（见文末彩图 4-4）。②骨髓活检结果：造血组织增生极度低下，以脂肪细胞为主，粒系、红系、巨核系三系血细胞缺乏，少量淋巴细胞散在分布。③骨髓细胞常规核型分析为正常男性核型；骨髓增生异常综合征 FISH 组套、ANA＋ENA 等自身抗体、酸溶血试验（Ham 试验）、CD55 和 CD59 检测等均未见明显异常。可确诊为再生障碍性贫血。

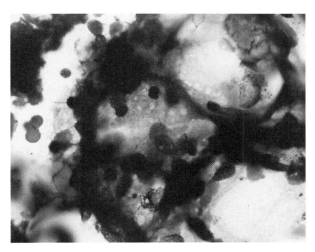

图 4-4 病例 4-3 骨髓小粒（瑞氏染色，×1000 倍）

思路 2：再生障碍性贫血可以分为重型再生障碍性贫血（SAA）和非重型再生障碍性贫血（NSAA）两种类型。该病人外周血中性粒细胞 $0.34×10^9/L$，PLT $15×10^9/L$，网织红细胞绝对值 $13.5×10^9/L$，符合 SAA 诊断标准，因此诊断为 SAA。

（黄慧芳）

案例 4-4 遗传性球形红细胞增多症

【病史摘要】 男，7 岁，汉族。

主诉：面色苍白 7 年，皮肤黄染 1 周。

现病史：7 年前因"新生儿溶血性黄疸"住院治疗 1 个月，好转后出院。近几年，每遇感冒间断偶发轻微黄疸，家长未予重视。1 周前家属发现患儿巩膜黄染，为求系统诊治，来医院就诊，门诊以"黄疸原因待查"收住入院。

既往史：既往无肝病史、无输血史。

个人史：生于陕西关中地区，近期无服用药物史。

家族史：父母体健，其弟弟出生时患有"新生儿溶血性黄疸"，无其他家族遗传病史。

体格检查：精神差，面色黄，唇、指（趾）甲床苍白。全身皮肤黏膜黄染，口唇发白。呼吸节律整齐,未闻及干湿啰音。心前区无隆起,心率 90 次 / 分,节律整齐,心音可,心前区未闻及病理性杂音。腹平软,无压痛及反跳痛;肝肋下未触及,脾肋下 4cm,质软,肠鸣音正常。双肾未触及异常。脊柱与四肢未见畸形。双下肢无水肿。神经系统未查及异常。

实验室检查:血液常规检查结果显示:WBC 8.1×10^9/L,RBC 2.46×10^{12}/L,HGB 79g/L,MCV 97.8fl,MCH 32.1pg,PLT 156×10^9/L。

腹部彩超结果提示:①脾大;②肝、胆、胰、脾未见异常回声。

【问题 1】　通过上述问诊与查体,该病人可能的诊断是什么?需与哪些疾病鉴别诊断?

思路 1:患儿面色苍白 7 年,即贫血 7 年;曾患有新生儿黄疸,近期出现皮肤、巩膜黄染;血液常规检查结果显示:RBC 2.46×10^{12}/L,HGB 79g/L;B 超提示:脾大。综合上述资料考虑可能为溶血性贫血。

思路 2:鉴别诊断:①红细胞膜缺陷溶血性贫血;②红细胞酶缺陷溶血性贫血;③血红蛋白病;④PNH;⑤自身免疫性溶血性贫血;⑥急性黄疸型肝炎。

【问题 2】　为明确诊断,应进行哪些检查?

溶血性贫血包括很多种,仅了解病人有贫血、脾大、黄疸等临床症状,我们只能初步判断其可能为溶血性贫血,要进一步明确病因并排除其他疾病,还需完善各类实验室检验。

入院后实验室检查:①生化:LD 276U/L(100~240U/L),HBDH 235U/L(74~199U/L),TBIL 47.7μmol/L(3.4~23.9μmol/L),DBIL 7.2μmol/L(0~6.8μmol/L),IBIL 40.5μmol/L(3.4~17.1μmol/L)。②网织红细胞绝对值:379.9×10^9/L,网织红细胞比例:17.01%。③尿常规:尿胆原(+)。

家族史:其父母体健,患儿弟弟曾患有新生儿黄疸以及贫血。

思路 1:溶血性贫血病人由于红细胞寿命缩短、破坏加速,骨髓代偿性增生,红细胞生成加速,外周血网织红细胞增多;血循环中的红细胞破坏后释放出血红蛋白,分解生成胆红素入血后形成胆红素 - 清蛋白复合物。进入肝脏后在 UDP- 葡萄糖醛酸转化酶的作用下生成葡萄糖醛酸胆红素,即结合胆红素。结合胆红素随着胆汁进入小肠,脱掉葡萄糖醛酸再次成为未结合胆红素,经还原作用生成胆素原,胆素原进一步氧化胆素,这就是粪便的主要颜色。在小肠里的胆素原可以经过肠肝循环到达肝,但这部分的胆素原大部分以原形排到肠道,这部分称为粪胆原。小部分的胆素原进入体循环,并随尿排出。它是尿颜色的来源之一,是尿液中主要的色素,这部分称为尿胆原。病人生化检验中 LD 升高,IBIL 升高,尿胆原升高。

思路 2:可根据病人典型的实验室检查特点协助诊断。

为明确诊断,还应做外周血红细胞形态学检查、骨髓细胞形态学检查、红细胞渗透脆性试验与红细胞膜蛋白基因检测等。为与相关疾病鉴别,还需做下列相关检查:G-6-PD 活性检测、地中海贫血基因检测、贫血三项(血清铁蛋白、叶酸、维生素 B_{12})、尿含铁血红素、肝功以及肝炎病毒系列检测。

思路 3:结合病人家族中其兄弟幼儿期黄疸及贫血病史,考虑病人存在家族遗传倾向。对于遗传性溶血性疾病,在正文中提及主要是红细胞内部因素所导致:红细胞膜的因素、红细胞酶的因素、红细胞血红蛋白的因素。

【问题 3】　根据进一步检查回报结果,考虑病人可能是哪种疾病?诊断依据是什么?

【诊断】　遗传性球形红细胞增多症。

诊断依据:外周血红细胞大小不一,以小细胞居多,多为球形,中央淡染区消失,球形红细胞约占 19.0%;骨髓细胞形态学检查:有核细胞增生明显活跃,粒红比值倒置,红系比例明显升高,分裂象多见,成熟红细胞可见嗜碱点彩、球形及嗜多色性红细胞。红细胞渗透脆性试验:开始溶血 5.6g/L,完全溶血 3.6g/L。抗人球蛋白试验(-);流式细胞术分析红细胞及中性粒细胞 CD55、CD59 阴性细胞均 <5%。甲、乙、丙、丁、戊型肝炎病毒抗原抗体检测均为阴性。

思路 1：①患儿幼儿时期发病，黄疸、脾大；②外周血涂片球形红细胞比例达 19.0%、骨髓红系增生明显、红细胞渗透脆性增加、Coombs 试验（－），结合上述几点，可确诊为遗传性球形红细胞增多症（HS）。

思路 2：HS 是一种红细胞膜蛋白结构异常所致的遗传性溶血性疾病，由于红细胞膜蛋白的异常，使膜不稳定，膜骨架可以出芽形式形成囊泡而丢失，红细胞需要消耗更多的 ATP 以排除 Na^+，红细胞肿胀发生球形变，表面积减少。渗透脆性试验是检测红细胞对低渗盐溶液抵抗能力，以了解红细胞形态、结构和细胞膜是否有异常的试验。红细胞表面积和容积之比是影响红细胞渗透脆性的因素之一。

思路 3：HS 以贫血、黄疸和脾大三大临床症状最为常见。感染或持久的重体力活动可诱发溶血加重。HS 外周血涂片出现较多球形红细胞（≥10%）和阳性家族史有重要诊断价值。

（权志博）

案例 4-5　葡萄糖 -6 磷酸脱氢酶缺陷症

【病史摘要】　男，2 岁，汉族。

主诉：发现酱油色尿 1 天。

现病史：患儿前 1 天食用蚕豆后，次日晨尿呈现酱油色，为求系统诊治，来医院就诊，门诊以"溶血性贫血待查"收住入院。发病来无尿急、尿频、尿痛，无腹痛。

既往史：既往无手术及输血史，无药物过敏史，无毒物及放射物质接触史。

个人史：广西人，近期无服用药物史。

家族史：父母体健，无家族遗传病史。

体格检查：意识清、精神差，面色微黄，唇、指（趾）甲床苍白。巩膜黄染，全身皮肤黏膜轻度黄染，口唇发白。呼吸节律整齐，未闻及干湿啰音。心前区无隆起，心界不大，心率 100 次 / 分，节律整齐，心音可，心前区未闻及病理性杂音。腹平软，未见胃肠型及蠕动波，无压痛及反跳痛，肝、脾肋下未触及，质软，肠鸣音正常。双肾未触及异常。脊柱与四肢未见畸形。双下肢无水肿。神经系统未查及异常。

实验室检查：生化：LD 256.0U/L，TBIL 50.7μmol/L，DBIL 10.6μmol/L，IBIL 40.1μmol/L；血液常规：WBC 11.3×10^9/L，RBC 2.83×10^{12}/L，HGB 71.0g/L，网织红细胞绝对值为 308×10^9/L、比例为 16.01%；尿常规：外观深咖色，隐血（++），尿胆原（+）。

【问题 1】　通过上述问诊与查体，该病人可能的诊断是什么？

思路：患儿食用蚕豆后，发现小便呈现酱油色，即血红蛋白尿；精神差，面色黄，唇、指（趾）甲床苍白。全身皮肤黏膜黄染，口唇发白。综合考虑可能是溶血性贫血—G-6-PD 缺乏症（蚕豆病）。

【问题 2】　为明确诊断，还需做哪些检查？

思路 1：为明确诊断，还应做外周血红细胞形态学检查、骨髓细胞形态学检查、血清结合珠蛋白检测、血浆游离血红蛋白、G-6-PD 活性检测、尿含铁血黄素试验、Heinz 小体。

思路 2：为与相关疾病鉴别还需做下列相关检查：红细胞渗透脆性试验、红细胞膜蛋白基因检测、血红蛋白电泳、珠蛋白生成障碍性贫血基因检测、抗人球蛋白试验、贫血三项（血清铁蛋白、叶酸、维生素 B_{12}）。

【问题 3】　根据实验室及其他检查结果，应作出怎样的诊断？依据是什么？

【诊断】　G-6-PD 缺乏症—蚕豆型。

诊断依据：外周血细胞形态学检查：细胞大小不一，以小细胞居多，少量红细胞中央淡染区扩大，可见少量晚幼红细胞，偶见晚幼粒细胞。骨髓细胞形态学检查：有核细胞增生明显活跃，粒红比值倒置，红系比例明显升高，以早幼及中幼红细胞居多，分裂象多见，成熟红细胞可见嗜碱点彩及嗜多色性红细胞。红细胞渗透脆性试验（-）、抗人球蛋白试验（-）、血红蛋白电泳初筛试验（-）、G-6-PD 活性 210U/L、流式细胞术分析红细胞及中性粒细胞 CD55、CD59 阴性细胞均＜5%；Heinz 小体生成试验：含 5 个及以上珠蛋白小体的红细胞＜30%。

思路 1：①患儿，广西人，幼儿时期发病，黄疸、急性血管内溶血临床表现；②外周血红细胞形态基本正常，骨髓红系增生明显升高，红细胞渗透脆性正常，Coombs 试验（-）、G-6-PD 活性减低。结合上述几点，确诊为 G-6-PD 缺乏症—蚕豆型。

思路 2：*G-6-PD* 基因突变所致的红细胞 G-6-PD 活性降低和（或）酶性质改变是引起 G-6-PD 缺乏症溶血的根本原因。G-6-PD 活性测定在临床作为溶血性贫血的鉴别诊断标准之一。在应用此项目判断溶血性贫血的类型时，应注意 G-6-PD 活性在溶血高峰期或恢复期可以接近正常，应离心去除衰老红细胞后再次测定 G-6-PD 活性。

思路 3：根据临床表现，G-6-PD 缺乏而导致的溶血性贫血可分为 5 种类型：蚕豆病、药物性溶血、感染性溶血、先天性非球形红细胞性溶血性贫血与新生儿高胆红素血症。蚕豆病是由于蚕豆中含蚕豆嘧啶核苷和异戊氨基巴比妥酸葡糖苷，在 β- 糖苷酶作用下，分别生成蚕豆嘧啶和异戊巴比妥酸，两者是导致 G-6-PD 缺乏症病人红细胞溶血的主要物质。病人在进食蚕豆后数小时或数天内发生急性溶血，因此考虑病人为 G-6-PD 缺乏症蚕豆型。

【问题 4】 患儿入院治疗恢复后，应注意什么？

G-6-PD 缺乏症预防至关重要。由于病人体内 G-6-PD 活性减低，因此细胞抗氧化能力较差，患儿治疗好转后应尽量避免吃豆制品、药物（如磺胺类、解热镇痛类药物），及时控制感染，避免溶血的发生。

（权志博）

案例 4-6　继发性贫血

【病史摘要】 女，39 岁，汉族。

主诉：间断性咳嗽、咳痰 1 年，加重伴发热 1 周

现病史：1 年前淋雨后出现咳嗽、咳痰，咳白色黏液，就诊当地诊所以"肺炎"给予静脉点滴抗生素症状缓解（具体用药不详）。此后间断性咳嗽、咳痰，未引起重视，未给予任何治疗。1 周前因着凉后咳嗽、咳痰加重，咳黄色脓性痰，不易咳出，伴臭味；发热，体温最高 39.8℃。为进一步诊疗收住入院。发病以来，无恶心、呕吐，无腹痛、腹胀及腹泻，饮食、睡眠欠佳，无盗汗及体重减轻。

既往史：既往体健，无手术及输血史，无药物过敏史，无毒物及放射物质接触史。

个人史：陕西人，平素体健，无特殊用药史。

家族史：无特殊家族史。育有一女，爱人及女儿健康。

体格检查：神志清，精神差，面色略苍白，T 39.0℃。呼吸节律整齐，右下肺触觉语颤减低，叩诊呼吸音低，右下肺可闻及湿性啰音。心前区无隆起，心界不大，心率 108 次 / 分，节律整齐，心音可，心前区未闻及病理性杂音。腹平软，无压痛及反跳痛，肝、脾肋下未触及。双肾未触及异常。脊柱与四肢未见畸形。双下肢无水肿。神经系统未查及异常。

实验室检查：血液常规检查，WBC 17.87×10^9/L，NEU% 89.0%，RBC 3.15×10^{12}/L，Hb 96g/L，PLT 116×10^9/L，MCV 87.0fl，MCH 27.5pg，MCHC 330g/L，Ret 0.61%，CRP 125mg/L。

胸片及胸部 CT：右下肺团片状高密度影内可见气液平面。

【问题 1】　通过上述问诊与查体，该病人可能的诊断是什么？

思路：间断性咳嗽、咳痰 1 年余，加重伴发热 1 周；血常规检查 WBC 17.87×10^9/L，RBC 3.15×10^{12}/L，Hb 96g/L；胸片及胸部 CT：右下肺团片状高密度影内可见气液平面。根据病人的主诉、症状、病史以及血尿常规，考虑病人为肺脓肿、继发性贫血（慢性感染性贫血）。

【问题 2】　为明确诊断，应进行哪些检查？

思路 1：肺脓肿是肺组织坏死形成的脓腔，以高热、咳嗽、咳大量脓臭痰为特征，胸部平片显示单个或多发的含气液平面的空洞。应与肺炎、肺结核以及肺部肿瘤鉴别，需做痰细菌培养、PPD 或 γ- 干扰素释放实验、肺部肿瘤标志物（SCC、NSE、CYF21-1、pro-GRP）、胸部 CT。

思路 2：慢性感染性贫血是病原微生物侵入机体，在引起感染、炎症的病理过程中，由炎症因子诱导致使红细胞生成减少、破坏增加或丢失过多为特征的继发性贫血。为判断病人是否为慢性感染性贫血，还需做相关实验室检查：骨髓细胞形态学检验、血清铁、血清铁蛋白、血清叶酸、血清维生素 B_{12}、EPO、肝肾功能、痰细菌培养、降钙素原 PCT。慢性感染性贫血应与缺铁性贫血、珠蛋白生成障碍性贫血以及其他继发性贫血（肾病、肝病）等鉴别。

思路 3：检查回报结果为：① RBC 3.15×10^{12}/L，Hb 96g/L，从而判断病人为轻度贫血。为明确贫血原因，检验 Ret 0.61%、TBIL 6.5μmol/L、IBIL 1.8μmol/L 基本可以排除溶血性疾患；病人血清铁 8.2μmol/L（11～30μmo/L）、血清铁蛋白 360.1μg/L（23.9～336.2μg/L）、血清叶酸 9.6μg/L（>5.21ng/ml）、血清维生素 B_{12} 556.0ng/L（180～914pg/ml），可以不考虑缺铁性贫血及巨幼细胞贫血；AST 22.0U/L（5～45U/L）、ALT 16.0U/L（5～45U/L）、Urea 4.6mmol/L（2.4～7.1mmol/L）、Cr 78.0μmol/L（35～97μmol/L）、抗核抗体（-）、EPO 1.82ng/ml，可排除其他继发性贫血；骨髓细胞形态学检查可见粒系部分感染。痰细菌培养：金黄色葡萄球菌、降钙素原 PCT：59.0ng/ml，结合胸部平片或 CT 提示肺部有感染。② PPD 或 γ- 干扰素释放实验（-），可排除肺结核可能；肺部肿瘤标志物，SCC 0.2ng/ml（0～1.5ng/ml），NSE 5.1ng/ml（0～16.3ng/ml），CYF21-1 1.2ng/ml（0～2.08ng/ml），pro-GRP 21.0ng/ml（0～50pg/ml），结合胸部 CT 可排除肺部肿瘤可能。

【问题 3】　根据实验室及其他检查结果，应作出怎样的诊断？依据是什么？

【诊断】　慢性肺脓肿，继发性贫血（慢性感染性贫血）。

思路：诊断依据：①间断性咳嗽、咳痰 1 年，加重伴发热 1 周，咳脓臭痰，右下肺可闻及湿性啰音；②胸片及胸部 CT 示右下肺团片状高密度影内可见气液平面。WBC 及中性粒细胞比值均明显增高，CRP 125mg/L，PPD 或 γ- 干扰素释放实验（-），肺部肿瘤标志物（SCC、NSE、CYF21-1、pro-GRP）均正常；③病人给予抗感染、脓液引流、祛痰等治疗有效；④ RBC 3.15×10^{12}/L，Hb 96g/L，血清铁 10.2μmol/L，血清铁蛋白 29.1μg/L，血清叶酸 9.6μg/L，血清维生素 B_{12} 556.0ng/L，EPO 1.82ng/ml。综合上述病人可以诊断为：慢性肺脓肿，继发性贫血（慢性感染性贫血）。

（权志博）

第五章

白细胞疾病检验案例分析

案例 5-1 急性白血病

【病史摘要】 女，43 岁。

主诉：全身瘀点、瘀斑 15 天，发热 6 天。

现病史：患者 15 天前无明显诱因全身出现散在瘀点、瘀斑，压之不褪色。6 天前无明显诱因出现高热，最高体温可达 39.3℃，伴寒战，伴咳嗽、咳痰，无胸闷、憋喘，无头晕、头痛，无恶心、呕吐，无血尿、黑便，无腰痛、关节痛。就诊于当地诊所，给予抗生素治疗效果欠佳（药物名称、剂量不详），为行进一步治疗特来我院门诊就诊。

既往史：既往身体健康，否认有肝炎、结核病史，否认有高血压、糖尿病病史，否认有农药接触史及放射线接触史。

个人史：生于原籍，农民，否认外地及疫区居留史，无烟酒嗜好。

家族史：21 年前育有两子，均体健；父母健在，均体健；有一姐姐、一弟弟，均体健。

体格检查：T 39℃，P 103 次/分，R 22 次/分，BP 108/72mmHg。贫血貌，皮肤、黏膜苍白，无黄染，全身散在瘀点、瘀斑，全身浅表淋巴结无明显肿大，颈软，胸骨轻度压痛，双肺呼吸音粗，两下肺可闻及湿啰音，心脏体检未见明显异常，腹软，肝、脾肋下未及。双下肢无水肿，四肢肌力、肌张力未见明显异常。病理征未引出。

实验室检查：WBC 0.92×10^9/L（3.5×10^9/L～9.5×10^9/L），RBC 1.47×10^{12}/L（3.8×10^{12}/L～5.1×10^{12}/L），Hb 72g/L（115～150g/L），PLT 23×10^9/L（125×10^9/L ～350×10^9/L），NEU% 14.9%（40%～75%），LYM% 59%（20%～50%），MON% 25.4%（3%～10%）。

【问题 1】 通过上述问诊与查体，高度怀疑的临床初步诊断是什么？

思路：本病例的病例特点：①中年女性，急性起病，病情进展迅速；②以感染、贫血和出血倾向为主要表现；③既往无毒物、放射线接触史，无遗传病家族史；④查体：T 39℃，贫血貌，皮肤、黏膜苍白，全身散在瘀点、瘀斑，全身浅表淋巴结无明显肿大，颈软，胸骨轻度压痛；⑤外周血象示：白细胞、红细胞、血小板降低。根据患者的主诉、症状和查体特点，疾病范围可缩小到血液系统疾病，高度怀疑急性白血病（AL）。

【问题 2】 为明确诊断，应进行哪些检查，这些检查在疾病诊疗中的作用是什么？

思路：可根据患者的实验检查特点帮助诊断。

（1）血常规检查：多数患者白细胞增多，外周血可出现较多的白血病原始细胞，此为白血性白血病；部分患者白细胞计数不增高甚至减少，外周血无白血病细胞，则称为非白血性白血病。

（2）骨髓细胞形态学检查：骨髓细胞形态学检查是急性白血病诊断的主要方法，也是 MICM 分型方案的基础。FAB 分型将原始细胞≥骨髓有核细胞（ANC）的 30% 定义为 AL 的诊断标准，WHO 分型将原始细胞则将这一比例下降至≥20% 并提出原始细胞 <20% 但有（t15；17）、t（8；21）或 inv（16）/t（16；16）者亦应诊断为 AML。

（3）细胞化学染色检查：细胞化学染色有助于鉴别各种类型的白血病细胞，如髓过氧化物酶染色（MPO）、氯乙酸酯酶染色（CAE）、α-醋酸萘酚酯酶（α-NAE）和 PAS 染色等。

（4）急性白血病免疫表型：根据白血病细胞表达的系列相关抗原，确定其来源。造血干/祖细胞表达 CD34，APL 细胞常表达 CD13、CD33、CD117、CD123，还可表达 CD9、CD64，不表达 HLA-DR 和 CD34、CD15 等。

（5）细胞遗传学检查和分子生物学：白血病常伴特异的染色体和基因改变。例如急性早幼粒细胞白血病（APL）有 t(15；17)(q22；q12)，该易位使 15 号染色体上的 PML（早幼粒白血病基因）与 17 号染色体上的 RARα（维 A 酸受体基因）形成 *PML/RARα* 融合基因。这是 APL 发病及应用全反式维 A 酸及砷剂治疗有效的分子基础。

【问题 3】 根据实验室及其他检查结果，应作出怎样的确定诊断？确诊证据有哪些？还应进行哪些项目检测？

检查结果：①骨髓象：骨髓增生极度活跃。②粒系：异常增生，病理性早幼粒细胞占 91%，胞体圆形或椭圆形，胞核圆形、椭圆形，切迹、凹陷等核畸形多见，部分核内可见 1～2 个较清晰的核仁，染色质致密，着紫红色，胞浆量较多，着灰蓝色，浆内可见大量细小紫红色颗粒（见文末彩图 5-1）。③ MPO：强阳性，AS-DCE（+），PAS（+），NAE（−）。红系、淋巴系增生受抑制。全片未见巨核细胞，PLT 少见。④外周血象：WBC 增高，病理性早幼粒细胞占 82%，形态同骨髓片，PLT 少见。⑤染色体检测：t(15；17)阳性。⑥融合基因检测：*PML/RARα* 基因检测阳性。

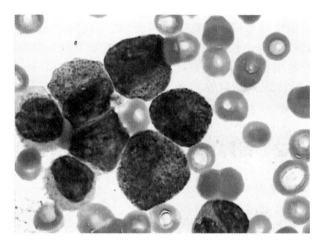

图 5-1 骨髓涂片显示异常早幼粒细胞

思路 1：结合患者病例特点，血常规表明患者有急性白血病可能。APL 血象白细胞常减少，分类可见异常早幼粒细胞，胞质易见 Auer 小体。外周血涂片示：WBC 增高，病理性早幼粒细胞占 82%，骨髓血涂片示：骨髓增生极度活跃，病理性早幼粒细胞占 91%。MPO：强阳性，AS-DCE（+），PAS（+），NAE（−）。这提供了诊断急性早幼粒细胞白血病的形态学依据。t(15；17)阳性和 *PML/RARα* 基因阳性为确诊急性早幼粒细胞白血病提供了细胞遗传学和分子生物学依据。

【诊断】 急性早幼粒细胞白血病（APL-PML/RAR α+）。

思路 2：异常早幼粒细胞颗粒含有大量促凝活性的酶类物质，常导致凝血功能障碍，出血以皮肤、黏膜最为明显，其次为胃肠道、泌尿道、呼吸道和阴道，颅内出血最为严重，是死亡的原因之一，患者此次因全身瘀点、瘀斑来诊，血常规示血小板降低，要警惕发生出血的可能，要进行出凝血方面的全套检查。急性白血病患者经过诱导化疗或骨髓移植后，达到临床和血液学的完全缓解，但机体内仍存在微量白血病细胞的状态称为微量残留白血病（MRL）。在此状态下，估计机体内仍然存在 10^6 ～ 10^8 个白血病细胞，这些微量残留的白血病细胞的增殖与侵袭是急性白血病复发的根源。MRL 的检测在治疗方案的选择、疗效的评估和白血病复发早期的预测方面起重要作用。

【问题 4】 急性早幼粒细胞白血病需与哪些疾病相鉴别？有哪些检查可协助诊断？

思路 1：急性粒细胞缺乏症恢复期：骨髓中早幼粒细胞可以明显增加，但有以下特点：①多有明确病因，如药物或感染引起颗粒细胞缺乏和白细胞计数减少；②血小板正常，一般无贫血；③骨髓中虽有早幼粒细胞增多，但早幼粒细胞的胞浆中无 Auer 小体；④早幼粒细胞的增多是一过性的，骨髓粒系分类计数短期即会恢复正常；⑤无细胞遗传学异常和融合基因。

思路 2：类白血病反应：白细胞明显增高，可见幼稚细胞或有核红细胞，但有以下特点可与急性白血病鉴别：①往往有严重的感染等诱因，如有感染灶，抗感染治疗有效；②一般无贫血、血小板减少和脾大；③外周血中是成熟的中性粒细胞增多，不会出现大量异常细胞，骨髓检查无异常增多的早幼粒细胞；④碱性磷酸酶活性显著升高；⑤无 t（15；17）细胞遗传学异常和 PML/RARα 融合基因。

思路 3：再生障碍性贫血：急性再障以感染、出血为主要表现，进行性贫血，病程进展；慢性再障以贫血为主，可有反复感染、出血，病程迁延。一般无脾大，无白血病髓外浸润表现。外周血象示"全血细胞减少"，但无幼稚细胞，网织红细胞比例和绝对计数减少。骨髓增生减低，造血细胞减少，原始细胞比例正常。

思路 4：慢性粒细胞性白血病：一般慢性起病，进展缓慢。白细胞计数往往明显增高，但增高的是中性中幼粒细胞、中性晚幼粒细胞以及中性杆状核粒细胞。脾脏显著肿大。骨髓增生极度活跃，原始粒细胞比例在慢性期、加速期不超过 20%，中性粒细胞碱性磷酸酶减低。具有特征性 Ph 染色体或 BCR/ABL1 融合基因阳性。

（江新泉）

案例 5-2　骨髓增生异常综合征与增殖性肿瘤

【病史摘要】 女，31 岁。

主诉：上腹饱胀感 2 月余，发现白细胞增高 1 天。

现病史：患者 2 个月前无明显诱因感觉上腹不适，伴有纳差、乏力，无恶心、呕吐，无胸闷、憋喘，无发热，无咳嗽、咳痰，近 1 个月出现食欲下降，体重降低，无反酸、嗳气，无盗汗，无咳血，无血尿、黑便。1 天前患者就诊于我院门诊，门诊以"白细胞增高原因待查"收入我科。患者自发病以来，食欲差，睡眠可，大小便未见明显异常，体重下降了 3kg。

既往史：既往身体素质良好，否认有肝炎、结核病史，否认有高血压、糖尿病病史，否认有农药接触史及放射线接触史。

个人史：生于原籍，农民，否认外地及疫区居留史，无烟酒嗜好。

家族史：7 年前育有一女，体健；父母健在，均体健；有两哥哥，均体健。

体格检查：T 36.8℃，P 73 次 / 分，R 16 次 / 分，BP 119/72mmHg。皮肤未见瘀点、瘀斑，巩膜、黏膜无黄染，未见蜘蛛痣、肝掌，全身浅表淋巴结无明显肿大，颈软，胸骨无压痛，双肺呼吸音清，双肺未闻及明显干、湿性啰音，心脏体检未见明显异常，腹软，肝肋下未及，脾大，肋下 8cm，无明显触痛，腹部无移动性浊音。双下肢无水肿，四肢肌力、肌张力未见明显异常。病理征未引出。

实验室检查：WBC 408.76×10^9/L（3.5×10^9/L～9.5×10^9/L），NEU% 88.8%（40%～75%），

LYM% 3.4%（20%～50%），MON% 2%（3%～10%），RBC 3.18×10^{12}/L（3.8×10^{12}/L～5.1×10^{12}/L），Hb 90g/L（115～150g/L），MCV 91.5Fl（82～100Fl），MCH 28.3pg（27～34pg），MCHC 304g/L（316～354g/L），PLT 389×10^9/L（125×10^9/L～350×10^9/L）。

【问题1】 通过上述问诊与查体，高度怀疑的临床初步诊断是什么？

思路：本病例的病例特点：①青年女性，起病隐匿，病情进展相对缓慢；②以白细胞显著增高和脾大为主要表现；③无明显感染、出血和贫血等伴随症状；④查体：腹软，肝肋下未及，脾大，肋下 8cm，无明显触痛，腹部无移动性浊音；⑤外周血象示：白细胞明显增高，达 408.76×10^9/L，红系基本正常，血小板轻度增高。根据患者的主诉、症状和查体特点，高度怀疑血液系统疾病白血病（慢性可能性大）。

【问题2】 为明确诊断，应进行哪些检查，这些检查在疾病诊疗中的作用是什么？

思路：可根据患者的实验检查特点帮助诊断。

（1）血常规检查：白细胞增多，常超过 20×10^9/L，可达 100×10^9/L 以上，血片中粒细胞显著增多，可见各阶段粒细胞，以中性中幼、晚幼和杆状核粒细胞居多，原始（Ⅰ+Ⅱ）细胞＜2%；嗜酸、嗜碱性粒细胞增多，后者有助于诊断。初诊患者血小板多增高，加速期和急变期血小板可进行性减少。红细胞和血红蛋白早期正常，随病情发展渐呈轻中度贫血，急变期重度降低。贫血一般呈正细胞正色素性贫血。

（2）生化检查：血清及尿中尿酸浓度增高。血清乳酸脱氢酶增高。

（3）骨髓细胞形态学检查：骨髓增生明显至极度活跃，以粒细胞为主，粒红比例明显增高，一般＞10∶1，其中中性中幼、晚幼及杆状核粒细胞明显增多，原始细胞＜5%。嗜酸、嗜碱性粒细胞增多。红细胞相对减少。巨核细胞正常或增多，晚期减少。偶见 Gaucher 样细胞。原始细胞＞5%提示疾病进展，骨髓（或外周血）原始细胞＞20% 为急变期。

（4）中性粒细胞碱性磷酸酶：NAP 活性减低或阴性反应。治疗有效时 NAP 活性可以恢复，疾病复发时又下降，合并细菌性感染时可略升高。

（5）细胞遗传学及分子生物学改变：CML 细胞中出现 Ph 染色体，显带分析（G 显带）为 t（9；22）（q34；q11）。9 号染色体长臂上 C-ABL 原癌基因易位至 22 号染色体长臂的断裂点簇集区（BCR）形成 BCR-ABL1 融合基因。其编码的蛋白主要为 P210，P210 具有络氨酸激酶活性，导致 CML 发生。Ph 染色体可见于粒、红、单核、巨核及淋巴细胞中。5% 的 CML 有 BCR-ABL1 融合基因阳性和 Ph 染色体阴性。约 5% 的 CML 患者检测不到 Ph 染色体，但在分子水平上可检测到 BCR-ABL1 融合基因。

【问题3】 根据实验室及其他检查结果，应作出怎样的确定诊断，确诊的依据是什么？

检查结果：①血生化：LDH 639U/L，尿酸：516μmmol/L，肝功能、肾功能指标未见明显异常。②骨髓象：骨髓增生明显活跃。③粒系：异常增生，原始粒细胞占 3%，早幼粒、中性中、晚幼粒细胞占 43%，嗜酸性粒细胞占 3%，嗜碱性粒细胞占 3%。红系、淋巴系增生受抑制。全片见巨核细胞 225 个，PLT 多见（见文末彩图 5-2）。④外周血象：WBC 显著增高，原始粒细胞 2%，早中晚幼粒细胞占 29%，嗜酸性粒细胞占 1%，嗜碱性粒细胞占 3%，PLT 多见。NAP：阳性率 54%，积分 92 分。⑤染色体检测：46，XX，t（9；22）（q34；q11）。⑥融合基因检测：BCR-ABL1（拷贝数）/ABL（拷贝数）＞100%，JAK2/V617F 突变阴性。⑦骨髓活检：骨髓纤维化。

思路：结合患者病史、体征及辅助检查，表明患者慢性髓系白血病（CML）可能性大。CML 慢性期的诊断标准，具备下列 5 项中的 4 项者诊断成立：①临床特征：无症状或有低热、乏力、多汗、食欲减退等症状，可有贫血或脾大。②血象：白细胞数增高，主要为中性中幼、晚幼和杆状核粒细胞，原始（Ⅰ+Ⅱ）细胞＜2%；嗜酸、嗜碱性粒细胞增多，单核细胞一般小于＜3%，血小板正常或增多，多数患者有轻度贫血。③骨髓象：明显增生，以粒系为主，

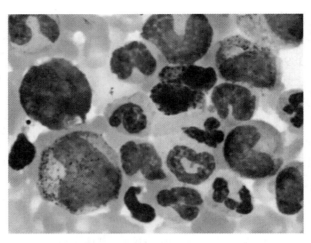

图 5-2 骨髓涂片显示早幼粒细胞，中性中、晚幼粒细胞，
嗜酸性粒细胞，嗜碱性粒细胞

中性中、晚幼粒和杆状核粒细胞增多，原始细胞<5%。红系比例常减少，巨核细胞可明显增生、正常或轻度减少。④ NAP 积分极度降低或消失。⑤ Ph 染色体阳性及分子标志 *BCR-ABL1* 融合基因阳性。

【诊断】 慢性髓系白血病（CML，BCR/ABL1+），慢性期。

【问题4】 慢性髓系白血病需与哪些疾病相鉴别？有哪些检查可协助诊断？

思路1：原发性骨髓纤维化：原发性骨髓纤维化外周血白细胞一般比 CML 少，多不超过 30×10^9/L。NAP 阳性。此外幼红细胞持续出现在外周血中，红细胞形态异常，特别是泪滴状红细胞易见，Ph 染色体 *BCR-ABL* 融合基因阴性，部分患者存在 *JAK2/V617F* 基因突变。多次骨髓穿刺多点干抽，骨髓活检网状纤维染色阳性。

思路2：类白血病反应：常有严重的感染等诱因，并有原发病的临床表现，原发病得到控制后，白细胞能恢复正常。粒细胞胞质内有中毒颗粒和空泡。嗜酸性粒细胞和嗜碱性粒细胞数量不增多，NAP 反应强阳性。Ph 染色体阴性，*BCR-ABL1* 融合基因阴性。

思路3：其他原因导致的脾大：血吸虫病、慢性疟疾、黑热病、肝硬化、脾亢等疾病均可引起脾大，但是各病均有其原发病的临床特点。血象和骨髓象无 CML 的特点，Ph 染色体 *BCR-ABL1* 融合基因阴性。

（江新泉）

案例 5-3 慢性淋巴细胞白血病 / 小细胞淋巴瘤

【病史摘要】 男，70 岁，汉族。

主诉：发现白细胞增高 1 月余。

现病史：1 个月前因"感冒"症状就诊，自觉体质不如从前，血常规示：白细胞数增高，淋巴细胞比值增高。

既往史：既往体健，否认结核病史，否认高血压、心脏病史、糖尿病史，无手术及输血史，无药物过敏史，无毒物及放射物质接触史。

个人史：原籍居住，务农，无烟酒嗜好，近期无服用药物史。

家族史：家庭成员健康，无家族遗传病史。

体格检查：发现颈部、腋窝、腹股沟、腹膜后、左锁骨上窝淋巴结肿大，最大 18mm×9mm，肝、脾肋下未触及。

实验室检查：WBC $20.3 \times 10^9/L$，Hb 110g/L，PLT $209 \times 10^9/L$，Lym% 75%。

【问题1】 通过上述问诊与查体，该患者可能的诊断是什么？

思路：本病例根据患者临床特点，首先为老年男性，病程呈惰性，1个月前在进行类似"感冒"检查时偶然发现血象异常（白细胞增高，淋巴细胞比值增高），进一步查体有全身多发淋巴结肿大。根据患者的主诉、年龄、性别、症状、体征和血象，高度怀疑淋巴细胞增殖性肿瘤。白血病症状表现不显著，说明是一种惰性肿瘤的可能性大，重点考虑CLL/SLL。

【问题2】 为明确诊断，应进行哪些检查？

思路1：CLL/SLL 从临床症状、体征和细胞形态学均缺乏特异性表现，反映血液细胞、淋巴细胞增殖、细胞类型、阶段性、细胞有无异常及是否克隆性造血的相关检查需进一步进行，同时要排除其他类似的 B 淋巴细胞肿瘤疾病，以达到逐步明确诊断的目的，检查结果如下：

（1）血象：WBC：白细胞增高，成熟淋巴细胞占 83.0%，涂片染色片尾可见一定量篮状细胞；成熟红细胞及血小板未见明显异常（见文末彩图5-3）。

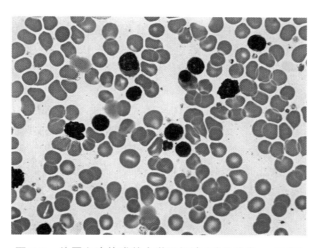

图 5-3　外周血涂片成熟小淋巴细胞（瑞氏染色，×1000）

（2）骨髓象：淋巴细胞：以成熟淋巴细胞为主，占 59.6%，胞体较小，核可见深切迹，核染色质不规则聚集，胞浆量少，无颗粒；原始和幼稚淋巴细胞占 2.0%。粒细胞：占 28.8%，各阶段比例和形态无明显异常。幼红细胞：占 9.6%，各阶段比例和形态无明显异常。成熟红细胞大小基本一致，血红蛋白充盈可。巨核细胞：全片见 61 个。血小板聚集、散在易见，形态正常。片中可见篮状细胞。

（3）细胞化学染色：PAS 染色淋巴细胞多呈红色粗颗粒状；NAP 阳性率49%，积分104 分。

（4）细胞免疫学表型分析：异常细胞占有核细胞的 50.6%，表达 CD19、CD20（弱）、CD45（弱）、CD5、CD23 及 HLA-DR，不表达 FMC7，单克隆表达表面免疫球蛋白 Kappa 轻链，细胞免疫学表型分析显示流式细胞（FCM）图形和表型符合 CLL/SLL 特征（见文末彩图5-4）。

（5）超声检查：提示全身多发淋巴结肿大，肝脾大。

思路2：CLL/SLL 的确切发病机制不明、病因不详，目前尚无证据说明逆转录病毒、电离辐射、化学致癌物、杀虫剂等可引起该类型白血病。目前研究集中在 CLL/SLL 发病与遗传因素、种族、染色体、癌基因和抗癌基因改变的关系。有 CLL/SLL 或其他淋巴系统恶性疾病家族史者，直系亲属发病率较一般人群高 3 倍。CLL/SLL 发病率在白种人和黑种人高，在亚洲黄种人低，其发病率并不因人种的迁居而变化。患者受累的染色体常涉及免疫球蛋白编码基因（如 14 号染色体的重链基因）或癌基因（如 12 号染色体的 c-ras-Harvey 和

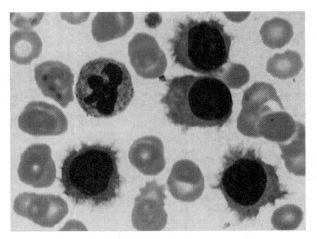

图 5-4　流式细胞术分析淋巴细胞(红色)表型和体积大小(FSC)

11 号染色体的 c-ras-Kirsten)。CLL/SLL 起源于 B 细胞克隆性恶性转化,细胞免疫学表型为成熟阶段,细胞形态上为小体积成熟样淋巴细胞,病理性 B 淋巴细胞有明确的表型特征。

思路 3:根据典型患者的细胞形态学、免疫表型特征及细胞遗传学分析帮助明确诊断。

典型患者特征:

(1)外周血及细胞形态:白细胞大于 $10 \times 10^9/L$,一般可达$(30 \sim 100) \times 10^9/L$,淋巴细胞 ≥50%,晚期可达 90% 以上,淋巴细胞绝对值 $>5 \times 10^9/L$,以类似成熟的小淋巴细胞为主,其形态无明显异常,偶见大淋巴细胞型,可见少量幼稚淋巴细胞或不典型淋巴细胞。不典型淋巴细胞包括细胞核有切迹的细胞和细胞体积较大、胞浆较丰富的成熟淋巴细胞。淋巴细胞退化形成的涂抹状细胞明显增多。红细胞和血小板在疾病早期多为正常,晚期会减少。伴有自身免疫性溶血时,贫血加重,可有网织红细胞增多。

(2)骨髓穿刺涂片:增生明显活跃或极度活跃。成熟淋巴细胞显著增多,常≥40%,甚至高达 90%,细胞大小和形态基本上与外周血一致,幼稚淋巴细胞较少见。在疾病早期,骨髓中各类造血细胞都可见到。CLL 后期,几乎全为淋巴细胞,粒系、红系和巨核细胞都减少。当发生溶血时,幼红细胞明显增加。

(3)细胞免疫表型分析:CLL/SLL 的 sIg 呈弱阳性,κ 或 λ 轻链呈单克隆性;B 淋巴细胞 CD19、CD5 和 CD23 同时阳性,CD20 阳性但表达强度低于 CD19;FCM7、CD11c、CD22、CD79b 弱阳性或阴性,若 CD38 阳性提示预后不良。不表达 CD10 意味 B 淋巴细胞分化、发育处于较成熟阶段。轻链的克隆性表达提示有可能是肿瘤性淋巴细胞;免疫组织化学染色显示 Cyclin D1 阴性。

(4)细胞遗传学和分子生物学检查:由于 CLL/SLL 细胞增殖缓慢,常规染色体核型分析很难得到分裂象,采用间期 FISH 分析比较理想,可以检出约 80% 的病例存在核型异常,约 50% 的病例存在 del(13q14.3)。12 号三体(+12)见于 20% 的病例,单纯 +12 多见于早期,+12 伴额外异常或 14q 多见于晚期,以 t(11;14)(q13;q32)、t(14;18)(q32;q21)和 t(14;19)(q32;q13)三种较多见,14q32 是 IgH 基因位点。13q14 是 *Rb* 抑制基因所在位点,提示 *Rb* 基因可能参与 CLL 的发病机制。核型异常和预后及生存期也有关,单纯 +12 者预后较其他异常者好。

(5)其他检查指标:合并 AIHA 者可有 Coombs 试验阳性。有风湿免疫性疾病症状者可进行类风湿因子(RF)、C 反应蛋白(CRP)、抗核抗体(ANA)等检查,LDH、β_2- 微球蛋白(β_2-MG)等可增高。

【问题3】　根据实验室及其他检查结果,应作出怎样的诊断?依据是什么?

思路:诊断依据:①血象和骨髓象:因为 CLL/SLL 是起源于成熟 B 淋巴细胞的克隆性疾病,细胞形态为成熟小淋巴细胞,外周血和骨髓中该类形态均一(肿瘤)细胞明显增多,若能除外反应性增生,重点考虑克隆性增殖。② 2008 年国际 CLL 工作组提出的诊断标准如下:外周血 B 淋巴细胞≥5×10^9/L,血涂片显示不典型细胞不大于 55%;细胞表达 a:B 细胞标志(CD19,CD20,CD23)同时 CD5 阳性,而无其他 T 细胞标志。b:Ig 轻链呈单克隆的 κ 或 λ 型。c:sIg、CD79b、CD20 表达强度较低(抗原分子数减少)。

【诊断】　慢性淋巴细胞白血病 / 小细胞淋巴瘤(CLL/SLL)。

【问题4】　CLL/SLL 需与哪些疾病相鉴别?有哪些检查可协助诊断?

思路:与 CLL/SLL 细胞形态学及临床症状类似的小 B 淋巴细胞肿瘤还有几种,因此需与以下疾病进行鉴别:

(1)毛细胞白血病:临床上以中、老年男性多见,中位年龄 50 岁,男女比例 5∶1。该病起病隐袭,慢性病程,约 3/4 患者出现乏力、皮肤黏膜出血、腹胀、纳差或发热等症状。病人易反复严重感染,病原生物如卡氏肺囊虫、曲霉菌、组织胞质菌、弓形虫、隐球菌等。脾脏肿大,90% 为巨大脾脏,少部分患者可有肝大和淋巴结肿大,这是因为肿瘤细胞主要见于骨髓和脾脏,可浸润肝脏和淋巴结。骨髓穿刺取材易出现干抽现象,外周血或骨髓涂片染色后淋巴细胞形态显示胞浆外缘有毛发状凸起。免疫球蛋白轻链呈克隆性表达。细胞免疫学表型 CD19+CD20(dim)CD103+CD25+CD11c+CD123+ Annexin A1+ 为特征性表现,常用于鉴别诊断。

(2)套细胞淋巴瘤浸润骨髓:与大多数常见的小 B 细胞淋巴瘤相似,肿瘤好发于中老年男性,临床上常为Ⅲ期或Ⅳ期,累及淋巴结、骨髓、肝、脾和外周血。发生在结外时最常位于胃肠道和口咽环,胃肠道肿瘤大多表现为多发性淋巴瘤性息肉病;患者平均存活时间 3～5 年,预后比其他低度恶性小 B 细胞淋巴瘤差,属中度恶性。一部分病例进展后期会浸润骨髓和外周血,因此骨髓和外周血涂片有机会见到该类细胞,其免疫球蛋白轻链呈克隆性表达,经典细胞免疫表型为:CD19+CD20(bri)CD5+FMC7(bri)CD23−,常用于鉴别诊断。与 CLL/SLL 相似的均表达 CD5,差异在于 CD20 表达强度、是否表达 CD23 和 FMC7 等。

(岳保红)

案例 5-4　毛细胞白血病

【病史摘要】　男,67 岁。

主诉:头晕、乏力 2 月余,发现血象两系异常 1 周。

现病史:头晕、乏力 2 月余,血象显示白细胞数增高,淋巴细胞比值增高。

既往史:否认高血压、心脏病史,否认糖尿病史,无手术及输血史,无毒物及放射物质接触史。

个人史:原籍居住,无烟酒嗜好,育有一子

家族史:家庭成员健康,无家族遗传病史。

体格检查:触诊提示脾肋下 5cm,超声提示脾脏明显增大(厚)。

实验室检查:WBC 15.6×10^9/L, PLT 43×10^9/L, RBC 4.62×10^{12}/L, Hb 123g/L, Lym% 61%。

【问题1】　通过上述问诊、查体与血象,该患者可能的诊断是什么?

思路:患者为老年男性,腰痛、乏力 2 月余,1 周前体检发现血象异常(白细胞增高,淋巴细胞比值增高),查体脾肋下 5cm。根据患者的主诉、年龄、性别、症状、体征和血象,从淋巴细胞百分比和绝对值明显增高考虑,高度怀疑淋巴细胞肿瘤。

【问题2】　为明确诊断,应还进一步进行哪些检查?

思路:初步的问诊、查体和血象检查,血液(淋巴)细胞问题已显现出来,反映血液细胞、淋巴细胞增殖、细胞类型、阶段性、细胞有无异常及是否克隆性造血的相关检查需进一步进行,同时要排除其他类似的 B 淋巴细胞肿瘤疾病,以达到逐步明确诊断的目的,检查结果如下:

(1)外周血涂片细胞形态:血涂片中白细胞增高,淋巴细胞比值明显增高,可见大量细胞外缘有毛发状凸起的淋巴细胞——毛细胞(hair cell)(见文末彩图 5-5)。

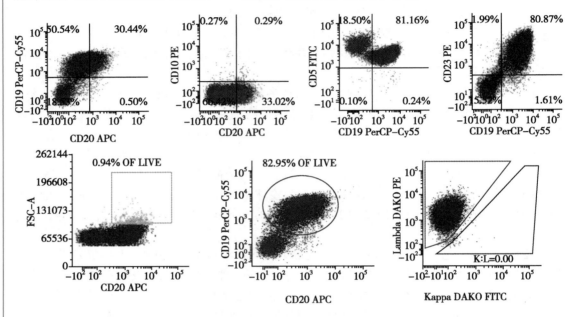

图 5-5　外周血涂片所见胞浆外缘毛发状凸起的"毛细胞"(瑞氏染色,×1000)

(2)骨髓穿刺涂片:骨髓增生活跃,粒:红 =3.14:1。淋巴细胞系:以成熟淋巴细胞为主,占 66.4%,胞体大小不等,核染色质聚集,胞浆量丰富,无颗粒,边缘有毛发样凸起或伪足。粒系:增生减低,中性分叶核以上阶段细胞比值减低或缺失,形态大致正常。红系:增生减低,各阶段细胞比值减低或缺失,形态大致正常。成熟红细胞大小不等,血红蛋白充盈可。巨核细胞:浏览两张髓片均未见巨核细胞,血小板散在少见。

(3)细胞化学染色:抗酒石酸酸性磷酸酶染色(TRAP)阳性。

(4)细胞免疫学表型分析:淋巴细胞占全部细胞的 50.41%,其中 CD19$^+$ 细胞占全部淋巴细胞的 75.34%,高比例表达 CD20,不表达 CD10,提示为成熟 B 淋巴细胞,该 B 淋巴细胞高比例表达 CD103、CD25、CD11c、CD22 和 Annexin A1。B 淋巴细胞膜表面 Kappa 轻链呈克隆性表达(见文末彩图 5-6)。

(5)超声检查(复查):腹部彩超示脂肪肝,脾增大(厚)明显。

思路 2:本病例中血片和骨髓片中均可见到典型的特征性的毛细胞。临床上有不明原因的脾脏肿大,病理性细胞 TRAP 阳性,免疫学表型分析结果为独特的毛细胞表型,必要时可再进行骨髓病理活检以了解骨髓纤维化情况,细胞超微结构检查了解病理性细胞内板层小体存在情况等。

思路 3:可对照典型患者的形态学、细胞免疫表型特征及其他检查帮助诊断。

典型患者特征:

(1)外周血和骨髓穿刺涂片:均发现大量毛细胞。该细胞胞体大小不一,呈圆形或多角形,胞核居中或稍偏位,呈圆形或卵圆形,可有凹陷或折叠,核染色质较淋巴细胞细致,核

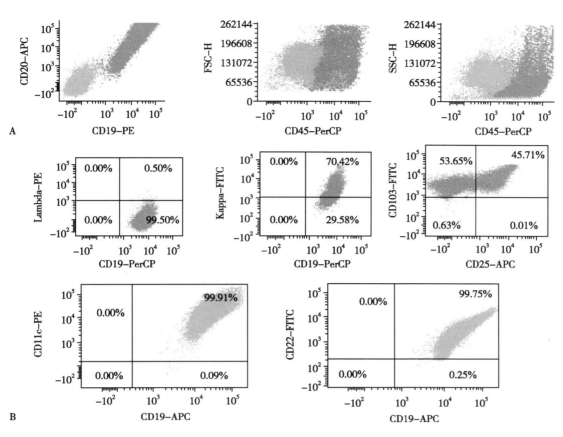

图 5-6 流式细胞术分析"毛细胞"（绿色、蓝色）表型和物理特征 FSC、SSC

膜清楚，核仁不明显；胞质中等量至丰富，无颗粒，可见空泡，其突出特点是细胞膜边缘不整齐，呈锯齿状、伪足状或手撕纸边缘样，有许多不规则绒毛状胞质突起，也称毛发状凸起。细胞 TRAP 染色阳性。

（2）骨髓病理活检：骨髓病理活检可见几乎所有患者有骨髓浸润，其典型表现为浸润呈弥散性或灶性。灶性浸润区域可呈小结节或有规则的边缘，毛细胞呈"油煎蛋"样表现，胞质丰富、透明，胞核间距宽，呈"蜂窝"状。毛细胞以疏松海绵样形式互相连接，此特点不同于其他低恶性度淋巴瘤累及骨髓时形成的紧密排列形式。银染色时弥漫的网硬蛋白纤维增多，而无胶原纤维增多。

（3）细胞免疫学表型：免疫学表型呈独特的 B 细胞表型，sIg 大部分阳性并呈单克隆性质，共同强表达 CD20⁺、CD22⁺、CD11c⁺，独特性表达 CD25⁺、CD103⁺ 和 CD123⁺，其中 CD103⁺ 具有很高的灵敏度和特异性，CD11c 阳性程度明显高于其他慢性淋巴细胞增殖性疾病。另外 FMC7 也可表达，CD10 和 CD5 不表达。免疫组化中的 Annexin A1（ANXA1）阳性是 HCL 最特异的标记，除 HCL 外，目前没发现其他 B 细胞肿瘤表达。免疫组化中的 Cyclin D1 也可阳性，但常比较弱。

（4）影像学检查：脾脏体积增大明显。

【问题3】 根据实验室及其他检查结果，应作出怎样的诊断？依据是什么？

诊断依据：①在血和（或）骨髓中或被浸润脏器如脾脏中发现特征性形态的毛细胞，其 TRAP 染色阳性；②细胞免疫表型分析为典型的 HCL 细胞表型特征，KAPPA 轻链表达呈单克隆性；③脾脏增大明显。

【诊断】 毛细胞白血病（hair cell leukemia，HCL）。

【问题4】 HCL 需与哪些疾病相鉴别？有哪些检查可协助诊断？

思路：本病例尚需与其他成熟 B 细胞肿瘤相鉴别。

（1）脾 B 细胞边缘带淋巴瘤（SMZL）：有毛发状、伪足样或绒毛状突起的 B 淋巴细胞肿瘤，还有脾脏 B 细胞边缘带淋巴瘤（SMZL），该疾病又称脾脏淋巴瘤伴循环的绒毛淋巴细胞，该病脾大多见，全血细胞不减少反而增高，细胞形态特征为细胞膜外缘有短的极性绒毛，一些可呈浆细胞样，TRAP 染色阴性。SMZL 免疫表型与 HCL 的区别是前者不表达 Annexin A1，后者则表达。有的患者仅表现为巨脾，此时可能难以做出诊断，需要借助更多的检查如脾脏病理、透射电镜观察细胞超微结构等。

（2）慢性淋巴细胞白血病 / 小细胞淋巴瘤（CLL/SLL）：该病主要发生于 60 岁以上的男性，起病缓慢，早期可无症状，以后有乏力、疲倦、消瘦、食欲下降等表现。较为突出的体征是全身淋巴结进行性肿大及不同程度的肝、脾肿大，约半数患者有皮肤病变，晚期有贫血和出血表现。CLL 时 CD5$^+$B 细胞明显增加，该细胞在自身免疫性疾病中起重要作用，因此 CLL 与自身免疫性疾病关系密切，可合并自身免疫性溶血性贫血（AIHA）、免疫性血小板减少症（ITP）等疾病。

（岳保红）

案例 5-5 多发性骨髓瘤

【病史摘要】 女，55 岁。

主诉：腰痛 1 月余。

现病史：1 个月前开始有腰痛，血象显示红细胞减少、血红蛋白减低。

既往史：有高血压病史，否认糖尿病，无手术及输血史，无风湿关节病。

个人史：原籍居住，无烟酒嗜好。

家族史：家庭成员健康，无家族遗传病史。

查体：贫血貌，眼睑水肿，全身皮肤黏膜苍白，无皮疹及出血点，全身浅表淋巴结未触及肿大。双肾区叩击痛，心、肺、腹查体未见异常。双下肢无水肿。

实验室检查：血象 WBC 5.29×10^9/L，RBC 2.05×10^{12}/L，Hb 62g/L，PLT 116×10^9/L；尿蛋白阳性（+++）。

【问题1】 通过上述问诊、查体与实验室检查，该患者可能的诊断是什么？

思路：患者老年女性，腰痛 1 月余，自行到当地诊所就诊，服用药物不详，症状未见好转。来某三级医院肾内科就诊，发现血象异常（全血细胞减少），查体双肾区叩击痛，眼睑水肿，贫血貌，尿常规出现异常结果，根据患者的主诉、年龄、性别、症状和体征，初步诊断：①贫血、尿蛋白原因待查。②考虑肾功能不全及原因待查；浆细胞肿瘤（多发性骨髓瘤）并发肾功能不全可能性不排除。

【问题2】 为明确诊断，应进一步进行哪些检查？

思路1：实验室检查在肾功能不全诊疗中的作用：需要实验室检查帮助临床判断贫血原因、尿蛋白产生原因；肾功能不全是否存在；肾功能不全的病因；结合老年性患者腰痛、尿蛋白阳性同时存在中度贫血，浆细胞肿瘤特别是多发性骨髓瘤相关检查也需要进行，为临床解释症状、体征和实验室检查异常结果提供依据。检查结果如下：

（1）外周血涂片：白细胞减低，分类未见明显异常；成熟红细胞呈"缗钱状"排列。

（2）骨髓穿刺涂片：骨髓增生活跃，浆细胞异常增生，以成熟浆细胞为主，占 40.4%，可见双核、多核浆细胞，偶见火焰状浆细胞。粒系和红系增生减低，形态未见明显异常。成熟红细胞大小不等，呈"缗钱状"排列（见文末彩图 5-7）。

笔记

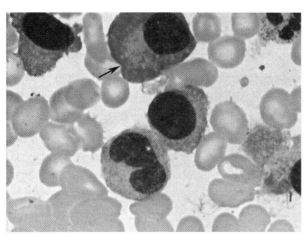

图 5-7　骨髓涂片：骨髓瘤浆细胞（瑞氏染色，×1000）

（3）血液生化检查：总蛋白 136g/L，球蛋白 99.0g/L，白 / 球比值 0.37；蛋白电泳发现 M 带；β_2 微球蛋白 5870.50μg/L；Ca^{2+} 3.8mmol/L。

（4）血清免疫球蛋白、轻链及补体定量检查：IgA 0.10g/L，IgM 0.16g/L，IgG 83.70g/L；κ 链＜0.251g/L，λ 链 73.20g/L；C3 0.73g/L，C4 0.02g/L。

（5）血沉 56mm/H。

（6）尿液蛋白电泳：出现 M 蛋白。

（7）血液流变学：血清黏滞性增高。

（8）细胞免疫学表型：该病例骨髓细胞流式细胞术分析发现，异常浆细胞占有核细胞的 12.36%，表达 CD38、CD138、CD56 和 CD117，不表达 CD19 和 CD45，胞浆内 Lambda 轻链呈单克隆性表达（见文末彩图 5-8）。

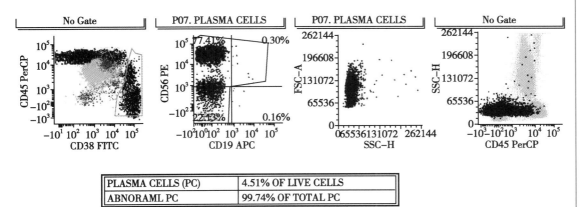

PLASMA CELLS (PC)	4.51% OF LIVE CELLS
ABNORAML PC	99.74% OF TOTAL PC

图 5-8　流式细胞术分析骨髓瘤浆细胞表型和物理特征 FSC、SSC

（9）磁共振检查（MRI）：显示腰椎退行性变，髋关节坏死。

思路 2：急性肾功不全是肾脏疾病，多发性骨髓瘤是浆细胞克隆性增殖的疾病，而 MM 的临床表现多种多样，有肝、脾肿大，骨痛、骨质疏松和病理性骨折，肾功能损害等；贫血，以及白细胞减少和血小板减少；正常免疫球蛋白减少及中性粒细胞减少等常导致感染；血清中 M 成分浓度明显增高易导致高黏滞综合征，沉积在组织可引起淀粉样变；血小板减少和高黏滞综合征影响止、凝血功能可导致出血。感染和肾功能不全是死亡的主要原因。

思路 3：可根据典型患者的血象、骨髓象、细胞形态学、细胞免疫表型特征、血液生化检查指标及细胞遗传学分析等帮助诊断。

（1）外周血涂片：绝大多数患者有不同程度的贫血，多属正细胞正色素性，随病情的进展而加重。血片显示成熟红细胞呈"缗钱"状排列，可伴有少数幼粒 - 幼红细胞。晚期患者常有全血细胞减少。骨髓瘤细胞少量可在外周血出现，当数量 $> 2.0 \times 10^9/L$ 时，可考虑诊断多发性骨髓瘤继发浆细胞白血病。

（2）骨髓穿刺涂片：骨髓瘤细胞占有核细胞总数常在 10% 以上，也可达不到 10%，该细胞在骨髓内可呈弥漫性分布，也可呈灶性、斑片状分布，因而有时需多部位穿刺才能诊断。瘤细胞的大小、形态和成熟程度与正常浆细胞有明显不同，骨髓活检可提高骨髓瘤细胞的阳性检出率。

（3）细胞免疫学表型分析：细胞免疫表型分析对多发性骨髓瘤诊断有价值。正常浆细胞 CD45、CD138、CD19 阳性，高强度表达 CD38。CD20、CD56、CD117、CD33 阴性。骨髓瘤细胞 CD45 呈弱阳性或阴性，基本不表达 CD19 和 CD20，CD56 多为阳性，有时还异常表达 CD117、CD33。胞浆内可检测到单克隆性 κ 或 λ 轻链。

（4）血沉：明显加快。

（5）血液生化检查：①血清钙、磷和碱性磷酸酶：高钙血症发生在有广泛骨损害及肾功能不全的患者。血磷一般正常，当肾功能不全时，血磷可增高。本病主要是溶骨性改变而无新骨形成，所以血清碱性磷酸酶一般正常或轻度增加。②血清 β_2 微球蛋白（β_2MG）及血清乳酸脱氢酶（LDH）：该两项指标均可增高，β_2MG 增高可作为判断预后与治疗效果的指标，其水平的高低与肿瘤的活动程度成正比；LDH 增高亦与疾病的严重程度相关。③肾功能：由于 B-J 蛋白沉淀于肾小管上皮细胞，蛋白管型阻塞而导致肾功能受累，因此血肌酐、尿素及尿酸测定多有异常。瘤细胞分解或化疗后瘤细胞大量破坏，也导致尿酸升高。晚期可出现尿毒症。

（6）血液流变学检测：少数患者血清黏滞性增高，多为 M 蛋白明显增高者。

（7）染色体及基因检查：通过 FISH 方法检测，绝大多数患者可发现染色体异常，但未发现特异性染色体异常。常见的染色体数目异常有 -8、-13、-14、-X、+3、+5、+7、+9 等。常见的结构异常有 1、11 和 14 号染色体的异常以及 13q-、17q- 等。采用 PCR 技术检测免疫球蛋白重链基因重排可作为单克隆浆细胞恶性增殖的标志，用于与反应性免疫球蛋白增多症的鉴别诊断。

【问题 3】　根据实验室及其他检查结果，应作出怎样的诊断？依据是什么？

诊断依据：①骨髓中浆细胞异常增生，外周血中未见到浆细胞；②细胞免疫表型分析病理性细胞符合骨髓瘤细胞的特征；③血清免疫球蛋白定量、轻链测定显示浆细胞克隆性增殖；④血清、尿液蛋白电泳显示有 M 蛋白；⑤血液生化检验和尿液蛋白阳性显示肾功能不全；⑥临床表现为溶骨破坏、肾病综合征，影像学显示骨骼有破坏。

【诊断】　多发性骨髓瘤（MM）并发肾功能不全。

【问题 4】　该患者还需要与哪些疾病进行鉴别诊断？

思路：需要进行鉴别诊断的疾病有：

（1）浆细胞瘤：克隆性浆细胞增生的一种，细胞形态及细胞免疫学表型与多发性骨髓瘤相同，不同的是浆细胞瘤表现为在髓外或骨骼的孤立性生长。2008 年 WHO 颁布的血液肿瘤分类把浆细胞瘤分为髓外浆细胞瘤和骨孤立性浆细胞瘤。浆细胞瘤约占所有浆细胞恶性肿瘤的 5%～10%，多见于中老年人。

（2）浆细胞白血病（PCL）：是一种少见类型的白血病，外周血和骨髓中出现大量异常浆细胞，并广泛浸润各器官和组织。起病时外周血浆细胞数 >20%，或浆细胞绝对值 $>2.0 \times 10^9/L$，且有形态学异常。本病占急性白血病 1%～2%，病程较短，类似其他急性白血病。临床 PCL

分为原发性浆细胞白血病（primary plasma cell leukemia，PCL）和继发性浆细胞白血病（secondary plasma cell leukemia，SPCL），大约60%～70%为原发性浆细胞白血病。

（岳保红）

案例5-6　类白血病反应

【病史摘要】　2岁，女。

主诉：发现脐部肿物10天，加重3天。

现病史：患儿10天前无明显诱因出现腹痛，发热，最高体温39.5℃，发现脐部有一硬结，稍突出于皮肤表面，于当地医院治疗（具体不详），效果欠佳，此后肿物逐渐增大，3天前肿物有一葡萄大小，周围出现红肿伴腹痛，无腹胀、头痛。今以"脐部肿物伴感染"为诊断收治入院。

既往史：平素身体健康，之前未发生类似脐部肿物。

个人史：原籍居住，营养状况良好。

家族史：家庭成员健康，无家族遗传病史。

查体：腹平坦，无腹壁静脉曲张，腹部柔软，无压痛、反跳痛，脐部可见一肿物，大约2.0cm×2.0cm×1.0cm，黑色，质软，囊性，有压痛，活动度可，肿块周围皮肤红肿。肝、脾肋下未触及。

实验室检查：①白细胞17.59×10⁹/L；②中性粒细胞百分比90.20%；③血红蛋白108g/L。

【问题1】　通过上述问诊与查体，该患者可能的诊断是什么？

思路1：类白血病反应（leukemoid reaction，LR）是指机体受某些疾病或外界因素刺激，如严重感染、某些恶性肿瘤、药物中毒、大量出血和溶血反应等刺激造血组织而产生的类似白血病表现的血象反应，是正常骨髓对某些刺激信号作出的一种反应。若是细菌性感染引起的类白反应，机体会动员、释放较多中性粒细胞至外周血。患儿仅有2岁，血象明显异常，腹痛、高热，有感染症状。根据患者的主诉、年龄、症状、体征和病史特点，怀疑脐部肿物合并严重感染，不排除并发类白血病反应。

【问题2】　为明确诊断，应进行哪些检查？

思路1：类白血病反应是一种并发症或是一种中间病理过程主要表现在血液学异常，故临床病史及体征无法提供是否并发类白血病反应的依据。血象及涂片血细胞形态学检查是诊断类白血病反应的关键，骨髓象检查的主要意义在于排除真正的白血病。检查结果如下：

（1）外周血涂片：白细胞数明显增高，中性粒细胞比值明显升高，有中性粒细胞核左移改变，可见中性晚幼粒、中性中幼粒细胞，大部分中性细胞质中颗粒粗大；涂片血小板易见（见文末彩图5-9）。

（2）骨髓穿刺涂片：骨髓增生活跃，粒系增生活跃，各期细胞比值大致正常，部分中性粒细胞质中颗粒粗大，中性中幼粒、晚幼粒细胞稍增多；原始粒细胞、早幼粒细胞未见增多；未见嗜酸、嗜碱性粒细胞增多。淋巴细胞比值减低，形态大致正常。血小板成簇易见，形态大致正常（见文末彩图5-10）。

（3）中性粒细胞碱性磷酸酶（NAP）染色：阳性率96%，积分218分。

（4）C反应蛋白、降钙素原指标均增高。

思路2：原发病存在以及原发病缓解后异常的血象随之恢复是诊断类白血病反应最主要的依据。严重的类白血病反应在某时间段内血象和细胞形态学几乎无法与一些真正白血病区分，随诊动态观察为有效而简易的鉴别手段。类白血病反应的诊断应综合考虑以下几点：①有明确的病因如感染中毒、恶性肿瘤等。②原发病治愈或好转后，类白血病反应可迅速消失。③血红蛋白、血小板计数大致正常。

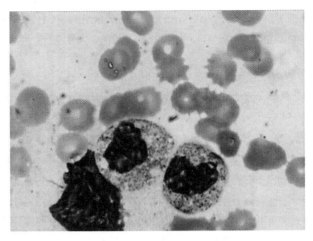

图 5-9　外周血涂片:中性粒细胞颗粒增粗(×1000)

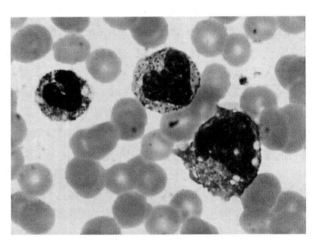

图 5-10　骨髓涂片:中性粒细胞颗粒增粗(×1000)

思路 3:可根据典型患者的实验检查特点帮助诊断。

(1) 感染指标:C 反应蛋白、降钙素原等均增高。

(2) 血象:白细胞计数大多显著增加(白细胞不增多型的类白血病反应除外),常 >50×10⁹/L,红细胞和血红蛋白无明显变化,血小板正常或增多。按细胞种类可分为以下几种类型:①中性粒细胞型:白细胞计数可达 30×10⁹/L,中性粒细胞显著增多并伴有核左移现象,除杆状核粒细胞外,还可出现晚幼粒或中幼粒细胞,甚至早幼粒和原始粒细胞,但一般不超过 10%。中性粒细胞常见中毒改变,如中毒性颗粒、核固缩、玻璃样变性和空泡等;中性粒细胞碱性磷酸酶(NAP)积分显著增高。②淋巴细胞型:白细胞计数常为(20~30)×10⁹/L,也有超过 50×10⁹/L 者。血片中淋巴细胞超过 40%,其中多数为成熟淋巴细胞,并可见幼稚淋巴细胞和(或)异型淋巴细胞,原始淋巴细胞增高不明显。③单核细胞型:白细胞计数常 >30×10⁹/L,一般不超过 50×10⁹/L,其中单核细胞常 >30%,偶见幼单核细胞,表示单核 - 巨噬细胞系统受刺激或活性增强。④嗜酸性粒细胞型:白细胞计数 >20×10⁹/L,嗜酸性粒细胞显著增多,超过 20%,甚至达 90%,但基本上为成熟型嗜酸性粒细胞。⑤红白血病型:外周血有幼稚红细胞和幼稚粒细胞,骨髓中可见红系和粒系细胞增生,但无红白血病时的细胞畸形。⑥浆细胞型:外周血白细胞可增多或不增多,外周血浆细胞可达 2%。

(3) 骨髓象:类白血病反应患者必要时要做骨髓象检查,以排除相应细胞类型的白血病和骨髓增生异常综合征（MDS）。类白血病反应患者骨髓象一般改变不大，中性粒细胞型除增生活跃及粒细胞核左移外，常有中毒颗粒或空泡改变。少数病例原始和幼稚细胞增多，但红细胞系和巨核细胞系无明显异常。

（4）其他检查：中性粒细胞的碱性磷酸酶（NAP）积分明显增高，*BCR-ABL1* 融合基因、Ph 染色体阴性有助于诊断中性粒细胞型类白血病反应及排除慢性粒细胞白血病（BCR-ABL1 + CML）。

【问题3】 根据实验室及其他检查结果，应作出怎样的诊断？依据是什么？

思路1：类白血病反应常并发于严重感染、恶性肿瘤等疾病，本病例的原发病为脐尿管囊肿，疾病过程中表现出感染症状，白细胞数升高但不超过 50×10^9/L，嗜酸、嗜碱粒细胞不增多，中性粒细胞胞浆内含有中毒性颗粒（颗粒粗大），查体及超声未见脾大。中性粒细胞碱性磷酸酶（NAP）染色积分显著增加，*BCR/ABL1* 融合基因阴性。

思路2：原发病控制后，类白血病反应即可消失。本病例行脐尿管囊肿切除术、给予强力抗生素治疗后，患者痊愈出院。

诊断依据：①患者临床特点：脐部肿物，有压痛，伴随发热，感染指标升高；②外周血涂片：白细胞数明显增高，粒细胞比值明显升高，呈中性粒细胞核左移改变，大部分细胞质中颗粒粗大，血小板易见；③骨髓穿刺涂片：粒系增生活跃，中性粒细胞有核左移现象，部分细胞质中颗粒粗大。④外周血碱性磷酸酶（NAP）积分 218 分，*BCR/ABL1* 融合基因阴性。⑤抗生素治疗有效。

【诊断】 脐部感染（脐尿管囊肿合并感染）并发中性粒细胞型类白血病反应。

【问题4】 该患者还需要与哪些疾病进行鉴别诊断？

思路：中性粒细胞型类白血病类反应需要与慢性粒细胞白血病进行鉴别。

（1）慢性粒细胞白血病：起病缓慢，早期多无症状，常因体检或诊治其他疾病检查血象而发现。主要表现为周身乏力、消瘦、多汗、食欲不振，腹胀、低热。脾大显著，一般呈中度或重度肿大，严重者可超过脐部入盆腔。肝大一般较轻，超过肋下 5cm 者少见。淋巴结肿大、关节痛晚期可见。75%病例有胸骨压痛，在胸骨下部 1/2 或 2/3 处压痛。

（2）骨髓象：骨髓增生极度活跃或明显活跃，粒红比例可增至（10～50）:1。分类中以中性中幼粒和晚幼粒细胞及杆状核细胞为主，常见核浆发育不平衡现象，原始粒、早幼粒细胞不超过 10%～15%，嗜酸、嗜碱性粒细胞增多。大部分病例巨核细胞增多，血小板成簇分布。约 1/3 病例于病程不同时期伴有骨髓纤维化。

（3）血象：白细胞增高，一般在（100～250）$\times 10^9$/L，甚至可高达 1000×10^9/L。半数病例伴血小板增多，高者可达 1000×10^9/L 以上，少数病例血小板减少。贫血仅轻度，加速期和急变期常见中度或重度贫血。

（4）染色体和基因：Ph 染色体及 *BCR-ABL1* 融合基因阳性。

（岳保红）

第六章

出血性疾病检验案例分析

案例 6-1　血管性血友病

【病史摘要】　女，13 岁，汉族。

主诉：阴道流血 16 天，头晕、心悸 6 天。

现病史：患者于 5 个月前初次来潮，首次经期持续 10 天，月经量不多，不伴痛经，无明确精神紧张、过度劳累等诱因。随后月经周期不规则，月经量较初潮明显增多，经期延长，曾就诊当地医院，超声检查无异常发现，予炔诺酮止血，效果欠佳。患者末次月经于入院前 16 天来潮，月经量多，经血中有大量血块，色暗红，无伴腹痛、黑便、鼻出血、牙龈出血、咯血等，无四肢关节肿痛、皮疹或发热，近 1 周来仍阴道流血不止，且伴有活动后头晕、心悸，来院疑"血友病甲"予输注新鲜全血及冷沉淀后改善不明显而收入院。患者自 1 周岁后皮肤易发生瘀斑，多为摔倒或自行发生。

家族史：母亲诉月经量多，父亲没有明显出血倾向，非近亲结婚；家族其他人无类似病史。

体格检查：患者体温 36.5℃，脉搏 76 次/分，呼吸 20 次/分，血压 110/70mmHg。神志清楚，自主体位，重度贫血貌。全身皮肤、黏膜苍白，四肢皮肤散见出血点、瘀斑，巩膜无黄染。胸廓无畸形，胸骨无压痛，双肺呼吸音清，未闻及干湿性啰音，心律齐，各瓣膜区未及病理性杂音。肝、脾肋下未触及，移动性浊音阴性，肠鸣音正常。四肢关节无畸形。生理反射存在，未引出病理反射，脑膜刺激征阴性。

实验室检查：①血常规：红细胞（RBC）2.31×10^{12}/L，血红蛋白（Hb）50g/L，白细胞（WBC）4.22×10^9/L，分类正常，血小板（PLT）284×10^9/L。②大、小便常规正常。③出凝血实验室检查：活化的部分凝血活酶时间（APTT）58 秒（对照 28～40 秒），凝血酶原时间（PT）12 秒（对照 13 秒），凝血酶时间（TT）13 秒（对照 12 秒），纤维蛋白 3.15g/L（2.0～4.0g/L），出血时间（BT）11 分 30 秒。

【问题 1】　通过上述问诊与查体，该患者可能的诊断是什么？需与哪些疾病鉴别诊断？

思路 1：患者女，少年起病，以皮肤、黏膜出血为主要表现，无明显家族史。血小板计数正常，出血时间延长，APTT 延长而 PT 正常。根据患者的主诉、年龄、性别、症状和病史特点，提示 vWF 和（或）内源性凝血途径相关凝血因子异常（如 F Ⅷ，F Ⅸ，F Ⅺ，F Ⅻ）。若要确诊，尚需进一步实验室检查。

思路 2：考虑常见的出血性疾病有：①血管性血友病；②血友病；③血小板无力症；④肝脏疾病引起的出血性疾病；⑤ Vit K 缺乏所导致的凝血障碍。

【问题 2】　为明确诊断，应进行哪些检查？

实验室检查：F Ⅷ 活性（F Ⅷ：C）为 23%（对照 50%～150%），F Ⅸ 活性（F Ⅸ：C）为 93%（对照为 40%～160%），vWF 抗原浓度（vWF：Ag）为 1.91%（对照 50%～150%）；瑞斯托霉素辅因子活性（vWF：Rco）2%（正常对照 50%～150%）；血小板对腺苷酸（ADP）诱导的聚集率为 64%（对照为 50%～79%），对瑞斯托霉素（RIST）诱导的聚集率为 2.83%（对照 58%～

76%）；vWF 多聚体分析示：vWF 各条带缺失；血液电解质、肝肾功能均正常。

思路 1：F Ⅷ：C、F Ⅸ：C 测定是诊断血友病 A 和 B 的重要指标，在本例中 F Ⅸ活性正常而 F Ⅷ活性缺乏提示血友病甲、血管性血友病、获得性 F Ⅷ抑制物。

思路 2：血常规检查结果排除了血小板数量减少所致的出血性疾病，ADP 诱导的血小板聚集功能正常排除了血小板功能障碍性出血，瑞斯托霉素诱导的血小板聚集率降低提示 vWF 异常，或血小板 GP Ⅰ b-Ⅸ复合物缺乏；瑞斯托霉素辅因子活性（vWF：Rco）是一种传统的检测 vWF 功能的方法，其检测原理与瑞斯托霉素诱导的血小板聚集试验相似，反映了受检者血浆中 vWF 的数量和质量。

思路 3：vWF 抗原浓度（vWF：Ag）是 vWF 检测中最常用的实验室检测方法，本例的检测结果为 1.91%，可视为阙如。vWF 多聚体分析是诊断 vWD 分型的特异试验，本例检查结果示 vWF 各条带缺失，提示 3 型 vWD。

【问题 3】 根据实验室及其他检查结果，应作出怎样的诊断？

【诊断】 3 型血管性血友病。

诊断依据：由于 F Ⅷ：C、vWF 抗原浓度（vWF：Ag）、瑞斯托霉素辅因子活性（vWF：Rco）显著减低，因此可确诊本例为血管性血友病（vWD）。又由于 vWD 的分型诊断试验，瑞斯托霉素诱导的血小板聚集实验结果小于 3%，vWF 多聚体分析示 vWF 各条带缺失，因此确诊本例为 3 型血管性血友病。

【问题 4】 vWD 需与哪些疾病相鉴别？

思路 1：本例年少起病，以大出血为突出表现，首先考虑到血友病。血友病 A、B 有家族史，男性发病，女性传递，主要表现为关节、肌肉、内脏出血，检查 APTT，显著延长，F Ⅷ活性（F Ⅷ：C）下降等；而本例为女性，以黏膜出血为主，无家族史，与血友病遗传方式不同；检查虽有 APTT 延长，F Ⅷ活性下降，但输注新鲜全血改善不明显，故血友病可能性不大。

思路 2：本例实验室检查血小板功能异常，应注意血小板无力症，此病为血小板膜糖蛋白 Ⅱb/Ⅲa 缺乏，表现为血小板对多种物质如腺苷酸（ADP）等诱导的聚集率降低。而本例仅对瑞斯托霉素诱导的聚集率降低明显，故可能性亦不大。

思路 3：另外，患者无肝脏疾病史，检查肝功能正常，PT、TT 及 FIB、血浆白蛋白亦正常，故严重肝病所致出血可排除；患者无胆、胃肠道疾病史，无长期口服抗生素或抗凝剂，PT 正常，所以 Vit K 缺乏所致凝血障碍的可能性极小。

思路 4：排除上述疾病后，考虑血管性血友病（vWD），vWD 由于血浆内的 vWF 缺乏或结构异常，导致出血时间延长，血小板黏附功能降低，对瑞斯托霉素聚集功能减弱或不聚集，临床表现为皮肤、黏膜出血，男女均可患病。本例符合上述特点，且实验室检查支持，故可确诊 vWD。目前普遍认为本病发病率高于血友病，是最常见的先天性出血性疾病。

（李海燕）

案例 6-2 原发性免疫性血小板减少症

【病史摘要】 女，48 岁，汉族。

主诉：月经量增多、经期延长 8 个月，发现血小板减少 5 个月。

现病史：患者于 8 个月前发现月经量增多，经期延长，当时未注意。5 个月前全身多发皮下瘀点、紫癜，至当地医院就诊，查血常规：RBC 3.5×10^{12}/L，PLT 10×10^9/L，WBC 4.7×10^9/L，予泼尼松口服治疗。4 个月前复查血常规：RBC 4.04×10^{12}/L，PLT 57×10^9/L，WBC 8.0×10^9/L。之后服药不规则，病情反复，1 天前血小板仅为 2×10^9/L，外院曾输注血小板 10U。患者已婚已育，家人体健。既往 HBsAg 阳性。

体格检查：T 36.8℃，P 84 次 / 分，R 20 次 / 分，BP 120/70mmHg。神志清，浅表淋巴结未触及肿大，上下肢、前胸、腹部、背部可见散在瘀点、紫癜和瘀斑，压之不褪色。皮肤、巩膜未见黄染，未见皮疹和蜘蛛痣。肝、脾肋下未触及，无肝掌。胸骨无压痛。下肢关节无肿胀、压痛，无肌肉血肿。

【问题 1】　通过上述问诊与查体，该患者可能的诊断是什么？需与哪些疾病鉴别诊断？

思路 1：患者 48 岁，女性，月经量增多、经期延长 8 个月，发现血小板减少 5 个月，有瘀点和紫癜，但无其他部位出血，伴血小板减少，激素治疗一度有效。根据患者的主诉、年龄、性别、症状和病史特点，原发性免疫性血小板减少性紫癜（ITP）可能性大，但尚需进一步的实验室检查，以排除继发性的血小板减少。

思路 2：鉴别诊断：①假性血小板减少症；②其他巨核细胞再生障碍所致的血小板生成不足；③脾亢；④血栓性血小板减少性紫癜；⑤继发性血小板减少。

【问题 2】　为明确诊断，应进行哪些检查？

为明确诊断，须进行各项常规检查；为了解巨核细胞生成血小板情况，需做骨髓检查；为了解血小板是否被破坏，需做血小板抗体检测；为明确有无风湿性疾病的基础，需做各种自身抗体检查；B 超检查有无脾大。

实验室检查：血常规：RBC 3.66×10^{12}/L，Hb 112g/L，WBC 8.6×10^9/L，PLT 6×10^9/L，网织红细胞 2.8%；尿常规：正常；粪常规：正常，粪隐血（−）；骨髓涂片检查：骨髓增生活跃，粒红比增高，粒系核右移，AKP 积分偏高，红巨二系尚增生，全片可见巨核细胞 45 个，以颗粒巨为主，血小板散在，少见；抗核抗体（ANA）、抗可提取性核抗原抗体（ENA）、抗双链 DNA 抗体（抗 ds-DNA）、类风湿因子（RF）、抗中性粒细胞抗体（ANCA）、抗心磷脂抗体（ACA）均（−）。Coombs 试验（−），HIV 抗体（−），^{13}C 尿素呼气试验（−）；血小板相关抗体（PAIg）：IgG（+），IgA（−），IgM（−）；血小板相关补体：PAC3（−）；血糖 8.8mmol/L，肝肾功能、血电解质均正常，HBsAg 阳性，甲状腺功能正常。

B 超检查提示：肝、胆、胰、脾、双肾无异常。

思路 1：血小板计数明显降低，提示患者患有导致血小板降低的疾病。

思路 2：为进一步明确血小板减少的原因，做骨髓细胞学检查，结果提示巨核细胞系列有成熟障碍。急性 ITP 时，以幼稚型巨核细胞增多明显，而慢性型 ITP 时以颗粒型增多为主。

思路 3：排除继发性血小板减少疾病。为排除自身免疫性疾病或风湿性疾病，检测自身抗体，结果均为阴性；B 超检查表明肝、胆、胰、脾、双肾无异常，不存在脾大引起脾功能亢进的可能。

【问题 3】　根据实验室及其他检查结果，应作出怎样的诊断？依据是什么？

【诊断】　慢性原发性免疫性血小板减少症。

诊断依据：①中年女性，月经量增多 8 个月，全身多发皮下瘀点、紫癜，累及上下肢和胸腹部皮肤已 5 个月；②多次检验血小板计数减少，技术上排除了假性血小板减少症；③脾不大；④骨髓有核细胞增生，巨核细胞增多，有成熟障碍；⑤泼尼松治疗有效，血小板相关抗体 IgG（+）；⑥自身抗体检查不支持继发性免疫性血小板减少症，可诊断为慢性原发性免疫性血小板减少症。

【问题 4】　慢性 ITP 需与哪些疾病相鉴别？有哪些检查可协助诊断？

本例慢性 ITP 尚需与以下疾病相鉴别：

思路 1：假性血小板减少症。由于血小板计数不准确，或在使用 EDTA 作为抗凝剂时，计数时出现"人为"的血小板数目减少。患者多次血常规检查均显示血小板减少，可以排除假性血小板减少症。

思路 2：其他巨核细胞再生障碍所致的血小板生成不足。再生障碍性贫血的骨髓增生极度低下,巨核细胞计数减少或阙如。MDS 的骨髓可见明显的病态造血。白血病的骨髓中原始细胞比例高。虽然这些疾病临床上都可有紫癜和血小板减少,但是骨髓形态学表现与患者的骨髓检查结果明显不同,均可排除。

思路3:脾功能亢进。患者 B 超检查无脾大,可排除脾亢。

思路4:血小板消耗破坏过多。患者无血栓性血小板减少性紫癜(TTP)相关的血管病性贫血和神经系统的症状等,可排除 TPP。无感染症状如发热、寒战、休克等,不支持 DIC 的诊断。

思路5:其他继发性血小板减少症。找不到病因的免疫性血小板减少性紫癜称为原发性。患者无自身免疫性疾病的临床表现,ANA、ENA、ds-DNA、RF、ANCA、ACA 均(−),不支持风湿性疾病所致的继发性血小板减少。Coombs 试验(−),不支持 Evan 综合征。患者全身未扪及明显肿大浅表淋巴结,无胸骨压痛,肝、脾肋下未触及,骨髓涂片检查也不支持淋巴增殖性疾病合并免疫性血小板减少。患者发病前无药物服用史,HIV 抗体(−),甲状腺功能正常,^{13}C 尿素呼气试验(−),可除外药物、HIV 感染、甲状腺疾病和幽门螺杆菌所致的免疫性血小板减少。因不能找到血小板减少的原因,故患者可以诊断为原发性免疫性血小板减少性紫癜(ITP)。

(李海燕)

案例 6-3　过敏性紫癜

【病史摘要】　男,77 岁,汉族。

主诉:全身皮肤出现瘀点、瘀斑 5 天。

现病史:双下肢轻度水肿,腹部、腰背部皮肤可见散在瘀点,近日来面积增大,双下肢可见多发瘀点、瘀斑,压之不褪色,无脱屑,无压痛。

体格检查:T 37.1℃,BP 160/90mmHg,神志清楚,言语含糊,一般情况欠佳,浅表淋巴结未触及,双肺呼吸音粗,未闻及明显干湿性啰音,心率 160 次 / 分,律齐,无杂音,腹软,无压痛、反跳痛及肌紧张,双下肢可见多发瘀点、瘀斑,对称分布,高出皮面,压之不褪色,无脱屑,无压痛。

实验室检查:血常规显示:白细胞 5.89×10^9/L,中性粒细胞绝对值 4.27×10^9/L,红细胞 4.75×10^{12}/L,血红蛋白 141.00g/L,血小板 124.00×10^9/L,平均血小板体积 6.70fL,网织红细胞计数 0.018,随机血糖 6.5mmol/L,氧饱和度 92%。尿常规:白细胞 22 个 /μl。大便常规、凝血、电解质未见明显异常。

【问题1】　根据患者情况,高度怀疑的临床诊断是什么?

思路:患者以双下肢出现瘀点、瘀斑并面积增多为临床表现入院,一般情况尚可,浅表淋巴结未触及,腹部、腰背部皮肤可见散在瘀点,压之不褪色,无脱屑、压痛、瘙痒等症状,且患者血小板正常,故排除血小板减少性紫癜,患者入院后凝血功能也正常,故暂排除 TTP 的可能。应高度怀疑过敏性紫癜。

【问题2】　实验室检测在过敏性紫癜诊疗中的作用?为确定诊断,应进一步做哪些实验室检查?

过敏性紫癜虽有明显的症状和体征,但也需要相关实验室检查。

思路1:血沉在有炎症、感染时期都会增快,血沉增高可提示尚在过敏性紫癜疾病活动期。各种原因引起的过敏性紫癜性肾炎是一个包括免疫复合物的形成、循环和沉积于血管的过程。患者血清中可测得循环免疫复合物,主要为 IgA,在感染后 IgA 升高更明显。患者白细胞计数正常或轻度升高,合并胃肠道出血者可有便血;血小板计数多数正常。尿常规结果取决于肾脏受累程度，若伴发肾炎时，血尿和蛋白尿常见，偶尔可见管型尿。血常规检查结果提示血小板在正常范围，排除了血小板减少性紫癜的可能。

思路 2：可根据典型的实验室检查帮助诊断。

（1）APTT、TT 是内源性凝血系统的筛选试验。ATPP 延长常因先天性凝血因子异常、后天性多种凝血因子缺乏和循环抗凝血素增高引起，过敏性紫癜所致血液高凝状态时，早期由于血管内皮损伤使内源性凝血系统活性增强，APTT、TT 可缩短。

（2）抗凝血酶Ⅲ在过敏性紫癜患者血中活性低下，提示过敏性紫癜患者存在抗凝作用减弱；在过敏性紫癜患者中凝血因子 FⅧ水平是下降的，其水平随病情变化而变化。在发病后期，未并发肾炎者，受损的血管内皮细胞逐渐修复，其水平逐渐恢复正常，并发肾炎者，其水平仍有异常改变，提示肾内仍有凝血情况存在。过敏性紫癜胃肠型 FⅧ的减少是后天性的，是由于身体各部的小血管壁沉着免疫复合物，以及补体的作用，消耗了 FⅧ，给予补充后，出血面积不再加大。

思路 3：患者可做相应过敏原筛查，有助于疾病的诊断。

实验室检查：血沉增快 40mm/h（正常参考区间 0～30mm/h），血清免疫球蛋白 IgA 可增高，尿中出现管型和红细胞，大便潜血阳性，活化部分凝血活酶时间 APTT 35.7 秒（正常参考区间 25～37 秒），凝血酶时间 TT 14.0 秒（正常参考区间 12～16 秒），纤维蛋白原（Fg）3.57g/L（正常参考区间 2～4g/L），国际标准化比率 1.25INR（正常参考区间 0.8～1.5），凝血因子 FⅧ、FⅧ等缺乏。抗凝血酶Ⅲ（AT-Ⅲ）120mg/L（正常参考区间 230～350mg/L），过敏源筛查，阴性。

【问题3】　如何解读上述实验室检查结果，可确诊为过敏性紫癜吗？确诊依据有哪些？

思路 1：过敏性紫癜诊断标准：①四肢紫癜常对称分布，特别以下肢为主，可伴荨麻疹或水肿、多形性红斑。②咽痛、上呼吸道感染及全身不适等症状。在紫癜出现前后，可伴有腹部绞痛、关节肿痛、血尿、便血及水肿等症状。③束臂试验可能阳性，血小板计数、凝血象及骨髓检查等均正常。病变部位血管周围显示有 IgA 或 C3 沉着。④实验室检查显示血小板计数正常，血小板功能和凝血时间正常。组织学检查显示受累部分皮肤真皮层的小血管周围中性粒细胞聚集，血管壁有灶性纤维样坏死，上皮细胞增生以及红细胞渗出管外。

思路 2：病人入院后血沉增快，血清免疫球蛋白 IgA 可增高，结合 APTT、TT、Fg、INR 结果正常，提示患者凝血功能正常。

思路 3：诊断依据：①过敏性紫癜是一种侵犯皮肤和其他器官细小动脉和毛细血管的过敏性血管炎，常伴有腹痛、关节痛和肾损害，但血小板不减少。②根据患者症状、体征可诊断，多见于四肢及臀部，对称分布，伸侧较多，初起呈紫色斑丘疹，高出皮面，压之不褪色，数日后转成暗紫色。③患者皮损表现为针头至黄豆大小瘀点、瘀斑或荨麻疹，双下肢紫癜，伴肾脏损害。④过敏性紫癜是一种侵犯血管的变态反应性疾病，APTT、TT 等相关凝血指标的变化可提示患者由于血管内皮损伤使内源性凝血系统活性增强，提示血液呈高凝状态。⑤过敏性紫癜常侵犯肾脏，形成的免疫复合物可沉积于血管，可导致 IgA 增高，结合临床表现可有利于疾病的诊断。

【诊断】　过敏性紫癜。

【问题4】　过敏性紫癜需要与哪些疾病相鉴别？

思路：需要进行鉴别诊断的疾病有：

（1）老年性紫癜：发生于高龄者的慢性紫癜及小血肿，年龄越大发病的机会也越大，可能是小血管中胶原减少，伴皮下脂肪和弹性纤维减少，使血管在压力增大时，脆性增加，多见于颜面、颈部、上肢伸侧、手背及小腿。常持续数周。该患者因双下肢出现瘀点、瘀斑，逐渐增多并面积增大为临床表现入院，故应高度怀疑过敏性紫癜。

（2）特发性血小板减少性紫癜：该病皮肤紫癜分布不对称，全身皮肤均可出现，不高出皮面，可有其他部位出血现象，血液检查有血小板减少，结合该患者的紫癜性质，且血常规血小板未见异常，故不考虑此病。

（3）败血症：一般败血症引起的皮疹与紫癜相似，但败血症中毒症状重，刺破皮疹处涂片细菌可为阳性。

（4）风湿性关节炎：两者均有关节肿痛与低热，随着病情发展，皮肤出现紫癜，则有助于鉴别。

（潘　卫）

案例 6-4　维生素 K 缺乏症

【病史摘要】　女，53 岁，苗族。

主诉：右侧腰痛，血尿 9+ 天，加重伴牙龈出血 3 天。

现病史：9 天前患者无明显诱因出现右侧腰痛，全程肉眼血尿，呈浓茶样，伴血凝块，伴尿频、尿急、尿痛，无排尿困难症状；于私人诊所输注止血药、抗炎药物，血尿、腰痛无缓解。3 天前在上述基础出现牙龈出血、皮肤瘀斑，就诊于我院泌尿外科。给予维生素 K_1 静滴，新鲜血浆补充凝血因子等治疗后，病情明显好转。

既往史：否认"肝炎、结核、伤寒"等传染疾病史，否认"肾炎、高血压、糖尿病"等慢性疾病史，否认手术、输血史，药物过敏史。否认毒物及放射物质接触史。

体格检查：T 36.6℃，P 100 次 / 分，R 20 次 / 分，BP 170/80mmHg，慢性病容，皮肤、黏膜苍白、无黄染，肝、脾未扪及，墨菲征阴性。双肾无叩痛，双侧各输尿管行走点无压痛，左侧臀部、右侧上臂内侧可见大小约 10cm×16cm、8cm×12cm 的皮下出血斑。

实验室检查：尿常规：红细胞 52 245 个 /μl，血常规：白细胞 $8.10×10^9$/L，中性粒细胞百分数 70.00%，红细胞 $2.57×10^{12}$/L，血红蛋白 62.20g/L，血小板 $183.00×10^9$/L。凝血检查：活化部分凝血活酶时间（APTT）>180 秒，3p 试验：阳性，凝血酶原时间（PT）（全）>120 秒。肝功能各项指标正常。

B 超检查：泌尿系 B 超未见明显异常

【问题 1】　根据患者情况，高度怀疑的临床诊断是什么？

思路：患者右侧腰痛，血尿 9+ 天，加重伴牙龈出血 3 天。查体：左侧臀部、右侧上臂内侧可见大小约 10cm×16cm、8cm×12cm 的皮下出血斑。凝血检查：APTT 和 PT 明显延长，3P 试验阳性，入院后进行维生素 K_1 静滴，新鲜血浆补充凝血因子等治疗，血尿缓解。否认鼠药、抗凝药物等接触史，相关检查不支持肝病、肾病、弥散性血管内凝血等。首先应高度怀疑维生素 K 缺乏症。

【问题 2】　实验室检测在维生素 K 缺乏诊疗中的作用？为确定诊断，应进一步做哪些实验室检查？

维生素 K 缺乏症在临床上表现出不同的出血症状和体征，其实验室检查可以有不同程度的筛选和确诊试验，阳性即可诊断。

思路 1：FⅡ、Ⅶ、Ⅸ、Ⅹ活性的测定是确诊维生素 K 缺乏症的指标，本例中患者 FⅡ、Ⅶ、Ⅸ、Ⅹ因子活性均降低。

思路 2：血常规的检查结果明显排除了血小板数量减少所致的出血性疾病，PLT 的数量为正常范围，排除弥散性血管内凝血（DIC）的可能。血浆中维生素 K 的浓度测定低于正常范围（成人 <100ng/L，脐血 <50ng/L），提示存在维生素 K 缺乏的情况。且该患者进行维生素 K 补充治疗后，病情明显好转。

思路 3：尿 Gla 水平降低（正常人＜25μmol/24h 尿）。APTT 和 PT 明显延长，且伴有明显的体征，如肉眼血尿、牙龈出血、皮肤瘀斑等，明显提示凝血功能障碍。

实验室检查：FⅡ活性（FⅡ：C）为 30%、FⅦ活性（FⅦ：C）为 25%、FⅨ活性（FⅨ：C）为 27%、FX活性（FX：C）为 32%；血浆中维生素 K 浓度 20ng/L；尿 γ 羧基谷氨酸（γ-carboxyglutamic acid，Gla）水平为 12μmol/24h。

【问题 3】 如何解读上述实验室检查结果，可确诊为维生素 K 缺乏症吗？确诊依据有哪些？

思路 1：维生素 K 缺乏症的诊断标准：①有鼠药接触史或有基础疾病；②临床有皮肤、黏膜及内脏出血表现；③ APTT 和 PT 明显延长；④除外严重肝病、口服香豆素类药物过量、弥散性血管内凝血和遗传性凝血功能异常病史；⑤补充维生素 K₁ 或血浆治疗有效。

思路 2：尿 Gla 水平降低，结合 APTT、PT 延长，且伴有明显体征，提示该患者存在凝血功能障碍，维生素 K 依赖的凝血因子（Ⅱ、Ⅶ、Ⅸ、Ⅹ）活性均小于 50%，结合血浆中维生素 K 浓度结果：20ng/L。提示该患者维生素 K 缺乏。

思路 3：诊断依据：①患者有明显的出血症状和体征，即肉眼血尿、牙龈出血和皮肤瘀斑；② APTT 和 PT 明显延长；③血浆凝血因子Ⅱ、Ⅶ、Ⅸ、Ⅹ活性降低，血浆中维生素 K 含量低于正常范围，尿 Gla 水平降低，且进行维生素 K 补充治疗后，血尿缓解；④患者进行泌尿系 B 超检查未见异常，故排除泌尿系统疾病。

【诊断】 维生素 K 缺乏症。

【问题 4】 维生素 K 缺乏症应与哪些疾病相鉴别？

思路：需要进行鉴别诊断的疾病有：

（1）血小板减少所致的出血性疾病：血小板减少所致的出血性疾病是由于不同原因造成的血小破坏过多或生成减少所导致的一系列疾病。该患者的血小板数量为 $183.00 \times 10^9/L$，为正常范围内，虽然有凝血功能障碍但并不是由于血小板减少所造成的。故排除血小板减少性疾病的可能。

（2）肝病所引起的出血疾病：肝病所引起的出血疾病会导致除 Ca^{2+} 和组织因子外的其他凝血因子全部减少，肝功能异常。该患者检查结果中仅凝血因子Ⅱ、Ⅶ、Ⅸ、Ⅹ的活性低于正常范围，肝功能正常，故排除该疾病。

（3）泌尿系统疾病：患者表现为右侧腰痛，伴肉眼血尿，提示泌尿系统疾病。但患者 B 超未见异常，且体格检查未发现异常，故不考虑泌尿系统疾病。

（4）血友病：血友病是由于一组遗传性凝血因子Ⅷ、Ⅸ基因缺陷所导致的凝血酶原功能障碍所引起的出血性疾病。该患者 APTT 和 PT 均延长，不符合血友病的筛检实验，且该患者为凝血因子Ⅱ、Ⅶ、Ⅸ、Ⅹ的活性减低，未发现凝血因子Ⅷ、Ⅸ活性下降。故排除血友病可能。

（潘　卫）

第七章

糖尿病检验案例分析

案例 7-1　1 型糖尿病

【病史摘要】　女，11 岁，汉族。

主诉：2 天前出现乏力、嗜睡现象。

现病史：多饮、多尿、体重下降 3 月余，每日饮水量约 2500ml 以上，夜尿 1～2 次 / 晚，体重下降 5kg，无多食，无视力模糊，无四肢麻木、蚁行感，无尿频、尿痛等不适。

家族史：父母身体健康，状态良好，否认家族中有遗传病史。

体格检查：消瘦体型，身高 154cm，体重 35kg。体温 37.5℃，心率 131 次 / 分，呼吸 20 次 / 分，血压 124/82mmHg，其他均无明显异常。

实验室检查：WBC 4.48×10⁹/L，HGB 138g/L，PLT 239×10⁹/L，中性粒细胞百分比 67.0%；尿常规：PRO（−），GLU（++），酮体（+++），RBC（±），WBC（+）；随机血糖 25.97mmol/L。

【问题 1】　根据患者的临床表现和查体情况，高度怀疑的临床诊断是什么？

思路 1：患者 11 岁为青少年，起病年龄小于 20 岁；出现"三多一少"的糖尿病临床症状，体型消瘦；且随机血糖 25.97mmol/L，高于 11.1mmol/L；尿糖检查阳性。结合患者的主诉、年龄、症状和病史特点，高度怀疑为 1 型糖尿病。

思路 2：患者出现了乏力、嗜睡的现象，结合尿液中酮体阳性，高度怀疑为 1 型糖尿病合并酮症酸中毒。

【问题 2】　为确定诊断，应进一步做哪些实验室检查？

思路 1：糖尿病诊断需先确定是否患有糖尿病，再分类，最后进行并发症、合并症及伴发疾病判定。空腹血糖（FPG）、随机血糖和口服葡萄糖耐量试验（OGTT）均可用于糖尿病诊断，但无典型症状或血糖在临界水平时需次日用上述方法中的任意一种复查核实。

思路 2：单用临床症状和血糖水平不能准确区分糖尿病分型，鉴别 1 型、2 型糖尿病和其他特殊类型糖尿病，还需检查患者起病初期的胰岛功能，测定空腹及餐后（或其他刺激后）的 C 肽水平或胰岛素水平；检测胰岛自身抗体。对所有怀疑是 1 型糖尿病的患者应先予以胰岛素治疗，根据患者对胰岛素的依赖与否或者随访患者 C 肽的水平明确诊断。对于年龄 <6 月龄的患儿和有家族史或者伴有听力障碍等特殊症状的患者还应进行基因检测，以排除特殊类型的糖尿病。

思路 3：酮症酸中毒的实验室诊断包括两个部分：①酮症的诊断，依靠血酮体和（或）尿酮体的检测；②代谢性酸中毒的诊断，需依靠动脉血气分析。

入院后实验室检查血糖：FPG 20.1mmol/L，餐后 2 小时血糖 25.55mmol/L；胰岛细胞抗体：ICA（+），IAA（+），GADA（+）；胰岛素（INS）释放实验：餐前 INS 4.62μU/ml，餐后 1 小时 INS 6.59μU/ml，餐后 2 小时 INS 7.45μU/ml，餐后 3 小时 INS 5.61μU/ml；C 肽释放实验：餐前 C 肽 0.81ng/ml，餐后 1 小时 C 肽 1.09ng/ml，餐后 2 小时 C 肽 1.92ng/ml，餐后 3 小时 C 肽 2.19ng/ml；尿常规：PRO（−），GLU（++），酮体（+++），RBC（±），WBC（+）；血 pH 7.25，血

笔记

53

HCO_3^- 12.5mmol/L。

【问题3】　根据实验室检查，可确诊为 1 糖尿病合并酮症酸中毒吗？确诊的依据有哪些？

【诊断】　可确诊为 1 型糖尿病合并酮症酸中毒。诊断依据如下：

思路1：出现"三多一少"的糖尿病临床症状，随机血糖 25.97mmol/L 高于 11.1mmol/L，入院后复查 FPG 20.1mmol/L 高于 7.0mmol/L，餐后 2 小时血糖 25.55mmol/L 高于 11.1mmol/L，可明确患有糖尿病。

思路2：血糖升高，尿糖阳性，尿酮体明显阳性，血清 HCO_3^- 降低，血 pH 小于 7.3 即可诊断为酮症酸中毒，且为轻度酮症酸中毒。

思路3：患者发病年龄小于 20 岁，非肥胖体型，"三多一少"症状明显，伴有酮症酸中毒症状，空腹胰岛素水平、C 肽水平低下，胰岛素释放实验胰岛素水平低平，C 肽释放曲线低平，胰岛自身抗体阳性，可诊断为免疫介导性 1 型糖尿病。最终明确诊断须依据胰岛素治疗效果。

【问题4】　患者为何会出现酮症酸中毒？

思路1：1 型糖尿病患者没有应激也易于发生酮症酸中毒，是由于永久性 B 细胞功能衰竭。

思路2：严重的胰岛素分泌不足时，不仅葡萄糖转化为能量、氨基酸和脂肪减少、合成糖原减少，而且血游离脂肪酸浓度升高，肝脏摄取脂肪酸后因再酯化代谢通路受阻产生大量的乙酰乙酸、丙酮和 β 羟基丁酸（三者统称为酮体）。当酮体释放入血的速度大大超过组织利用的能力，于是酮体在体内聚集继而发生酮症酸中毒。

（杨明珍）

案例 7-2　2 型糖尿病

【病史摘要】　男，45 岁，汉族。

主诉：1 周前于体检中心体检得血糖高、血脂高，遂来院就诊。

现病史：口干 2 年，2 年前无明显诱因出现烦渴、多饮，饮水量每日约 1500～2000ml，2 年内体重减低 4kg，未重视就诊。

既往史：确诊患有高血压 4 年，痛风 8 年。

家族史：母亲、外婆、奶奶及一位姑姑患有糖尿病。

体格检查：体温 36.7℃，脉搏 84 次 / 分，呼吸 20 次 / 分，血压 139/100mmHg，身高 170cm，体重 80kg。其他体格检查均无明显异常。

实验室检查：FPG 10.63mmol/L；甘油三酯 4.39mmol/L，总胆固醇 6.6mmol/L，高密度脂蛋白胆固醇 0.64mmol/L，低密度脂蛋白胆固醇 2.28mmol/L；血常规：HGB 123g/L，WBC 6.5×10^9/L，中性粒细胞百分比 65%，PLT 235×10^9/L；尿常规：尿蛋白（-），尿糖（+++）。

【问题1】　根据患者的临床表现和查体情况，高度怀疑的临床诊断是什么？需与哪些疾病进行鉴别诊断？

思路1：该患者 45 岁，肥胖体型，出现口干多饮、体重减轻等症状，体检血糖高、血脂高，家族中有糖尿病史。结合患者的主诉、年龄、症状和病史特点，高度怀疑患者患有高脂血症和 2 型糖尿病。

思路2：需与 1 型糖尿病、其他生理病理因素所致的高血糖症进行鉴别诊断。

【问题2】　为确定诊断，应进一步做哪些实验室检查？

思路1：糖尿病诊断需先确定是否患有糖尿病，再分类，最后进行并发症、合并症及伴发疾病判定。FPG、随机血糖和 OGTT 均可用于糖尿病诊断，但无典型症状或血糖在临界水平时需次日用上述方法中的任意一种复查核实。

思路 2：在糖尿病诊断的基础上，如果空腹血浆胰岛素水平正常、较低或偏高，但在糖刺激后呈延迟释放，或者胰岛自身抗体为阴性可诊断为 2 型糖尿病。

实验室检查：胰岛自身抗体：GADA（－）、ICA（－）、IAA（－）、ZnT8A（－）、蛋白酪氨酸磷酸酶自身抗体（－）；胰岛素（INS）释放试验：餐前 INS 30μU/ml、餐后 1 小时 INS 50μU/ml、餐后 2 小时 INS 142μU/ml、餐后 3 小时 INS 100μU/ml；C 肽释放试验：餐前 C 肽 5.10ng/ml、餐后 1 小时 C 肽 6.21ng/ml、餐后 2 小时 C 肽 25.92ng/ml、餐后 3 小时 C 肽 10.19ng/ml；血糖：FPG 9.89mmol/L，餐后 2 小时血糖 22.24mmol/L。

【问题 3】　根据实验室检查，可确诊为 2 型糖尿病吗？确诊的依据有哪些？

【诊断】　2 型糖尿病。诊断依据如下：

思路 1：出现"三多一少"的糖尿病临床症状，两次检测 FPG 均高于 7.0mmol/L，复查时餐后 2 小时血糖 22.24mmol/L＞11.1mmol/L，可诊断患有糖尿病。

思路 2：在诊断糖尿病的基础上，进一步实验室检查发现患者胰岛自身抗体阴性，空腹胰岛素和 C 肽高于正常，释放试验中胰岛素曲线、C 肽曲线在刺激后呈延迟释放，可以确诊为 2 型糖尿病。

【问题 4】　患者是否属于代谢综合征患者？为何会出现脂代谢紊乱？

【诊断】　2 型糖尿病合并代谢综合征。诊断依据如下：

思路 1：代谢综合征是一组以肥胖、高血糖（糖尿病或糖调节受损）、血脂异常［高甘油三酯血症和（或）低高密度脂蛋白胆固醇血症］、高血压、高胰岛素血症伴胰岛素抵抗、微量白蛋白尿等多种代谢异常聚集于同一个体，严重影响机体健康的临床症候群。患者 2 型糖尿病，肥胖：体质指数为 27.68kg/m^2；高血压：139/100mmHg；高血脂：甘油三酯 4.39mmol/L＞1.7mmol/L，高密度脂蛋白胆固醇 0.64mmol/L＜0.9mmol/L。根据中华医学会糖尿病学分会（CDS）2004 年建议的代谢综合征诊断标准，属于代谢综合征。

思路 2：糖尿病时体内胰岛素缺乏或功能减低时，脂肪组织摄取葡萄糖和清除甘油三酯的能力减弱，脂肪合成减弱；肝脏合成极低密度脂蛋白亢进，脂蛋白脂肪酶活性降低，乳糜微粒、极低密度脂蛋白的分解量减低，出现高甘油三酯血症和低高密度脂蛋白血症；同时在糖尿病时，肝合成甘油三酯的速度加速，引起血中甘油三酯水平增高。

【问题 5】　糖尿病肾损伤及糖尿病肾病的早期诊断指标是什么？该患者能否排除糖尿病肾病？

思路 1：微量白蛋白尿和估算肾小球滤过率是筛查糖尿病肾病的重要指标。糖尿病肾病的肾小球病变的演变过程用 Mogensen 分期。早期糖尿病肾病期，以持续的微量白蛋白尿为标志。尿白蛋白与肌酐比值 ACR 30.0～299mg/g 或者尿白蛋白排泄量 30～299mg/24h，为轻度或微量升高；ACR 大于 300mg/g 或尿白蛋白排泄量大于 300mg/24h 为明显升高。

思路 2：糖尿病患者尿常规检查有助于发现明显的蛋白尿及其他一些非糖尿病性肾病，但是会遗漏微量白蛋白尿。该患者尿蛋白阴性，不能说明没有糖尿病肾病。

【问题 6】　出院后患者应该如何进行血糖监测？控制目标是什么？

思路 1：糖化血红蛋白 HbA1c 是评价长期血糖控制的金标准，患者应在治疗初期每 3 个月检测 1 次，达到治疗目标后可以每 6 个月检测 1 次。患有贫血和血红蛋白异常疾病的患者可以用血糖、糖化血清白蛋白或糖化血清蛋白评价血糖控制情况。同时日常患者应在家中开展血糖检测，用于了解血糖的控制水平和波动情况，便携式血糖仪进行毛细血管血糖检测是最常用的方法。

思路 2：患者为男性 2 型糖尿病合并代谢综合征患者，根据"中国 2 型糖尿病综合控制目标"，其控制目标应为：空腹毛细血管血糖 4.4～7.0mmol/L，非空腹毛细血管血糖低于 10.0mmol/L，

HbA1c＜7.0%，血压＜140/80mmHg，总胆固醇＜4.5mmol/L，总甘油三酯＜1.7mmol/L，高密度脂蛋白胆固醇＞1.0mmol/L，低密度脂蛋白胆固醇＜2.6mmol/L，体质指数＜24kg/m²，尿蛋白/肌酐比值＜22.0mg/g，尿白蛋白排泄率＜20.0μg/min，每周主动有氧运动≥150分钟。

（杨明珍）

案例 7-3　低　血　糖

【病史摘要】　男，56岁，汉族。

主诉：手抖、心悸、出汗8小时，加重伴意识不清3小时。

现病史：家属代诉患者于8小时前中午饮酒后自感手抖、心悸，并有少许出汗，因症状较轻，当时未做处理。3小时前自觉心悸，手抖症状加重，全身出汗较多，进行性四肢乏力，头晕，自行上床休息，未见好转。半小时前，出现意识不清，伴有全身出汗，家人呼之不应，遂急送至医院急诊。病程中无头痛、发热，无咳嗽、咳痰，无咯血及痰中带血，无腹痛、腹泻，无恶心、呕吐，无大小便失禁。

既往史：高血压病史10年，不规则服用降压药物。糖尿病病史8年，一直服用二甲双胍及格列本脲控制血糖。

体格检查：体温36.8℃，呼吸18次/分，心率110次/分，血压135/80mmHg，意识不清，浅昏迷，呼之不应，口唇无发绀，颈静脉无怒张，颈无抵抗，肺部无异常，心界不大，未闻及病理性杂音，腹部无异常体征，四肢肌力不能测及，病理征阴性。

【问题1】　根据患者的临床表现和查体情况，高度怀疑的临床诊断是什么？

思路1：患者有糖尿病史，且服用格列本脲易引发低血糖。

思路2：手抖、心悸、出汗，心率快，进一步昏迷，符合低血糖的症状。

【问题2】　为确定诊断，应做哪些实验室检查？

思路1：低血糖诊断标准是血糖＜2.80mmol/L，临床上以交感神经兴奋和脑细胞缺糖为主要特征。

思路2：临床上按照低血糖症的发生与进食的关系分为空腹（吸收后）低血糖症和餐后（反应性）低血糖症。空腹低血糖症主要病因是不适当的高胰岛素血症，餐后低血糖症是胰岛素反应性释放过多。临床上反复发生空腹低血糖提示有器质性疾病，餐后引起的反应性低血糖症多见于功能性疾病。

实验室检查：WBC 6.2×10⁹/L，中性粒细胞百分比85%，FPG 1.67mmol/L，TP 76.3g/L，Alb 43.7g/L，BUN 5.7mmol/L，Crea 98μmol/L，K⁺ 3.2mmol/L，Na⁺ 136mmol/L，Cl⁻ 97mmol/L，尿常规检查正常。

【问题3】　为了进一步明确病因，患者还需要做哪些检查？

【诊断】　胰岛素介导的低血糖症。诊断依据如下：

思路1：血浆胰岛素测定低血糖发作时，应同时测定血浆葡萄糖、胰岛素和C肽水平，以证实有无胰岛素和C肽不适当分泌过多。血糖＜2.8mmol/L时相应的胰岛素浓度≥相应18pmol/L提示低血糖为胰岛素分泌过多所致。

思路2：血浆胰岛素原和C肽测定参考Marks和Teale诊断标准：血糖＜3.0mmol/L，C肽＞300pmol/L，胰岛素原＞20pmol/L，应考虑胰岛素瘤。胰岛素瘤患者血浆胰岛素原比总胰岛素值常大于20%，可达30%～90%，说明胰岛素瘤可分泌较多胰岛素原。

思路3：48～72小时饥饿试验。少数未觉察的低血糖或处于非发作期以及高度怀疑胰岛素瘤的患者应在严密观察下进行，试验期应鼓励患者活动。开始前取血标本测血糖、胰岛素、C肽，之后每6小时一次，若血糖≤3.3mmol/L时，应改为每1～2小时一次；血糖＜2.8mmol/L

且患者出现低血糖症状时结束试验；如已证实存在 Whipple 三联症，血糖＜3.0mmol/L 即可结束，但应先取血标本，测定血糖、胰岛素、C 肽和 β- 羟丁酸浓度。必要时可以静推胰高血糖素 1mg，每 10 分钟测血糖，共 3 次。C 肽＞200pmol/L 或胰岛素原＞5pmol/L 可认为胰岛素分泌过多。如胰岛素水平高而 C 肽水平低，可能为外源性胰岛素的因素。若 β- 羟丁酸浓度水平＜2.7mmol/L 或注射胰高血糖素后血糖升高幅度＜1.4mmol/L 为胰岛素介导的低血糖症。

（王玉明）

案例 7-4　糖尿病酮症酸中毒

【病史摘要】　女，18 岁，汉族。

主诉：精神疲惫，嗜睡，极度口渴，腹痛，呕吐 3 次。

现病史：120 送到急诊科，呈昏睡状态，无法提供任何病史。气道通畅，无呼吸障碍。对疼痛刺激有目的性反应，活动四肢和发出哼声但不说话，可被唤醒但旋即入睡。陪伴者表述患者非常疲惫，嗜睡和精神不振；食欲消失，极度口渴，其饮水量一直很大。今天患者不能起床，腹痛，呕吐 3 次。

体格检查：患者发育良好，体温正常，脉率 135 次 / 分，卧位血压 95/60mmHg，呈叹息样深呼吸，呼吸频率 25 次 / 分。口干极其严重，组织弹性减弱。心、肺系统检查无其他异常，无局灶性神经体征。腹部无膨隆，腹软，有广泛压痛，可闻及肠鸣音。

【问题 1】　根据患者的临床表现和体格检查情况，高度怀疑的临床诊断是什么？

思路 1：鉴于患者的年龄、烦渴病史、脱水和过度通气的临床征象，初步诊断为糖尿病酮症酸中毒。

思路 2：腹痛是该病极常见的症状，无任何急腹症的征象（尽管鉴别诊断中须考虑腹内疾病）。

【问题 2】　为确定诊断，应做哪些实验室检查？

思路 1：24 小时尿糖总量与糖代谢紊乱的程度有较高的一致性，2013 年 IDF 认为条件较差时临床表现明显且尿糖阳性也可以诊断糖尿病。初发糖尿病者尿酮体阳性提示为 T1DM，对 T2DM 或正在治疗的患者，提示疗效不满意或出现急性代谢紊乱。所以尿液检查在糖尿病的诊断和疗效检查中是必需的：该患者尿糖（+++），酮体（+++）。

思路 2：为了明确诊断和了解患者病情的情况，便于治疗方案的制订，目前还需要做如下实验室检查：①血液细胞分析：Hb 151g/L，WBC 18.6×10^9/L，中性粒细胞 10.6×10^9/L，中性粒细胞百分比 57%，PLT 289×10^9/L；②血液生化：Na^+ 140mmol/l，Ca^{2+} 2.16mmol/L，K^+ 6.0mmol/L，Cl^- 109mmol/L，总蛋白 67g/L，白蛋白 38g/L，球蛋白 29g/L，尿素 6.1mmol/L，肌酐 130μmol/L，Glu 30mmol/L，总胆固醇 3.8mmol/L；③血气分析：室内空气条件下动脉血气分析 PO_2 99mmHg，PCO_2 15mmHg，pH 7.0，HCO_3^- 计算值 7.0mmol/L。

【问题 3】　患者有哪些异常表现？这些表现对阐明鉴别诊断有何帮助？

【诊断】　糖尿病酮症酸中毒。诊断依据如下：

思路 1：患者有严重的代谢性酸中毒，表现为血清 pH 值和 HCO_3^- 水平降低。PCO_2 降低是由于呼吸代偿代谢性酸中毒引起的，这也是导致过度通气的原因。阴离子间隙（AG）增加是由于在计算 AG 时没有测量阴离子。此处"隐匿"的阴离子即为酮体。代谢性酸中毒可分为：高 AG 酸中毒（血中阴离子增加，如酮症酸中毒、乳酸中毒、水杨酸盐或酒精中毒）。正常 AG 酸中毒，Cl^- 水平升高，通常是碱（HCO_3^-）丢失的结果。

思路 2：明显的高钾血症是由于酸中毒导致细胞内的钾离子转移到细胞外引起的（K^+

与 H^+ 交换）。尽管血钾升高，但这些患者体内的总钾水平通常大大减少，这是确诊的一个要点。由于糖的利尿作用，大量的钾经肾脏丢失，同时呕吐还可导致失钾。因为在治疗开始和酸中毒开始得到纠正时血清钾会迅速下降，有发生低钾血症和心律失常的危险，故需要密切监测其血清钾水平。

思路3：高血糖符合糖尿病的诊断，是胰岛素缺乏的标志。酮症酸中毒患者的血糖水平通常升高，但可能不会特别高，也不会达到高渗性非酮症性昏迷患者的血糖水平。

思路4：白细胞增多在酮症酸中毒中极常见，不一定提示有感染。感染是酮症酸中毒的常见诱因，故应于复苏开始后立即检查是否存在脓毒性病灶。结合临床特点、高血糖、高 AG 代谢性酸中毒和尿中的酮体，确诊该患者为糖尿病酮症酸中毒。该患者 WBC 18.6×10^9/L，明显升高，但中性粒细胞比例为57%，绝对值 10.6×10^9/L，指示轻微升高。

（王玉明）

案例 7-5　高血糖高渗性昏迷综合征

【病史摘要】　男，24岁，汉族。

主诉：口干、多饮、多尿、消瘦、乏力5天。

现病史：5天前患者无明显诱因出现口干、多饮、多尿、全身乏力，自觉发热，伴心慌，院外治疗无效，病情逐渐加重，并出现烦躁不安，体重下降约10kg，到医院就诊，查 FPG 87.0mmol/L。

体格检查：体温37.2℃，脉搏127次/分，呼吸18次/分，血压110/70mmHg，BMI 27.68kg/m^2。反应迟钝，烦躁不安，面色潮红，皮肤干燥、弹性差，双瞳孔对光反射灵敏，颈软，双肺无啰音，心律齐，心音低，各瓣膜听诊区未闻及杂音。腹部稍膨隆，腹软无压痛及反跳痛，肝、脾未扪及，双下肢不肿，肢端温暖。既往史无特殊，无糖尿病病史及糖尿病家族史。

实验室检查：WBC 9.8×10^9/L，中性粒细胞百分比83.3%，RBC 6.4×10^{12}/L，Hb 129g/L，PLT 255×10^9/L；血气分析：pH 7.173，HCO_3^- 9.9mmol/L，K^+ 6.17mmol/L，Na^+ 144.0mmol/L，Cl^- 117.0mmol/L，BE −19mmol/L，TCO_2 11mmol/L；尿蛋白（−），尿葡萄糖（3+），酮体（−）；尿素7.9mmol/L，肌酐117μmol/L；血浆有效渗透压387.34mOsm/L；HbA1c 9.8%，总胆固醇4.16mmol/L，甘油三酯4.08mmol/L，HDL-C 1.06mmol/L，LDL-C 2.28mmol/L，肝功正常。

【问题1】　根据患者的临床表现和体格检查情况，高度怀疑的临床诊断是什么？

思路1：患者入院时 FPG 87.0mmol/L，尿糖（+++），有效血浆渗透压387mOsm/L，初步诊断为高血糖高渗性昏迷综合征。

思路2：反应迟钝，烦躁不安，面色潮红，皮肤干燥、弹性差，双瞳孔对光反射灵敏，颈软，双肺无啰音，心律齐，心音低，各瓣膜听诊区未闻及杂音。腹部稍膨隆，腹软无压痛及反跳痛，肝、脾未扪及，双下肢不肿，肢端温暖。这些均为高血糖高渗昏迷的临床表现，同时起到鉴别诊断的作用。

【问题2】　根据患者的实验室检查结果，是否可以诊断为糖尿病？

思路1：患者入院时 FPG 87.0mmol/L，尿糖（+++），而且患者口干、多饮、多尿、消瘦（体重下降约10kg）、乏力等，综合分析患者符合1999年 WHO 糖尿病的诊断标准。

思路2：患者的 HbA1c 9.8%，可以鉴别一过性的高血糖症，同时根据 ADA 2016 年糖尿病诊断标准，结合 FPG，该患者可以明确诊断为糖尿病。

【问题3】　根据目前的临床资料，该患者是否可以诊断为 T1DM 和 T2DM？

思路1：1999年世界卫生组织根据病因将糖尿病分为四大类型，即1型糖尿病、2型糖尿病、其他特殊类型糖尿病和妊娠糖尿病。

思路2：1型糖尿病绝大多数是自身免疫性疾病，遗传因素和环境因素共同参与其发病，某些外界因素作用于遗传易感性的个体,激活 T 淋巴细胞介导的一系列自身免疫反应,引起选择性胰岛 B 细胞破坏和功能衰竭,体内胰岛素分泌不足进行性加重,最终导致糖尿病。T1DM 通常表现为胰岛素细胞自身抗体阳性。

2 型糖尿病是由遗传因素和环境因素共同作用而形成的多基因遗传性疾病,目前对 T2DM 的病因和发病机制仍然认识不足,是一组异质性疾病。该型糖尿病胰岛细胞自身抗体一般为阴性。

针对胰岛细胞的自身抗体主要有:胰岛细胞抗体(ICA)、胰岛素抗体(IAA)、谷氨酸脱羧酶抗体(GADA)、蛋白质酪氨酸磷酸酶样蛋白抗体(IA-2A 及 IA-2BA)、锌转运体 8 抗体(ZnT8A)等。胰岛细胞自身抗体检测可预测 T1DM 的发病及确定高危人群,并可协助糖尿病分型及指导治疗。

从 T1DM 和 T2DM 的临床特点和实验室检查各方面来说,两者的区别是相对的,有些患者初诊时可能同时具有 T1DM 和 T2DM 的特点,暂时很难明确归为哪一型,这时可做一个临时性分型,用于指导临床治疗。

【问题 4】 该患者今后的治疗管理需要检测哪些指标?

糖尿病患者的治疗管理主要反映患者一段时间内血糖的控制情况以及并发症的风险等。

思路 1:糖尿病治疗的近期目标是控制高血糖和相关代谢紊乱,消除糖尿病症状和防止出现急性严重代谢紊乱;远期目标是通过良好的代谢控制达到预防及延缓糖尿病慢性并发症的发生发展,提高患者的生活质量,降低病死率,延长寿命。

(1)糖化血清蛋白:糖化血清蛋白(glycatedserumprotein, GSP)反映血清中糖化血清蛋白质的总量,除主要组分白蛋白外,还包括脂蛋白、球蛋白等,可反映患者近 2~3 周的血糖水平。但血液中蛋白浓度、乳糜、胆红素和低分子物质等会导致果糖胺的测定值异常,如甲亢、肾病综合征等疾病蛋白质代谢加速导致其水平升高。另外由于各蛋白组分的非酶糖化反应率不同,果糖胺检测特异性也较差。

(2)糖化白蛋白:糖化白蛋白(glycated albumin, GA)是血浆中白蛋白与葡萄糖发生非酶糖基化的产物,它克服了 HbA1c 和果糖胺在血糖监测方面的缺点又保留它们的优点,进而提出了糖化血清白蛋白作为短期血糖监测的指标。由于白蛋白在体内的半衰期约 17~19 天,因此 GA 可反映患者近 2~3 周的血糖波动情况。同时 GA 结果不受血红蛋白代谢及贫血等因素影响。研究表明,体内白蛋白可进行非酶促糖基化的总量约是血红蛋白的 9 倍,白蛋白糖基化的反应速度是血红蛋白的 10 倍,说明白蛋白比血红蛋白更易糖化,这使糖化血清蛋白在糖尿病检测中更易被标记并能很好地评估血糖控制情况。另一方面,GA(%)值是糖化白蛋白与血清白蛋白的比值,其结果不会受到蛋白浓度、血清蛋白量及其组成的影响。

(3)糖化血红蛋白:糖化血红蛋白(hemoglobin A1c, HbA1c)是判断糖尿病患者治疗前后长期血糖波动情况的金标准。2010 年 ADA 推荐以 HbA1c≥6.5% 作为糖尿病的诊断标准之一。由于红细胞半衰期约 120 天,因此,HbA1c 能反映患者 8~12 周的血糖波动情况。但有研究表明,某些血红蛋白代谢异常的疾病或影响红细胞生存因素存在的条件下,HbA1c 将不能准确反映患者体内血糖情况,如大量出血后、溶血性贫血、肝硬化等疾病,红细胞寿命缩短导致 HbA1c 的值降低。另外,血红蛋白病、妊娠期糖尿病及新生儿糖尿病等患者 HbA1c 值也不能准确衡量其血糖水平。

许多研究表明新诊断的 T2DM 患者经早期强化治疗后不仅可以使血糖和 HbA1c 得到理想的控制,而且还具有后续效益,其心肌梗死和全因死亡率风险可显著降低,长期预后和并发症的发生显著改善,使患者终生获益。

(4)尿糖:正常人尿液中可有微量葡萄糖,尿内排出量 <2.8mmol/24h 用普通定性方法

检查为阴性。当血中葡萄糖浓度大于 10.0mmol/L 时，肾小球滤过的葡萄糖量超过肾小管重吸收能力即可出现糖尿。葡萄糖尿除可因血糖浓度过高引起外，也可因为肾小管重吸收能力降低引起，后者血糖可正常。

（5）尿微量蛋白：微量白蛋白（urinary microalbumin, malb）尿是糖尿病肾病、高血压肾病等早期肾脏受损的表征。无论哪种疾病引起的尿微量白蛋白都是因起始原因不同造成肾脏固有细胞的损伤，使肾脏固有细胞的结构发生改变，功能随结构的变化而变化，在尿液中的体现。

（6）血、尿酮体检测糖尿病酮症：糖尿病酮症（diabetic ketosis, DK）是糖尿病最常见的急性并发症，如果诊治不及时有可能威胁患者生命。酮体的三种成分为乙酰乙酸、β 糖羟丁酸和丙酮。尿酮体检测主要反映尿液中乙酰乙酸水平，对丙酮反映较差，血酮体主要反映血液中 β 丁羟丁酸水平。血浆定量检测 β 丁羟丁酸为评估糖脂代谢紊乱的重要检测指标之一，为糖尿病患者酮症及酮症酸中毒的管理提供早期诊断的依据，并为其在治疗过程中的疗效评估提供参考标准。

思路 2：胰岛 B 细胞功能缺陷导致不同程度的胰岛素缺乏和组织（特别是骨骼肌和肝脏）的胰岛素抵抗是 T2DM 发病的两个主要环节。而 T1DM 则是某些外界因素（如病毒感染、化学毒物和饮食等）作用于遗传易感性的个体，激活 T 淋巴细胞介导的一系列自身免疫反应，引起选择性胰岛 B 细胞破坏和功能衰竭，体内胰岛素分泌不足进行性加重，最终导致糖尿病。

（1）胰岛素释放试验：胰岛素释放试验（insulin releasing rest, IRT）是让病人口服葡萄糖或用馒头餐来刺激胰岛 B 细胞释放胰岛素，通过测定空腹及服糖后 1 小时、2 小时、3 小时的血浆胰岛素水平，来了解胰岛 B 细胞的储备功能，也有助于糖尿病的分型及指导治疗。正常情况下，口服 75g 无水葡萄糖（或 100g 标准面粉制作的馒头）后，血浆胰岛素在 30～60 分钟后上升至高峰，高峰为基础值的 5～10 倍，3～4 小时应恢复到基础水平。

（2）C- 肽释放试验：C 肽是胰岛 B 细胞的分泌产物，它与胰岛素有一个共同的前体"胰岛素原"。一个分子的胰岛素原在特殊的作用下，裂解成一个分子的胰岛素和一个分子的 C 肽，因此在理论上 C 肽和胰岛素是等同分泌的，但 C 肽不被肝脏破坏，半衰期较胰岛素明显长，故测定 C 肽水平更能反映 B 细胞合成与释放胰岛素功能。测定 C 肽，有助于糖尿病的临床分型，了解患者的胰岛功能。由于 C 肽不受胰岛素抗体干扰，对接受胰岛素治疗的患者，可直接测定 C 肽浓度，以判定患者的胰岛 B 细胞功能。

（3）胰岛自身抗体检验：已发现 90% 新诊断的 T1DM 患者血清中存在针对 B 细胞的单株抗体，比较重要的有多株胰岛细胞抗体（ICA）、胰岛素抗体（IAA）、谷氨酸脱羧酶抗体（GADA）、蛋白质酪氨酸磷酸酶样蛋白抗体（IA-2A 及 IA-2BA）、锌转运体 8 抗体（ZnT8A）等。胰岛细胞自身抗体检测可预测 T1DM 的发病及确定高危人群，并可协助糖尿病分型及指导治疗。

（王玉明）

第八章
血脂和脂蛋白异常血症检验案例分析

案例 8-1 高 脂 血 症

【病史摘要】 男，6 月，汉族。

主诉：血液常规检查时发现标本严重脂血。

现病史：因血液常规检查时发现患儿标本严重脂血，且脾大转入小儿胃肠科就诊。

既往史：剖宫产，生长发育正常。在定期体检中发现脾大，无其他明显体征。

个人史：近期治疗不详。

家族史：外祖母曾患胰腺炎、高甘油三酯血症和高胆固醇血症。

体格检查：6 个月时体格检查：体重 10.4kg（处于同龄儿童的第 99 分位），体长 71cm（处于同龄儿童的第 81 分位），头围 44.5cm（处于同龄儿童的第 70 分位），BMI 处于同龄儿童的第 99 分位，属大婴儿。左耳垂、右眼眼角、腹部、背部多发性脂肪瘤，腹软、无压痛，脾大低于肋弓下缘 2cm。无肝大及其他腹部包块。

实验室检查：病人的主要实验室检查结果见表 8-1。

表 8-1 患儿的初步实验室检查

项目	单位	结果	参考区间
白细胞 WBC	×10^9/L	16.6	6～17.5
血红蛋白 Hb	g/L	84	105～130
血细胞比容 HCV	%	28.4	34～40
部分凝血活酶时间 APTT	s	39	35.1～46.3
凝血酶原时间 PT	s	13.3	115.～15.3
INR		1.0	0.86～1.22
纤维蛋白原 fbg	g/L	3.62	0.82～8.83
铁	μmol/L	39.2	7.2～44.8
转铁蛋白	g/L	28.9	20.3～36.0
总铁结合力	μmol/L	64.6	17.9～71.6
铁蛋白	pmol/L	322	16～615
尿酸	μmol/L	178	65～330
总胆红素	μmol/L	12.4	<21.2
促甲状腺素 TSH	mIU/L	2.25	0.35～5.0
游离甲状腺素	ng/dl	1.18	0.8～1.6
脂肪酶	U/L	58	8～78
胆固醇	mmol/L	7.16	<4.40
高密度脂蛋白胆固醇	mmol/L	<0.16	>0.91
低密度脂蛋白胆固醇	mmol/L	2.15	<2.84
甘油三酯	mmol/L	8.38	<1.69
甲胎蛋白	IU/ml	8.35	0.77～8.35

笔记

【问题1】 患儿脾大，需与哪些疾病鉴别诊断？

思路：脾脏肿大其病因可归纳为两大类：感染性和非感染性。感染性脾脏肿大可见于急性感染，如病毒感染、立克次体感染、细菌感染、螺旋体感染、寄生虫感染；也可见于慢性感染，如慢性病毒性肝炎、慢性血吸虫病、慢性疟疾、黑热病、梅毒等。非感染性脾脏肿大可见于：①淤血，如肝硬化、慢性充血性右心衰竭、慢性缩窄性心包炎或大量心包积液、Judd-Chiari 综合征、特发性非硬化性门脉高压症；②血液病，如各种类型的急慢性白血病、红白血病、红血病、恶性淋巴瘤、恶性组织细胞病、特发性血小板减少性紫癜、溶血性贫血、真性红细胞增多症、骨髓纤维化、多发性骨髓瘤、系统性组织肥大细胞病、脾功能亢进症；③结缔组织病，如系统性红斑狼疮、皮肌炎、结节性多动脉炎、幼年类风湿关节炎（juvenile rheumatoid arthritis，JRA）、成人 Still 病（adult onset still's disease，AOSD）、费尔蒂综合征（Felty 综合征）等；④组织细胞增生症，如莱特勒 - 西韦（Letterer-Siwe）病、黄脂瘤病、汉 - 许 - 克（Hand-Schüller-Christian）病、嗜酸性肉芽肿；⑤脂质沉积症，如戈谢病（GD）、尼曼 - 匹克病（NPD）；⑥脾脏肿瘤与脾囊肿。

【问题2】 哪些实验室指标有助于脾脏肿大的鉴别？

思路1：脾脏肿大是临床体征，实验室鉴别需从引起脾脏肿大的可能疾病入手。对于婴幼儿首先需考虑溶血性贫血的鉴别。溶血性贫血的鉴别实验包括：血细胞计数、网织红细胞计数、血胆红素、结合珠蛋白、游离血红蛋白、尿胆原、尿游离血红蛋白、尿含铁血黄素等。

思路2：其次需要考虑鉴别是否由于门静脉高压导致的脾脏肿大。门静脉压升高最主要的原因是肝窦受压和肝窦发生毛细血管化。门静脉压力增高，必然导致门静脉系血液淤滞，脾静脉血回流受阻，使脾脏淤血性肿大，并引起继发性脾功能亢进。鉴别实验包括血清酶、胆红素、血浆蛋白等。

思路3：原发性肝细胞癌也可表现为脾大，可检测甲胎蛋白予以排除。标本外观如文末彩图 8-1。

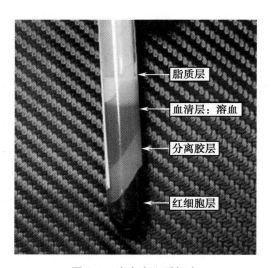

脂质层

血清层：溶血

分离胶层

红细胞层

图 8-1 病人离心后标本

【问题3】 根据初步的实验室检查结果，如何进行鉴别诊断？依据是什么？

思路1：白细胞计数、铁相关检测、甲胎蛋白、尿酸均在正常范围，有助于排除溶血性贫血、门脉高压、恶性肿瘤、淋巴组织细胞增生症和糖原贮积病。患儿虽有贫血，但胆红素正常，没有溶血指征。

思路2：可根据患者典型的体征和实验检查特点帮助诊断。

（1）体征：体格检查时发现黄瘤多发分布于左耳垂、右眼眼角、腹部、背部。

（2）标本性状：严重脂血。

上述两点将鉴别诊断缩小到脂质紊乱。

（3）实验室检查：血清甘油三酯增高。儿童血清甘油三酯增高多继发于肥胖和 2 型糖尿病，但此患儿在 6 个月大小就出现甘油三酯增高，家族性高脂血症是一个重要的考虑因素。

（4）Fredrickson 分类：根据血脂浓度、离心血清外观、脂蛋白电泳进行评估。血清外观评估通过血清静置试验（4℃过夜），如果血清上层呈乳糜状、下层清提示 Ⅰ 型高脂蛋白血症；如果血清上层呈乳糜状、下层浊提示 Ⅲ 型或 Ⅳ 型高脂蛋白血症。Fredrickson 分类有助于鉴别内源性和外源性高甘油三酯血症。内源性高甘油三酯血症又称碳水化合物诱导型，其血清甘油三酯增高是由于 VLDL 产生增多所致，电泳表现为前 β 带增宽。外源性高甘油三酯血症又称脂肪诱导型，是机体无法分解乳糜微粒所致，电泳表现为乳糜微粒带增宽，离心后血清表面有一厚的乳糜层。

【问题 4】 根据实验室及其他检查结果，拟诊断什么疾病？依据是什么？

患者可以诊断为：Ⅳ 型高脂蛋白血症，以甘油三酯明显增高、胆固醇轻度增高为特点的内源性高甘油三酯血症；家族性高甘油三酯血症。

诊断依据：① Fredrickson 分类提示 Ⅳ 型高脂蛋白血症血清静置试验阴性、电泳示前 β 带增宽，图 8-1 患儿标本血清外观浑浊，有别于 Ⅰ 型和 Ⅱa 型血清外观清澈；患儿血 LDL-C 正常，提示血清浑浊是由于高前 β 脂蛋白（VLDL）所致；②家族史，外祖母曾患胰腺炎、高甘油三酯血症和高胆固醇血症，且患儿父亲与患儿存在相同类型的脂质异常。

思路 1：患儿血清上层乳糜下层浑浊更似 Ⅲ 型高脂蛋白血症，但电泳示前 β 带增宽，支持 Ⅳ 型高脂蛋白血症，患儿血清上层乳糜可能是餐后标本所致。

思路 2：Ⅳ 型高脂蛋白血症是常染色体显性遗传性疾病，发病率约为 1∶300，成人多见，空腹甘油三酯多小于 13mmol/L；患儿父亲与患儿具有相同的脂质紊乱类型，提示常染色体显性遗传。进一步可通过基因分析确定。

思路 3：家族性高甘油三酯血症的儿童通常是无症状的，但也可表现为腹部绞痛，甚至夭折。患儿表现为肝脾肿大、脂肪瘤和视网膜脂血症。需要注意的是高甘油三酯血症时出现的黄瘤通常呈丘疹样，在甘油三酯浓度很高时暂时出现，持续出现的黄瘤需考虑其他类型的血脂紊乱。

思路 4：患儿除了高甘油三酯外，还表现为贫血，可能是红细胞膜改变所致。

【问题 5】 脂血对哪些实验室检测产生影响？

高甘油三酯会干扰 HDL-C 测定。

思路 1：高甘油三酯血症患者通常 HDL-C 偏低，最常见的原因是甘油三酯增高加速了 HDL 的代谢。患儿 HDL-C 低至检测下限，需注意的是 Tangier 病和家族性 LCAT 缺乏症也可表现为 HDL-C 显著降低、脾脏肿大和甘油三酯增高，但其他临床和实验室表现与本病不同。

思路 2：HDL-C 假性降低。高甘油三酯对直接法测定 HDL-C 产生负偏倚。

（孙艳虹 涂建成）

案例 8-2 低 脂 血 症

【病史摘要】 男，54 岁，汉族。

主诉：近期体检发现血清胆固醇含量明显降低。

现病史：近期体检发现血清胆固醇含量明显降低而就诊。

既往史：无营养不良，无心血管和神经功能异常。5 年前确诊患 2 型糖尿病。

个人史：吸烟 30 年，无饮酒，未使用任何降脂药物。非素食者。

家族史：父亲 52 岁死于中风，哥哥 57 岁死于慢性肾病，长子 27 岁疑似死于心肌梗死。

体格检查：患者血压 120/80mmHg，心率 78 次 / 分，BMI 32kg/m²，余正常。

辅助检查：①腹部超声示肝轻度肿大，肝脂肪变性；②超声心动图：正常；③平板运动试验：阴性。

实验室检查：结果见表 8-2。

表 8-2 患者的主要检验项目结果及参考区间

项目	单位	结果	参考区间
空腹血糖，FBG	mmol/L	8.6	3.33～6.11
糖化血红蛋白，HbA1c	%	7	4～6
总胆固醇，TC	mmol/L	1.81	<5.18
甘油三酯，TG	mmol/L	0.25	<1.69
低密度脂蛋白胆固醇，LDL-C	mmol/L	0.26	<2.59
高密度脂蛋白胆固醇，HDL-C	mmol/L	1.45	≥1.55
载脂蛋白 A1，apoA1	g/L	1.06	1.04～2.02
载脂蛋白 B，apoB	g/L	<0.20	0.66～1.33

【问题 1】 2 型糖尿病患者有哪些典型的脂质紊乱？

思路 1：2 型糖尿病患者典型的脂质紊乱包括糖尿病脂质三联症，即血清甘油三酯（TG）水平升高、高密度脂蛋白胆固醇（HDL-C）水平降低和小而密的低密度脂蛋白（dsLDL）水平升高。

思路 2：TG 升高机制：葡萄糖作为 TG 合成的重要底物之一，与血清 TG 含量密切相关，高葡萄糖可诱导 TG 合成增加；2 型糖尿病患者处于胰岛素抵抗状态，胰岛素对脂肪细胞水解 TG 的抑制作用减弱，进而脂肪细胞水解，释放大量游离脂肪酸，并自外周转运回肝脏，作为合成 TG 的底物，促使肝脏大量合成 VLDL，并向血循环输送；胰岛素抵抗减弱了对载脂蛋白 CⅢ的抑制作用，进而抑制脂蛋白脂肪酶（LPL），导致 TG 分解减少。

思路 3：HDL-C 降低的机制：TG 增高加强了 HDL 与 LDL、VLDL 之间的胆固醇酯和 TG 的交换，使得 HDL 对胆固醇的清除作用减弱，同时 HDL 所含的 TG 增加，随着 TG 的水解，HDL 逐渐变成小而密的 HDL 残基，HDL 残基更易被结合、内吞和降解，加速了 HDL 清除。

思路 4：小而密低密度脂蛋白增加的机制：随着大量 TG 进入 LDL，在 LPL 作用下 TG 被水解，从而使 LDL 变成小而密 LDL。

【问题 2】 血清总胆固醇、LDL-C 和 apoB 降低的可能原因是什么？

低 β 脂蛋白血症（hypobetalipoproteinemia，HBL）是指 TC、LDL-C 或 apoB 水平低于第五个百分位数。包括原发性 HBL 和继发性 HBL。

思路 1：原发性 HBL 包括一组基因异常，如无 β 脂蛋白血症（abetalipoproteinemia，ABL）、乳糜微粒潴留症（chylomicron retention disease，CMRD）和家族性 HBL（familial HBL，FHBL）。ABL 和 CMRD 是非常罕见的隐性遗传病，常因微粒体甘油三酯转移蛋白（microsomal triglyceride transfer protein，MTTP）或 GTP 结合蛋白 B [SAR1 homolog B（S. cerevisiae），SAR1B] 基因突变所致。ABL 通常具有脂肪泻、口服脂肪不耐受、棘形红细胞增多症、视网膜色素变性等特征，早期即可诊断。ABL 病人的脂质谱表现为血清 TC、VLDL 和 LDL 水平极低，几乎没有 apoB。CMRD 是以血清中缺乏 apoB48 为特征，临床表现主要是脂肪泻、营养不良和发育迟缓，因肝脏尚可合成 apoB，故血清中存在 LDL。FHBL 属于共显性异常，杂合子发生 FHBL 的比率约为 1:500~1:1000。FHBL 杂合子通常无任何症状，但是也可表现出非酒精性脂肪性肝病（nonalcoholic fatty liver disease，NAFLD）和血清肝酶轻度增高；FHBL 纯合子常伴有严重的脂肪吸收不良，从而呈现出与 ABL 类似的临床和生化表现。血清 apoB 水平常低于预期水平，因为约 50% 的 FHBL 患者携带有 *apoB* 基因突变，这类突变产生截断型 apoB，降低了脂质转运能力。如果截断型 apoB 分子小于 apoB-30，则在血清中可被快速清除而无法检测，稍长的截断型 apoB 多见于中度 HBL 患者，因其保留了部分脂质结合能力而得以在血清中检测出来。若截断型 apoB 分子小于 apoB-70.5，则通过肾脏清除；若超过 apoB-100 的 70%，则经肝脏清除。

思路 2：继发性 HBL，指由不同的非遗传因素所致，包括严格素食者、营养不良、药物或疾病等。肝脏在血浆脂蛋白和载脂蛋白代谢中起到非常重要的作用。任何肝细胞的损伤，包括乙肝病毒感染、丙肝病毒感染、肝硬化、肝细胞癌都可引起血浆脂质谱改变。

（1）慢性实质性肝病（包括肝细胞癌）因损害了胆固醇的合成与代谢而导致血浆胆固醇水平降低；另外肿瘤细胞对胆固醇的消耗增加，加速了血浆胆固醇的降低。

（2）进展期的 HIV 感染者的血浆 TC、HDL-C、LDL-C 降低，TG 增高。

（3）甲状腺功能亢进时加速了胆固醇的分泌和 LDL 转化，导致低胆固醇血症。

（4）慢性血液透析患者也常因营养不良和炎症导致胆固醇降低。

【问题 3】 还需进行哪些实验室检查鉴别导致血脂浓度降低的原因？

思路 1：排除慢性肝病可检测肝酶、血常规、血胆红素、血浆蛋白、AFP、肝炎病毒等。

思路 2：排除甲状腺功能亢进可检测甲状腺激素 TT_3、TT_4、FT_3、FT_4、TSH。

思路 3：排除 HIV 感染可检测 HIV 抗体。

思路 4：排除慢性肾病可检测尿素氮、肌酐、血钙。

思路 5：单克隆异型蛋白可阻止脂蛋白清除，增加向外周血释放胆固醇的同时造成测定胆固醇降低的假象，需加以鉴别。

实验室检查：肝酶、甲状腺功能、血常规、血胆红素、尿素氮、肌酐、尿酸、血钙结果均正常。总蛋白 86（64~83g/L）、白蛋白 42（35~52g/L）、球蛋白 44（25~35g/L）。

【问题 4】 结合临床和实验室检测结果，初步的诊断是什么？

患者可以诊断为：表型上符合原发性 HBL。

诊断依据：排除继发性因素；临床表现；家族史。

思路 1：①患者非素食者；②未使用任何降脂药物；③未发现任何导致继发性 HBL 的疾病和临床表现。

思路 2：ABL、CMRD 和 FHBL 纯合子，多发生于儿童和青壮年，有严重的临床表现，然而患者无吸收不良、视网膜色素变性或神经系统疾病，未见棘形红细胞。临床表现温和，强烈提示是 FHBL 杂合子。

思路 3：家族中患者长子 27 岁疑似死于心肌梗死，FHBL 杂合子携带者会产生短的截断型 apoB，在其他肝损伤因素的共同作用下会导致严重的肝脏疾病。确诊可通过基因分析。

【问题 5】 鉴于病人的血清总蛋白和球蛋白的结果，需做哪些补充试验？

思路 1：总蛋白和球蛋白增高需进一步检测血浆免疫球蛋白含量、血清蛋白电泳和免疫固定电泳，以确定是否存在克隆性增生。

思路 2：尿蛋白电泳和尿免疫固定蛋白电泳，以确定是否存在尿蛋白和单克隆蛋白。

思路 3：骨髓细胞学检测，以确定是否存在浆细胞增生。

思路 4：影像学检查以确定是否存在骨损伤。

实验室检查：

（1）免疫球蛋白定量：结果见表 8-3。

笔记

表 8-3　免疫球蛋白定量结果

项目	单位	结果	参考区间
β_2- 微球蛋白，β_2-M	mg/L	1.50	0.96～2.16
免疫球蛋白 A，IgA	g/L	23	0.57～5.43
免疫球蛋白 G，IgG	g/L	6.96	7.00～16.00
免疫球蛋白 M，IgM	g/L	<0.25	0.4～2.3

（2）血清蛋白电泳：在 β 区可见一单克隆峰（15.7g/L）。

（3）血清免疫固定电泳：提示 IgAκ。

（4）尿蛋白电泳和尿免疫固定蛋白电泳：未见单克隆带。

（5）骨髓浆细胞计数：5%～6%（参考区间 0.2%～2.2%）。

（6）骨骼 X- 线检查未见溶骨性病变。

【问题 6】　患者的最后诊断是什么，后续如何跟进？

患者最后诊断为：FHBL 和 MGUS。

思路 1：意义未明的单克隆丙种球蛋白病（monoclonal gammopathy of undetermined significance，MGUS）的诊断依据是：①血清单克隆蛋白含量小于 30g/L；②骨髓浆细胞计数大于 10%；③无骨髓瘤证据或其他相关恶性肿瘤。患者无单克隆免疫球蛋白病相关的临床表现，如高钙、贫血、肾功能减低、骨骼病变，结合之前的免疫球蛋白测定的结果，符合 MUGS。

思路 2：无症状的糖尿病患者中同时独立存在 FHBL 和 MGUS，需要对其极低的胆固醇含量予以重视。建议转到内分泌科和消化科分别跟进其 2 型糖尿病和脂肪肝，对于 MGUS，建议转血液科评估其多发性骨髓瘤的进展风险。

（孙艳虹　涂建成）

第九章
心血管疾病检验案例分析

案例 9-1　原发性高血压

【病史摘要】　男，80 岁，汉族。

主诉：高血压 40 余年，头晕伴胸闷半个月。

现病史：患者于半个月前出现反复发作的头晕，伴视物旋转，稍感胸闷，改变体位无明显缓解，无头痛，无恶心、呕吐，无腹痛、腹泻，无肢体乏力，无意识丧失，未就诊，半个月来上述症状反复发作，1 天前再次发作，且症状较前加重，血压 180/80mmHg。今日患者病情无好转，并出现加重，遂至我院就诊。

既往史：过去 40 余年，患者长期服用厄贝沙坦片 0.15g，每日 1 次，控制血压；平时血压控制在 140/90mmHg 左右。否认糖尿病史，否认结核病史，无手术及输血史，无药物过敏史，无毒物及放射物质接触史。

个人史：干部，无烟酒嗜好。

家族史：父亲患有"高血压"，家族中无遗传性疾病史。

体格检查：T 36.5℃，Bp 227/97mmHg。神志清，精神可，口唇无发绀，咽无充血，颈静脉无怒张，两肺呼吸音清，心率 70 次 / 分，心律不齐，偶闻及期前收缩。

实验室检查：尿常规：①尿蛋白阳性（++）；尿隐血（++）；②尿有形成分分析：红细胞 115 个 /μl，白细胞 10 个 /μl。

【问题 1】　根据病人情况，高度怀疑的临床诊断是什么？

思路 1：根据患者 80 岁，起病缓慢、发病时间长、近期有血压升高伴有头晕、胸闷症状，且与血压水平相关病史特点，高度怀疑原发性高血压。

思路 2：鉴别诊断：①急、慢性肾小球肾炎；②原发性醛固酮增多症；③其他继发性高血压；④梅尼埃病。

【问题 2】　为明确诊断，应进行哪些检查？

通过非同日多次测量血压，临床诊断高血压明确。

实验室检查：24 小时尿微量白蛋白：140mg/24h；超敏 C 反应蛋白（hs-CRP）：5.2mg/L，BUN 12.1mmol/L，Cr 217μmol/L，UA 556μmol/L，空腹血糖（FPG）6.38mmol/L，餐后 2 小时血糖（2hPG）10.45mmol/L。

头颅 MRI：两侧基底节区，半卵圆中心及小脑多发缺血灶，左侧枕叶软化灶。

思路 1：可根据患者典型的实验检查特点帮助诊断。

（1）尿液异常：长期高血压可引起全身小动脉病变，导致心、脑、肾等重要器官损害。原发性高血压患者定期测定尿微量白蛋白，有助于早期发现高血压引起的肾损伤，判断高血压肾病患者的病情和预后；尿比重的降低提示高血压早期肾功损害，尿微量白蛋白是伴糖尿病的高血压患者的必查项目。

（2）肾功能异常：随着高血压病程发展，肾细小动脉硬化狭窄，肾单位因被破坏，最终发生肾功能不全。血肌酐浓度与肾小球滤过率相关，有助于高血压肾病的诊断及预后判断。高尿酸血症与心血管疾病增加相关，是发生心血管疾病的一项独立的危险因子。肌酐反复检测均异常应考虑肾小球滤过率至少下降 40%，须鉴别是肾性高血压还是原发性高血压导致的肾损害。

（3）其他改变：C 反应蛋白是一种非特异性的急性时相蛋白，是炎症标志物，可预测远期心血管危险事件。高血压患者常伴有糖代谢、脂质代谢异常，仅检查 FPG 会遗漏糖耐量或以 2hPG 升高为主的糖尿病患者，OGTT 能弥补不足。

【问题 3】　根据实验室检查结果，应作出怎样的诊断？依据是什么？

【诊断】　患者可以诊断为：原发性高血压 3 级，很高危。

诊断依据：①患者老年男性，发现血压升高 40 年，近半个月来头晕伴胸闷，测 BP 227/97mmHg，故考虑该诊断；②该患者 24 小时尿微量白蛋白升高，且有蛋白尿，BUN、Cr、UA 异常，考虑高血压导致肾损害；③头颅 MRI：多发缺血灶，说明患者已出现高血压脑血管损伤。

思路 1：针对患者情况，有必要排除继发性高血压，通过检测血清钾、血醛固酮 / 肾素活性、地塞米松抑制试验以排除原发性醛固酮增多症；检测去甲肾上腺素、尿香草基杏仁酸（VMA）、尿高香草酸（HVA）以排除嗜铬细胞瘤；检测血促肾上腺皮质激素（ACTH）、血皮质醇、尿 17- 羟皮质类固醇（17-OH）、尿 17- 酮皮质类固醇（17-KS）、24 小时尿游离皮质醇（24hUFC）以排除皮质醇增多症。通过检测肾功能、血浆醛固酮 / 肾素以排除肾性高血压。

思路 2：患者高血压 3 级，男性，>55 岁，血脂偏高，hs-CRP >1mg/dl，有脑血管疾病等并发症，心血管病危险分层属于很高危，表示 10 年内将发生心、脑血管病事件的概率为 >30%。

入院后检查：内生肌酐清除率（Ccr）30ml/min，同型半胱氨酸 35μmol/L。

【问题 4】　根据上述检查，原发性高血压患者可能会发生哪些并发症？

原发性高血压主要并发症：高血压危象、脑卒中、心力衰竭、慢性肾衰竭等。

思路 1：高血压危象：高血压危象是指短期内血压急剧升高，并伴有进行性心、脑、肾、视网膜等重要靶器官功能不全的一系列严重症状。常出现肌酐、尿素氮升高，血糖升高、血电解质以及心肌损伤标志物、脑钠肽改变。

思路 2：脑卒中：是一种急性脑血管疾病，是由于脑部血管突然破裂或因血管阻塞导致血液不能流入大脑而引起脑组织损伤的一组疾病。

思路 3：心力衰竭：心血管疾病最主要的死亡原因，是一种由于任何心脏结构或功能异常导致心室充盈或射血能力受损的一组复杂临床综合征。诊断心衰的指标为 B 型利钠肽（BNP）和 N 末端 B 型利钠肽原（NT-proBNP）的浓度增高。

思路 4：慢性肾衰竭：指各种原因造成进行性肾实质损害，肾脏明显萎缩，临床出现以代谢产物潴留，水、电解质、酸碱平衡失调，全身各系统受累。

【问题 5】　原发性高血压需与哪些疾病相鉴别？有哪些检查可协助诊断？

本病例根据患者起病缓慢、发病时间长、近期有血压升高，伴有头晕、胸闷症状，且与血压水平相关，考虑为原发性高血压，尚需与以下疾病鉴别：

思路 1：肾实质性高血压：蛋白尿、血尿及肾功能异常多发生在高血压之前或同时出现，血压以舒张压较高为特点，患者一般年龄较轻，贫血较重，疾病进展快，肾炎为其病理改变。

思路 2：原发性醛固酮增多症：最近应用血浆醛固酮、肾素活性比来筛选，发现本病在高血压人群中发病率为 3%～32%。

思路 3：嗜铬细胞瘤：80%～85% 的嗜铬细胞瘤位于肾上腺髓质，15%～20% 来自肾上腺外嗜铬组织。肿瘤释放大量儿茶酚胺，引起血压升高和代谢紊乱。

思路 4：Cushing 综合征：由肾上腺皮质分泌过量糖皮质激素（主要皮质醇）所致。90%

患者有高血压,典型的患者有向心性肥胖、水牛背、宽大皮肤紫纹,多血质外貌、痤疮、骨质疏松、糖代谢异常、低血钾和高血压表现。

案例 9-2　继发性高血压

【病史摘要】　女,52 岁,汉族。

主诉:头晕,四肢无力反复发作 1 年余。

现病史:高血压 17 年,1 年来头晕,四肢乏力,有时肢体麻木,无功能障碍,最高血压190/140mmHg,口服硝苯地平缓释片,1 片 / 次,每日 1 次,偶测血压波动于 140~150/80~90mmHg。1 年余前曾在当地医院查血钾 2.8mmol/L,口服 10% 氯化钾液 20ml 后血钾正常。9 个月前因监测血压较前有所上升,160/100mmHg,改用"苯磺酸氨氯地平片,1 片 / 次,每日1 次"治疗,监测血压波动于 140~150/80~90mmHg。1 个月前至当地医院查血钾 2.9mmol/L,口服 10% 氯化钾液 20ml,每日 2 次,治疗 1 周,复查血钾 3.8mmol/L,停药后复查血钾3.2mmol/L,口服氯化钾缓释片,1 片 / 次,每日 2 次,治疗后复查血钾 3.5~3.6mmol/L。

既往史:高血压、高血脂、高尿酸多年,1 年前出现低血钾。无糖尿病,无甲状腺疾病,无手术及输血史,无药物过敏史,无毒物及放射物质接触史。

个人史:生于浙江中部,工人,无烟酒嗜好。

家族史:父亲患"脑中风",母亲患"高血压、低钾血症"。有 1 个兄弟、3 个姐妹,其中兄弟患有"高血压、糖尿病",1 个姐姐患有"糖尿病"。

体格检查:体温 36.9℃,脉搏 76 次 / 分,呼吸 18 次 / 分,BP 146/90mmHg。

双肾上腺 CT 检查:双肾上腺区小结节,小腺瘤可能,请结合临床。

【问题1】　该患者可能的诊断是什么?需与哪些疾病鉴别诊断?

思路 1:患者 52 岁,女性,高血压,低血钾,双肾上腺区小结节,直系亲属有早发高血压和脑卒中病史。根据患者的主诉、年龄、性别、症状和病史特点,高度怀疑:原发性醛固酮增多症,肾上腺醛固酮瘤。

思路 2:鉴别诊断:Liddle 综合征。

【问题2】　为明确诊断,应进行哪些检查?

实验室检查:血钾 2.8mmol/L,血钠 146mmol/L,UA 506μmol/L,糖化葡萄糖、血红蛋白、肝功能、肾功能、生长激素均在正常范围。醛固酮(卧位)272.1ng/L,醛固酮(立位)339.54ng/L,肾素活性(卧位)480ng/(L·h),肾素活性(立位)890ng/(L·h),醛固酮 / 肾素活性比值:38.1(ng/dl)/(ng·ml^{-1}·h^{-1})。

双肾上腺薄层 CT 加增强提示:右侧肾上腺外支结节,考虑腺瘤可能。

思路 1:原发性醛固酮增多症:因肾上腺皮质增生或肿瘤分泌过多醛固酮所致。过去认为本病罕见,醛固酮瘤直径 <1cm,肾上腺 CT 采用 2~3mm 连续薄层及造影剂增强扫描仍有 40%~68% 的误诊率。其中低钾血症、血浆醛固酮 / 肾素活性比值增加、地塞米松抑制试验最具价值。

思路 2:可根据患者典型的实验检查特点帮助诊断。

(1)血钾异常:醛固酮有潴钠排钾作用,可加强血管对去甲肾上腺激素的反应,均可致高血压。肾上腺皮质激素分泌亢进或醛固酮增多症可导致低血钾。患者在无排钾类利尿药服用史、无钾摄入不足、无呕吐和腹泻等情况下,出现顽固性高血压合并低血钾,若同时存在尿钾排泄 >25~40mmol/24h,应怀疑原发性醛固酮增多症的可能。高血压中自然发生的低血钾或由于利尿药诱导产生的低血钾是原发性醛固酮增多症最重要的线索。

(2)肾素活性异常:激活肾素 - 血管紧张素 - 醛固酮系统,使血压升高。肾素活性测定对高血压、原发性和继发性醛固酮增多症以及容量性高血压和高肾素性高血压的鉴别诊断有重要意义。成人肾素活性异常增高应注意是否为急进性高血压，有无肾实质性疾病、肾动脉狭窄、球旁细胞瘤等。

（3）醛固酮异常：醛固酮作用于肾远曲小管和肾皮质集合管，增加钠重吸收和促进钾排泄。血尿醛固酮增高是本病的特征性表现和诊断指标，但多种因素会影响测定值，常常需补钾后重复测定。

（4）醛固酮/肾素活性比值异常：原发性醛固酮增多症为继发性高血压的常见病因，以血压升高、低血钾、高血浆醛固酮、低血浆肾素活性为特征。近年来运用醛固酮/肾素活性（SAC/PRA）来诊断原发性醛固酮增多症，并提出 SAC/PRA 大于 50（ng/dl）/（ng·ml^{-1}·h^{-1}）就确诊为原发性醛固酮增多症，SAC/PRA > 30（ng/dl）/（ng·ml^{-1}·h^{-1}）是原发性醛固酮增多症筛选指标，使相当一部分血钾正常的患者得到确诊。

【问题 3】 根据实验室检查结果，应作出怎样的诊断？依据是什么？

【诊断】 患者可以诊断为：原发性醛固酮增多症，右肾上腺醛固酮瘤。

诊断依据：①患者女，52 岁。血压升高 17 年，四肢乏力半年，无法解释低血钾，其直系亲属有早发高血压和脑卒中病史。②醛固酮/肾素活性比值偏高。③双肾上腺薄层 CT 加增强提示：右侧肾上腺外支结节，考虑腺瘤。④24 小时动态心电图：窦性心律，间歇性 ST-T 改变。提示冠状动脉供血不足。

思路 1：针对患者情况，有必要排除原发性高血压，双肾上腺无功能意外瘤合并高血压、低血钾，如 Liddle 综合征，醛固酮（卧位）（立位）、肾素活性（卧位）（立位）异常，醛固酮/肾素活性比值达偏高。同时检测去甲肾上腺素、VMA、HVA 以排除嗜铬细胞瘤；检测 ACTH、皮质醇、17-OH、17-KS、24h UFC 以排除皮质醇增多症。

思路 2：患者分次口服氯化钾液 60ml，血钾 3.9mmol/L，口服氯化钾缓释片，2 片/次，每日 3 次，停药后，次日血钾 3.1mmol/L，醛固酮（卧位）362.3ng/L，醛固酮（立位）608.8ng/L，肾素活性（卧位）0.51μg/L/h，肾素活性（立位）1.16μg/L/h，醛固酮/肾素活性比值：52.4（ng/dl）/（ng·ml^{-1}·h^{-1}）。加用螺内酯片 40mg，每日 3 次，继续补氯化钾缓释片 1.0g，每日 3 次，复查血钾 3.73mmol/L，停氯化钾缓释片，复查血钾 3.6mmol/L，螺内酯片治疗有效。螺内酯片结构与醛固酮相似，为醛固酮的竞争性抑制剂。Liddle 综合征：螺内酯片治疗无效。

入院后检查：患者血常规、血钾、血气、乙肝三系、TP.PA、HIV、凝血酶全套、肝肾功能均正常。经泌尿外科手术治疗后，复查血钾、尿钾、醛固酮、肾素活性、醛固酮/肾素活性比值正常。

【问题 4】 本例需与哪些疾病相鉴别？有哪些检查可协助诊断？

本病例根据患者血压升高 17 年，无法解释低血钾，其直系亲属有早发高血压和脑卒中病史，考虑为原发性醛固酮增多症，尚需与以下疾病鉴别：

思路 1：原发性高血压：是以体循环动脉压力升高为主要临床表现的心血管综合征，是一种多基因疾病，有明显遗传倾向。

思路 2：Liddle 综合征：为一种常染色体显性遗传家族性疾病，表现为肾脏潴钠过多症状。临床上表现为高血压、低血钾、碱中毒、尿钾排泄增多，但醛固酮分泌正常或稍低于正常，口服醛固酮拮抗药螺内酯不能纠正低钾血症。

案例 9-3 急性心肌梗死

【病史摘要】 女，70 岁，汉族。

主诉：突发胸痛、胸闷 2 小时。

现病史：患者于入院前 2 小时无明显诱因下出现心前区疼痛，胸闷、气促，不能忍受，不能平卧，伴口唇发绀，来本院急诊就诊。到急诊时，心率 49 次 / 分，血压 225/75mmHg 左右，呼吸急促，端坐位，口唇发绀，给予异丙肾上腺素针维持心率，硝酸甘油针控制血压等处理，胸闷无明显好转。

既往史：高血压、糖尿病史 10 年余，无手术及输血史，无药物过敏史，无毒物及放射物质接触史。

个人史：生于四川成都，厨师，无烟酒嗜好。

家族史：育有一女，爱人和女儿健康。

体格检查：神志清，精神软，急性面容。心率 40 次 / 分，呼吸 30 次 / 分，氧饱和度 90% 左右，血压 170/90mmHg，端坐位，颈静脉充盈，口唇微绀，双肺可以闻及湿啰音，心音中等，腹部平软，无压痛、反跳痛，双下肢轻度水肿。

常规检查：血气分析：PO_2 56.6mmHg，PCO_2 31mmHg，pH 7.33，血钾 3.8mmol/L，血尿素 8.1mmol/L，血肌酐 104μmol/L，hs-cTnI 3.83μg/L。

【问题 1】　该患者可能的诊断是什么？需与哪些疾病鉴别诊断？

思路 1：患者老年女性，前 1 天无明显诱因下出现心前区疼痛，胸闷气促，不能忍受，不能平卧，伴口唇发绀等症状。根据患者的主诉、年龄、性别、症状和病史特点，高度怀疑急性心肌梗死。

思路 2：鉴别诊断：①肺动脉栓塞；②哮喘；③气胸。

【问题 2】　为明确诊断，应进行哪些检查？

急性心肌梗死具有较典型的症状和体征，此时进一步的实验室检查和心电图对明确诊断至关重要。

实验室检查：hs-cTnI 3.83μg/L，Mb 261μg/L，CK 385U/L，CK-MB 91U/L，LDH 288U/L，LDH_1 78U/L，AST 256U/L，BNP 135ng/L，Fig 5.81g/L，血常规：WBC $16.7×10^9$/L，CRP 120mg/L，D- 二聚体 1.33mg/L，FG 7.15mmol/L，2hPG 9.14mmol/L。

心电图提示：窦性心动过缓，ST 段上升，出现病理性 Q 波。

思路 1：急性心肌梗死（AMI）系指某支冠状动脉突然完全性闭塞，供血区域的心肌发生缺血、损伤和坏死，出现以剧烈胸痛、心电图和血清心肌损伤标志物的动态变化为临床特征的一种急性缺血性心脏病。

思路 2：可根据患者典型的实验检查特点帮助诊断。

（1）肌钙蛋白 T/I 异常：cTnI/cTnT 是诊断微小心肌损伤敏感而特异的指标，是公认的 AMI 的确诊标志物。但对再梗死的诊断不如 CK-MB。患者 hs-cTnI 3.83μg/L，若溶栓成功的病例 cTnI/cTnT 呈双峰。

（2）肌红蛋白（Mb）异常：患者 Mb 261μg/L，85% AMI 患者在发病 1～3 小时 Mb 出现升高，8～12 小时达高峰，24～36 小时恢复至正常水平。在胸痛发作 12 小时，若 Mb 阴性可排除 AMI。由于 Mb 消失很快，溶栓成功者，Mb 在 2 小时后明显下降；如果出现再梗死，Mb 将出现两个新峰。

（3）肌酸激酶及其同工酶异常：CK 具有快速、经济、有效特点，但特异性较差。CK 同工酶的特异性和敏感性高于 CK。患者 CK 达 385U/L，CK-MB 91U/L，CK 及 CK-MB 也常用于观察再灌注的效果，溶栓后几小时内还会继续升高（冲洗现象），溶栓成功一般在 14～16 小时内出现下降。通过多次记录测定结果，观察其上升与下降的时间曲线，若 CK-MB 再次升高是发生再次心肌梗死的证据。

（4）其他心肌损伤标志物异常：缺血修饰白蛋白（IMA）是一种对心肌缺血敏感的新型标记物，可作为心肌早期缺血的标志物，具有较高的阴性预测价值。糖原磷酸化酶同工酶

BB(GPBB)是反映心肌缺血、缺氧的早期标志物。脂肪酸结合蛋白(FABP),当心肌细胞受损时,H-FABP 可从心肌细胞中迅速释放入血,可作为 AMI 损伤的早期标志物。

【问题 3】 根据实验室及其他检查应作出怎样的诊断?依据是什么?

【诊断】 患者可以诊断为急性心肌梗死。

诊断依据:①患者,老年女性,因"心前区疼痛,胸闷气促加重 2 小时"入院。②查体:神志清,精神软,急性面容。血压 170/90mmHg 左右,端坐位,颈静脉充盈,口唇微绀,双肺可以闻及湿啰音,双下肢轻度水肿。③辅助检查:hs-cTnI、Mb、CK-MB、LDH_1、AST 均明显升高。④心电图提示:窦性心动过缓,ST 段上升,出现病理学 Q 波。

思路 1:针对患者情况,有必要排除急性肺动脉栓塞、心绞痛,急性肺动脉栓塞也可发生胸痛、咯血、呼吸困难、低氧血症和休克,但 D- 二聚体不正常。心绞痛发作频繁,较易缓解,没有心肌坏死的相关表现,白细胞、血沉、血清心肌标志物一般都正常,心电图无变化或暂时性 ST 段和 T 波变化。

思路 2:对临床表现不典型者,针对患者进行心肌损伤标志物检测,有必要排除心肌梗死。可继续监测 cTnI/cTnT、Mb、IMA、GPBB、FABP 等项目排除心肌缺血、损伤或梗死。

入院后检查:患者溶栓治疗后 2 小时采血化验 hs-cTnI 5.38μg/L,Mb 399μg/L,CK 350U/L,CK-MB 99U/L,10 小时采血后 hs-cTnI 3.11μg/L,Mb 231μg/L,CK 305U/L,CK-MB 78U/L,血糖 10.59mmol/L,凝血酶全套:PT 比率 1.23,D- 二聚体 0.869mg/L。该患者溶栓治疗成功。

【问题 4】 急性心肌梗死需与哪些疾病相鉴别?有哪些检查可协助诊断?

本病例根据患者为老年女性,心前区疼痛,胸闷气促加重,考虑为急性心肌梗死,尚需与以下疾病鉴别:

思路 1:心绞痛:发作频繁,较易缓解,没有心肌坏死的相关表现,心电图无变化或暂时性 ST 段和 T 波变化,可检测心肌损伤标志物(cTnI/cTnT、CK-MB)。

思路 2:急性肺动脉栓塞:急性肺栓塞是因内源性或外源性栓子堵塞肺动脉主干或分支引起肺循环障碍的临床和病理生理综合征。

思路 3:急性心包炎:由心包脏层和壁层急性炎症引起的综合征。临床特征包括胸痛、心包摩擦音和一系列异常心电图变化。

案例 9-4 心 力 衰 竭

【病史摘要】 女,60 岁,汉族。

主诉:反复劳力性胸闷、气短、纳差半年余,尿量减少,腹胀。

现病史:患者半年前在家中常于劳力后开始感胸闷,位于心前区,性质较难描述,伴气短,纳差明显,感乏力,稍有腹胀,尿量减少,休息后可缓解,未予重视,未做特殊处理,此后劳力性胸闷、气短、纳差反复发作。

既往史:糖尿病、冠心病。无结核病史,无手术及输血史,无药物过敏史,无毒物及放射物质接触史。

个人史:浙江绍兴人,干部,无烟酒嗜好。

家族史:有 1 个兄弟、1 个妹妹,其中兄弟患有"高血压、糖尿病"。

体格检查:血压 103/47mmHg,精神尚可,口唇无发绀,颈静脉无怒张,两肺可闻及明显干湿性啰音,心界两侧扩大,心率 92 次 / 分,心律绝对不齐,第一心音强弱不等,各瓣膜听诊区未闻及杂音,双下肢轻度凹陷性水肿。

【问题 1】 该患者可能的诊断是什么?需与哪些疾病鉴别诊断?

思路 1:患者 60 岁,女性,劳力性气短、胸闷、纳差半年伴乏力等症状,肺部可闻及明显干湿性啰音,心脏扩大及下肢水肿等心脏功能不全的体征,高度怀疑心力衰竭。

思路2:鉴别诊断:①扩张性心肌病;②病毒性心肌炎。

【问题2】 为明确诊断,应进行哪些检查?

心力衰竭有较典型的症状和体征,为进一步明确诊断,要排除其他病原体感染后的心肌病,此时实验室检查对明确诊断至关重要。

实验室检查:血钾 3.5mmol/L,BNP 290ng/L,hs-cTnI 0.01μg/L。

B超检查提示:左室收缩功能减退,左心增大,二尖瓣中度以上反流,三尖瓣中度反流,心律不齐。

心电图提示:心房颤动。

思路1:心力衰竭(HF)简称心衰,又称心脏功能不全,是心血管疾病最主要的死亡原因。美国心脏协会(AHA)定义为是一种由于任何心脏结构或功能异常导致心室充盈或射血能力受损的一组复杂临床综合征。

思路2:可根据患者典型的实验检查特点帮助诊断。

(1)利钠肽类异常:利钠肽类(NPs)是调节心排血量和水钠代谢的一类多肽激素。BNP与 NT-proBNP 都可用于呼吸困难鉴别诊断,心力衰竭的诊断、心力衰竭患者的长期监控及评估心力衰竭的预后等。当判断值为 100ng/L 时,诊断准确性为83.4%;该患者 BNP 290ng/L,支持心力衰竭的诊断。BNP<50ng/L 阴性预示值为96%。

(2)其他改变:早期准确诊断心力衰竭相当困难,实验室检查可评估体循环因血供不足和淤血状态导致功能损伤,重点评估肝、肾功能和肺的呼吸功能。

【问题3】 根据实验室及其他检查结果,应作出怎样的诊断?依据是什么?

【诊断】 患者可以诊断为心力衰竭伴心房颤动。

诊断依据:①患者 60 岁,有气短、胸闷、纳差等心力衰竭的典型症状;②血压 103/47mmHg,精神尚可,口唇无发绀,颈静脉无怒张,两肺可闻及明显干湿性啰音,心界两侧扩大,心率92 次/分,心律绝对不齐,第一心音强弱不等,各瓣膜听诊区未闻及杂音,双下肢轻度凹陷性水肿。③ BNP 290ng/L,属于心力衰竭四级,hs-cTnI 0.01μg/L。④ B 超检查提示:左室收缩功能减退,左心增大,二尖瓣中度以上反流,三尖瓣中度反流,心律不齐。

思路1:超声心动图是诊断心力衰竭最常用的无创性检查技术,但操作技术和仪器对检查结果影响较大,少数心力衰竭患者难以被及时、准确地诊断。实验室检查可评估体循环因血供不足和淤血状态导致功能损伤。

思路2:在急性加重期应检查心肌损伤标志物以排除急性心肌梗死。

入院后检查:患者 TP 64.5g/L,TCH 2.34mmol/L,Hb 72g/L,肝、肾功能正常。

【问题4】 根据上述检查,心力衰竭患者可能会发生哪些并发症?

心力衰竭的主要并发症有:心力衰竭、肺栓塞、心源性肝硬化、电解质紊乱。

思路1:心力衰竭:心力衰竭的临床表现与何侧心室或心房受累有密切关系。在发生左心衰竭后,右心也常相继发生功能损害,最终导致全心衰竭。出现右心衰竭时,左心衰竭症状可有所减轻。

思路2:肺栓塞:肺动脉栓塞也可发生胸痛、咯血、呼吸困难、低氧血症和休克,但 D-二聚体不正常。

思路3:心源性肝硬化:又称淤血性肝硬化、槟榔肝。患者可有轻度右上腹不适、黄疸、肝大。体格检查可有充血性心力衰竭表现,包括颈静脉怒张、肝颈静脉回流征阳性等。

【问题5】 心力衰竭需与哪些疾病相鉴别?有哪些检查可协助诊断?

本病例根据患者 60 岁,女性,气短、胸闷、纳差半年,伴乏力,BNP 290ng/L,考虑诊断为心力衰竭。尚需与以下疾病鉴别:

　　思路1：扩张型心肌病：是一种原因未明的原发性心肌疾病。本病的特征为左或右心室或双侧心室扩大，并伴有心室收缩功能减退，伴或不伴充血性心力衰竭。室性或房性心律失常多见。

　　思路2：病毒性心肌炎：是指病毒感染引起的心肌局限性或弥漫性的急性或慢性炎症病变，属于感染性心肌疾病。在病毒流行感染期约有5%患者发生心肌炎，也可散在发病。

（张　瑾　沈财成）

第十章

肝胆疾病检验案例分析

案例 10-1　急性乙型肝炎

【病史摘要】　男，55 岁，汉族。

主诉：乏力、纳差、厌油 10 天，尿黄 3 天。

现病史：病人 10 天前无明显原因出现乏力、纳差、厌油，无发热、恶心、呕吐、腹痛、腹泻，自服胃药，症状无减轻。3 天前病人出现尿黄，1 天前来院门诊就诊。病人自发病以来，无皮肤瘙痒及陶土样便，无咳嗽及咳痰，无尿频、尿急、尿痛。精神稍差，睡眠可，食欲欠佳，尿量正常，大便 1 次 / 日，近期体重无减轻。为求进一步诊治收入院。

既往史：既往体健，5 个月前单位体检 HBsAg 阴性。2 个月前曾拔牙治疗。否认结核病史，否认高血压、心脏病史，否认糖尿病史，无手术及输血史，无药物过敏史，无毒物及放射物质接触史。

个人史：生于重庆渝中区，干部，无烟酒嗜好，发病前无不洁饮食史。近期无服用损肝药物史。

家族史：家庭成员健康，家中其他人无 HBsAg 阳性病史。无家族遗传病史。育有一女，爱人及女儿健康。

体格检查：T 36.5℃，BP 115/70mmHg。发育正常，营养中等，神志清，无慢性肝病面容。全身皮肤轻度黄染，无肝掌，无蜘蛛痣，头颅外形正常。巩膜轻度黄染。其他无明显异常。

实验室检查：ALT 1210U/L，AST 1000U/L，TBIL 68μmol/L，DBIL 29μmol/L，HBsAg 阳性。

【问题 1】　根据病人情况，高度怀疑的临床诊断是什么？

思路：根据病人的非典型临床表现：乏力、纳差、厌油，考虑常见的呼吸系统、消化系统疾病；通过查体，不支持呼吸系统和消化系统疾病；结合较为特异的尿色变黄和巩膜黄染以及实验室检查，高度怀疑的疾病范围可缩小到与肝脏相关的疾病。

【问题 2】　实验室检查在急性肝炎诊疗中的作用是什么？为确定诊断，应进一步做哪些实验室检查？

思路 1：实验室检查在急性肝炎的诊疗中的作用：需要实验室检查帮助临床判断是否有急性肝脏损害，明确急性肝炎的病因，了解是否导致重症肝炎以及判断是否需要抗病毒治疗。

思路 2：为了明确诊断，需要进行的检查包括：①血常规检查；②肝功能检查，包括转氨酶、胆红素和蛋白质检查等；③出凝血检查；④肝炎病毒标志物的检测，包括乙肝两对半、HBV DNA 和抗 HAV IgM、抗 HEV、抗 HCV。

实验室检查：血常规正常；ALT 1400U/L，AST 900U/L，TBIL 78μmol/L，DBIL 38μmol/L；PT 12s、PTA 90%；HBsAg（+）、抗 HBs（-）、HBeAg（-）、抗 HBe（+）、抗 HBc IgM（+）；HBV DNA（-）；抗 HAV IgM（-）；抗 HEV（-）；抗 HCV（-）。

【问题3】 如何解读上述实验室检查结果,可确诊为急性乙型肝炎吗?确诊依据有哪些?

思路1:急性乙型肝炎诊断标准:①肝功能提示有肝细胞损伤;②病毒标志物检测提示有乙型肝炎病毒感染,同时排除其他肝炎病毒感染;③实验室检查和(或)病史可提示病程小于6个月。

思路2:病人入院后ALT 1400U/L、AST 900U/L都超过正常值上限20~30倍,提示存在急性肝细胞的损伤;结合血清胆红素测定结果:TBIL 78μmol/L、DBIL 38μmol/L提示该病人存在肝细胞性黄疸。凝血酶原时间检测PTA 90%,该病人没有发展到重症肝炎。乙肝两对半和乙型肝炎病毒DNA结果提示:该病人为小三阳,HBV DNA结果也支持其处于感染的恢复期。

思路3:诊断依据:①发病前半年内曾化验HBsAg阴性。发病前2个月有拔牙史。②急性发病,病程短,消化道症状明显,伴黄疸。③体格检查:巩膜明显黄疸,无慢性肝病面容,无肝掌及蜘蛛痣。④实验室检查:ALT 1400U/L,AST 900U/L,TBIL 78μmol/L,DBIL 38μmol/L,HBsAg(+)、抗HBc IgM(+)。

【诊断】 急性乙型肝炎,黄疸型。

【问题4】 该病人需要与哪些疾病进行鉴别?

思路1:需要进行鉴别诊断的疾病有:

(1)慢性乙型肝炎:急性肝炎病程超过半年,或原有乙型肝炎或HBsAg携带史,现又因同一病因再次出现肝炎症状、体征及肝功能异常者可以诊断为慢性乙型肝炎。该病人发病前半年曾实验室检查HBsAg阴性,此次病程仅10天。故可排除慢性乙型肝炎。

(2)急性甲型肝炎:发病前常有不洁饮食史,有明显消化道症状,实验室检查肝功能明显异常,多伴有黄疸。急性肝炎病人血清抗HAV IgM阳性可确诊为HAV近期感染。该病人发病前无不洁饮食史,实验室检查抗HAV IgM阴性,故可排除急性甲型肝炎。

(3)急性戊型肝炎:发病前常有不洁饮食史,有明显消化道症状,实验室检查肝功能明显异常,多伴有黄疸。急性肝炎病人血清抗HEV阳转或滴度由低到高,或抗HEV阳性>1:20。HEV RNA阳性可确诊为HEV近期感染。该病人无不洁饮食史,故可排除急性戊型肝炎。

(4)药物性肝损害:首先必须详细询问医源性药物史、职业及工作环境。出现全身超敏反应表现的病人,有助于药物性肝炎的诊断。发热、皮疹及嗜酸性粒细胞增多,对诊断具有一定的参考意义。实验室检查首先是排除肝病的其他病因。对疑似病例宜进行肝组织学检查。药物性肝损害的诊断最终依赖于药物暴露史、相关的临床表现及实验室检查、肝组织学检查,以及停药的病情缓解或恢复等,进行综合分析判断。该病人既往无损肝药物暴露史,可排除药物性肝病。

【问题5】 病人治疗后应如何进行跟踪监测?病情是否有慢性化可能?

思路1:病人应定期复查乙肝病毒指标,观察HBsAg有无自发转阴可能。如无转阴趋势,必要时待肝功能明显好转、黄疸消退后可考虑干扰素抗病毒治疗。

思路2:该病人在住院治疗近3周后,实验室检查HBsAg自发转阴。支持急性乙型肝炎诊断。

(唐 敏)

案例 10-2 慢性乙型肝炎

【病史摘要】 男,44岁,汉族。

主诉:病人发现HBsAg阳性7年,间断乏力、尿黄3年,腹胀、双下肢水肿半月。

现病史:病人7年前体格检查发现HBsAg阳性,ALT轻度升高(具体不详),当时无明显不适主诉，未予重视。此后未就诊。3 年前患者劳累后出现明显乏力，伴尿呈橘黄色，到医院就诊，查 ALT 88U/L，AST 117U/L，TBIL 42.6μmol/L，ALB 35.6g/L；B 超示慢性肝损害，脾大。予以休息、保肝、降酶药（具体不详）等治疗，患者症状缓解、转氨酶降至正常。此后患者未定期复诊，劳累后仍反复出现上述症状，休息后可减轻。半月前病人劳累后又出现乏力、尿黄，并出现腹胀、双下肢水肿，无明显纳差、恶心、呕吐、腹痛，无少尿、尿频、尿急、尿痛，无鼻衄、牙龈出血，无呕血、黑便，无头晕、意识不清，精神、饮食、睡眠可，尿量无明显减少，大便正常，体重无明显变化。

既往史：否认高血压、糖尿病、冠心病病史，否认结核病史，无手术及输血史，无药物过敏史，无毒物及反射物质接触史。

个人史：重庆人，干部，无烟酒嗜好，适龄结婚，育有一子，爱人及子健康。

家族史：其母亲因"乙肝肝硬化，上消化道大出血"去世，1 弟患有乙肝，否认其他家族遗传病史。

体格检查：T 36.5℃，R 17 次 / 分，BP 120/75mmHg。发育正常，营养中等，神志清楚，慢性肝病面容，自动体位，体格检查合作。全身皮肤轻度黄疸，可见肝掌、蜘蛛痣，未见出血点。腹部略膨隆，未见腹壁静脉曲张，无胃肠型、蠕动波，全腹软，无压痛、反跳痛及肌紧张，无包块，肝脏肋下、剑下未触及，脾肋下约 1cm，质中，缘钝，无触痛，墨菲征（−），肺肝浊音界于右锁骨中线第 5 肋间，肝区、双肾区无叩痛，移动性浊音（−），肠鸣音 4 次 / 分。其他无发现。

实验室检查：生化检验示 ALT 58U/L，AST 77U/L，TBIL 39μmol/L，ALB 31.6g/L。腹部B 超示肝硬化，少量腹水，脾大。

【问题 1】　病人病史特点是什么？体格检查的主要发现是什么？根据病人情况，临床初步诊断是什么？

思路 1：病史特点：①中年男性，隐匿起病，慢性病程，病情逐渐进展。② 6 年前体格检查发现 HBsAg 阳性，ALT 升高，无不适主诉，未予诊治。3 年前开始出现乏力、尿黄，休息、治疗后症状缓解，劳累后反复出现上述症状，未定期复诊。半月前劳累后又出现乏力、尿黄，伴腹胀，双下肢水肿。实验室检查转氨酶及胆红素升高，ALB 35.6g/L，B 超示慢性肝损害、脾大。③其母亲因"乙肝肝硬化，上消化道大出血"去世，1 个弟弟患有乙肝。

思路 2：体格检查主要发现：①慢性肝病面容，皮肤、巩膜轻度黄染，可见肝掌、蜘蛛痣。②腹部略膨隆，未见腹壁静脉曲张，肝脏肋下、剑下未触及，脾肋下约 1cm，移动性浊音阴性，肝区无叩痛，肠鸣音正常。③双下肢轻度水肿。

思路 3：根据病人的病史和体格检查以及实验室检查，可以初步怀疑患者为乙型肝炎肝硬化。

【问题 2】　实验室检查在慢性肝病诊疗中的作用是什么？为确定诊断，应进一步做哪些检查项目？

思路 1：实验室检查在慢性肝炎诊疗中的作用。

在慢性肝病诊疗中，实验室检查应帮助临床确定有无慢性肝脏损害存在；确定引起慢性肝病的病因，如 HBV、HCV 感染，酒精性肝炎，自身免疫性肝病，原发性胆汁性肝硬化；了解慢性肝病的程度（代偿 / 失代偿；活动期 / 稳定期）；是否存在慢性肝病并发症（肝硬化？肝癌？肝性昏迷？消化道出血？）；治疗是否达标及药物副作用。

思路 2：应进一步的检测项目：血常规检测；血生化检验；电解质检测；血凝分析；乙肝病毒性检查，其他肝炎病毒感染血清学检测；腹部 B 超检查；AFP 检查。

实验室检查结果：血常规：WBC 3.5×10^9/L，N 58%，L 42%，Hb 130g/L，PLT 88×10^9/L。生化检验：ALT 58U/L，AST 77U/L，ALB 31.6g/L，γ-GT 72U/L，TBIL 39.0μmol/L，DBIL

17.1μmol/L，A/G 0.7。电解质：K$^+$ 4.42mmol/L，Na$^+$ 135.3mmol/L，Cl$^-$ 101.6mmol/L。血凝分析：PT 16.0s，PTA 60%，FIB 172mg/dl。AFP 15.6ng/ml。HBsAg 阳性，HBeAg 阳性，抗 HBc 阳性，HBV DNA 3.635×10^{7}copies/ml。抗 HAV IgG（+），抗 HAV IgM（−），抗 HCV（−），抗 HEV（−）。腹部 B 超：肝硬化，门脉扩张、脾大、少量腹水。

【问题3】　慢性乙型肝炎的诊断标准是什么？

思路：急性肝炎病程超过 6 个月就可诊断为慢性肝炎；慢性肝炎早期临床表现可能不明显，主要依靠实验室检测：超过 6 个月，病人肝功能中转氨酶不能完全恢复正常，或反复升高；肝细胞合成能力下降导致白蛋白下降，肝内长期慢性炎症的存在导致球蛋白增高；病毒复制，乙肝两对半为大三阳或小三阳，HBV DNA 反复阳性。

【问题4】　如何解读该患者的血常规变化的特点？

思路：慢性乙型肝炎患者血常规通常红细胞、白细胞和血小板三系都较低。

（1）红细胞减少主要与患者消化吸收下降、胃肠道静脉曲张导致慢性失血以及门脉高压导致脾功能亢进、红细胞破坏增多等有关。

（2）白细胞减少通常与体内长期乙型肝炎病毒的存在、抑制骨髓释放、白细胞贴壁增多等有关。

（3）血小板下降通常与脾功能亢进，导致分布异常有关。

【问题5】　如何通过实验室指标变化帮助临床判断慢性活动性肝炎？

思路：慢性活动性肝炎取决于病毒是否在复制。可以通过肝功能中转氨酶水平是否超过参考区间上限的两倍来判断，也可通过乙肝病毒标志物中反映肝细胞复制的指标比如 HBeAg、HBV DNA 等来发现。

【问题6】　该病人的诊断思路与诊断是什么？

思路：患者为 40 岁男性，起病隐匿，慢性病程。有乙肝家族史。6 年前体格检查发现 HBsAg 阳性伴 ALT 升高，3 年前开始反复出现乏力、尿黄，半月前出现腹胀、双下肢水肿；实验室检查：血小板及白细胞减少，生化检验 ALT 58U/L，AST 77U/L，ALB 31.6g/L，TBIL 39.0μmol/L，PTA 60%，HBsAg 阳性、HBe 阳性，HBV DNA 3.635×10^{7}copies/ml。腹部 B 超：肝硬化、门脉扩张、脾大、少量腹水。根据患者有乙肝家族史，推测乙肝病毒感染史长（可能为母婴传播），发现慢性乙型肝炎病史 6 年，逐渐出现脾大、脾功能亢进、腹水、白蛋白及 PTA 降低等肝功能失代偿表现，故乙肝肝硬化失代偿期、门脉高压征、脾大、脾功能亢进、腹水、低蛋白血症诊断明确。患者目前病毒仍复制活跃，转氨酶及胆红素高于正常，提示肝炎病毒仍在活跃。

【诊断】　乙肝肝硬化失代偿期（活动性）；门脉高压征；脾大；脾功能亢进；腹水；低蛋白血症。

【问题7】　慢性肝病患者应定期复查哪些项目？慢性乙型肝炎患者抗病毒治疗的判断标准是什么？慢性乙型肝炎治疗选择与流程是什么？HBV 基因型和 HBV 变异检测在治疗中的意义是什么？

思路 1：慢性肝病患者应定期复诊：每 1～3 个月复查血常规、肝功、血凝分析、AFP、乙肝病毒指标和肝纤维化指标。

思路 2：慢性乙型肝炎患者抗病毒治疗效果最理想的监测指标是 HBV DNA。治疗效果判断：①定期检查，2 周查 1 次；②HBV DNA 波动在 1 个数量级以内，说明含量没有明显变化，抗病毒治疗未必显效。

思路 3：慢性乙型肝炎治疗选择和流程见图 10-1。

思路 4：HBV 基因型和 HBV 变异检测的意义：治疗 9 个月后注意耐药变异的监测，以及时调整治疗方案。

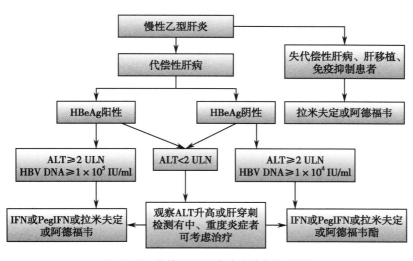

图 10-1　慢性乙型肝炎治疗选择和流程

（唐　敏）

案例 10-3　急性戊型重症肝炎

【病史摘要】　女，30 岁，汉族，孕 20 周。

主诉：乏力、纳差、腹胀 10 天，厌油、尿黄 3 天。

现病史：病人 10 天前无明显诱因出现极度乏力、纳差、恶心、上腹部胀满，呕吐 3 次，为胃内容物，无发热、寒战、咽痛、流涕、咳嗽，3 天前出现厌油、肝区不适、尿黄呈浓茶色，于当地县医院就诊。病人发病以来无陶土样大便、腹泻，无皮肤瘙痒及关节疼痛，无皮肤瘀斑、鼻衄、牙龈出血，无咳嗽、咳痰，无胸痛、心悸，精神差，睡眠欠佳，食欲下降。

既往史：经常在外就餐。否认既往肝脏疾病史，无输血及使用血制品史。无药物、食物过敏史，无特殊服药史，无严重外伤史。

个人史：四川籍，G_0P_1，妊娠 20 周。

家族史：否认家族肝病史。

体格检查：T 36.9℃，R 16 次 / 分，P 108 次 / 分，BP 100/60mmHg。皮肤、巩膜重度黄染；腹微隆，肝上界位于右锁骨中线第 6 肋间，肝脾肋下未及，移动性浊音（+），其他无阳性发现。

实验室检查：生化检验 ALT 340U/L，AST 500U/L；TBIL 171.6μmol/L，DBIL 82.9μmol/L，ALB 33g/L。腹部 B 超示：弥漫性肝损害。

【问题 1】　患者的病史特点是什么？体格检查主要发现些什么？院外检查主要发现些什么？临床初步诊断是什么？

思路 1：病史特点：①妊娠女性，急性起病，有不洁饮食史；②乏力、纳差、腹胀 10 天，厌油、尿黄 3 天。

思路 2：体格检查主要发现是：①皮肤、巩膜重度黄疸；②腹微隆，肝上界位于右锁骨中线第 6 肋间，肝、脾肋下未及，移动性浊音（+）。

思路 3：实验室检查结果：ALT 340U/L，AST 500U/L，TBIL 171.6μmol/L，DBIL 82.9μmol/L，ALB 33g/L。腹部 B 超示：弥漫性肝损害。提示肝细胞损伤，胆汁淤积明显。

思路 4：初步诊断：急性黄疸型肝炎，甲型？戊型？重型？妊娠 20 周？

【问题 2】　急性甲型与戊型肝炎的区别是什么？重症肝炎的临床诊断标准是什么？应做哪些检查项目？

思路 1：急性甲型与戊型肝炎的共同特点是：经粪 - 口传播，有季节性，可引起暴发流行，不转变为慢性。不同之处是：①高发年龄不同。甲型肝炎一般儿童高发，戊型肝炎各个年龄阶段都可发病。其可能的原因与罹患甲型肝炎后获得的免疫力通常能持续终身有关；HEV 引起的免疫力持续较短，仅 1 年左右，可能会反复感染发病。②孕妇罹患后的预后不同。孕妇罹患甲型肝炎后，其预后和非孕妇相同，均较良好。孕妇罹患戊型肝炎后，较易发展为重症肝炎，病死率可达 10% 以上，其原因尚不清楚。

思路 2：重症肝炎的临床诊断标准：ALT、AST 均升高，可出现转氨酶快速下降、黄疸进行性加深、胆红素不断升高的"胆酶分离"现象；ALP 明显升高；血清胆红素进行性升高，总胆红素常 >171μmol/L，或大于正常上限 10 倍；血清白蛋白明显下降；PT 延长，致凝血酶原活动度（PTA）<40%；血氨升高。

思路 3：应做检查项目：血常规检测、血生化检验、凝血分析、甲型和戊型肝炎病毒病原学检查；腹部 B 超等。

实验室检查：ALT 100U/L，AST 150U/L，TBIL 274.6μmol/L，DBIL 101.9μmol/L，ALB 29g/L，抗 HEV IgM（+），抗 HAV（−）；PT 18s，PTA 23%。

腹部 B 超：弥漫性肝损害，肝萎缩，少量腹水。

【问题 3】 实验室检查结果分析要点是什么？诊断及诊断依据是什么？需要进行的鉴别诊断有哪些？病人治疗后，应监测哪些指标，以调整治疗方案？

思路 1：3 天前 ALT 340U/L，AST 500U/L；TBIL 171.6μmol/L，DBIL 82.9μmol/L，ALB 33g/L；3 天后 ALT 100U/L，AST 150U/L；TBIL 274.6μmol/L，DBIL 101.9μmol/L，ALB 29g/L，PT 18s，PTA 23%。3 天之内，转氨酶进行性下降，TBIL 进行性上升，每日上升 >17.1μmol/L，总胆红素大于正常值 10 倍，有明显的"胆酶分离"；PTA <40%；ALB 进行性下降，提示肝功能严重受损；HEV IgM（+），总病程小于 2 周，支持急性重症戊型肝炎。

思路 2：诊断依据：①妊娠 20 周女性，急性发病，有不洁饮食史。②入院前 10 天出现乏力、纳差、腹胀，3 天前出现厌油、尿黄。③体格检查：精神欠佳，皮肤、巩膜重度黄疸，腹微膨隆，肝浊音界缩小，有腹水征。④辅助检查：3 天前 ALT 340U/L，AST 500U/L；TBIL 171.6μmol/L，DBIL 82.9μmol/L，ALB 33g/L；腹部 B 超示：弥漫性肝损害。3 天后 ALT 100U/L，AST 150U/L，TBIL 274.6μmol/L，DBIL 101.9μmol/L，ALB 29g/L，PT 18s，PTA 23%。抗 HEV IgM（+），抗 HAV（−）。腹部 B 超：弥漫性肝损害，肝萎缩，少量腹水。

【诊断】 急性重症戊型肝炎，妊娠 20 周。

思路 3：需要鉴别诊断的疾病：①妊娠急性脂肪肝：该病发生于妊娠末 3 个月，以起病急，迅速恶化，黄疸、凝血障碍、肝性脑病、肝脏小脂滴脂肪变性为特征。但无病毒学指标，故可鉴别。②亚急性重症肝炎：以急性黄疸型肝炎起病，15 天至 24 周出现极度乏力，消化道症状明显，同时 PT 明显延长，PTA <40%，黄疸逐渐加深，TBIL 每日上升 17.1μmol/L，或 TBIL 大于正常 10 倍以上，并出现肝性脑病或腹水。本患者总病程 <2 周，故可鉴别。

思路 4：病人隔离至发病后 4 周；终止妊娠。密切检测血凝、生化指标，加强支持治疗，必要时行人工肝或肝移植治疗。

（张 彦）

案例 10-4 酒精性肝病

【病史摘要】 男，53 岁。

主诉：乏力、食欲不振 2 年，加重伴右上腹胀痛 1 个月。

现病史：2 年前出现乏力，食欲不振，饮酒后明显，休息可缓解。曾在医院检查，发现

ALT、AST 轻度升高，HBsAg、抗 HCV 均阴性，疑诊为"酒精性肝病"，短期戒酒后，自觉症状好转，但此后又逐渐恢复饮酒。近 1 个月以来感乏力加重、食欲不振明显，并出现恶心、右上腹胀痛。

既往史：无特殊病史。有饮酒史 15 年，平均每天饮酒 50g 左右。

体格检查：T 37.2℃，P 80 次 / 分，R 16 次 / 分，Bp 100/60mmHg。发育正常，营养欠佳，慢性肝病容。巩膜轻度黄染，面部毛细血管扩张，颈部可见数枚蜘蛛痣，肝掌（+）。颈软。双肺呼吸音清晰，心率 80 次 / 分，律规整，未闻及病理性杂音。腹稍隆，肝脏肿大，在右侧锁骨中线上肋缘下 3cm，中等强度，边缘清楚，表面光滑，有轻度压痛。脾脏左侧锁骨中线上肋缘下 5cm，质硬，无触痛。腹水症阳性。双下肢轻度水肿。

【问题 1】　病人的病史特点是什么？体格检查主要发现是什么？初步诊断是什么？需要进一步做哪些检查？

思路 1：病史特点：①男性，有饮酒史 15 年，平均每天饮酒 50g 左右；②乏力、食欲不振 2 年，休息可缓解。近 1 个月加重，且出现恶心、右上腹胀痛；③曾发现 ALT、AST 轻度升高，HBsAg、抗 HCV 均阴性。

思路 2：体格检查主要发现：①营养欠佳，慢性肝病面容；②巩膜轻度黄染；③面部毛细血管扩张，颈部可见多个蜘蛛痣、肝掌；④肝脏肿大，中等硬度，有触痛。脾脏肿大，质硬。⑤腹水征阳性，双下肢轻度水肿。

思路 3：结合病史大致可以确定酒精性肝病、慢性胆囊炎、肝癌等疾病可能。本病人的体征提示有肝硬化表现，且肝功能已处于失代偿期，但也不能排除其他诊断如原发性肝癌。

思路 4：需要进一步做的实验室检查有：血常规、尿常规、肝功能、肿瘤标志物、病毒标志物、腹水常规；B 超和胃镜；肝活组织检查。

【问题 2】　酒精性肝病的实验室检查特点有哪些？酒精性肝病的诊断标准是什么？

思路 1：酒精性肝病时，AST、ALT 活性均升高，一般在正常值的 5 倍以内，以 AST 增高占优势（AST/ALT ＞ 1，多在 2～5 之间），AST/ALT ＞ 2 有诊断意义。GGT 活性升高也是酒精性肝病的敏感指标，约为正常参考值上限的 2～4 倍；如禁酒 2 周后血清 GGT 下降 50%，对酒精性肝病的诊断具有参考价值。TBIL 浓度增加；PT 延长；约 25% 酗酒者的平均血细胞比容增加；约 90% 患者血中出现转铁蛋白异质体（无糖基转铁蛋白）；血清抗乙醇肝细胞膜抗体对酒精性肝病的诊断具有高度敏感性和特异性。但后两项检查并非常规检测项目。

思路 2：酒精性肝病的诊断中：饮酒史的确定，尤其饮酒年限、日酒精摄入量及饮用酒种类非常重要；病理组织学检查对酒精性肝病的诊断、分类及预后判定起决定作用，肝组织活检虽是唯一确诊方法，但它是一种创伤性检查，有时病人难以接受。影像学检查如 B 超、CT 和 MRI 等可发现脂肪肝或肝硬化的相应表现。实验室检查出现前述表现则有重要的辅助诊断的价值。

实验室检查：血常规：RBC 3.2×10^{12}/L，Hb 86g/L，PLT 90×10^9/L，WBC 3.7×10^9/L，N 0.70，L 0.26，M 0.04。尿常规：URO（+），BIL（+）。肝功能：ALT 61U/L，AST 130U/L，GGT 160U/L，ALP 150U/L，A 30g/L，G 32g/L，TBIL 39μmol/L，DBIL 27μmol/L。AFP 30ng/ml。病毒标志物：HBsAg、HBsAb、HBcAb、HBeAg、HBeAb 均阴性，抗 HCV 阴性。腹水常规：淡黄色漏出液。

B 超：肝硬化、脾大、腹水。

胃镜检查：食管下段静脉曲张。

肝活组织检查：肝细胞变性、坏死，肝内纤维化及假小叶形成。

【问题 3】　该病人实验室检测结果应如何分析？

思路 1：肝功能检查结果：本患者 ALT 和 AST 轻度升高，AST/ALT ＞ 2，支持酒精性肝病；

GGT 升高超过正常值上限 3 倍左右，而 ALP 基本正常，提示 GGT 升高与阻塞关系不大，可能为酒精诱导升高；A 下降，G 升高，支持肝功能受损，失代偿；血清 TBIL 39μmol/L，DBIL 27μmol/L，提示轻度黄疸，胆汁淤积性，其可以肝硬化胆汁排泄不畅解释；尿胆原和尿胆红素都为阳性，则不符合一般的胆汁淤积性黄疸的表现，其可能与患者同时存在脾大，红细胞破坏增多，导致有血管外溶血存在有关。

思路 2：病人血常规表现为红细胞、白细胞和血小板三系都有所偏低：①红细胞减少主要与患者消化吸收下降、胃肠道静脉曲张导致慢性失血以及门脉高压导致脾功能亢进、红细胞破坏增多有关。②白细胞减少和血小板下降通常与脾功能亢进，导致分布异常有关。

思路 3：病人 AFP、病毒标志物阴性及 B 超结果基本上可以排除肝炎病毒引起的肝病、原发性肝癌和慢性胆囊炎等，而肝活组织检查结合饮酒史可以确诊为酒精性肝硬化。

【诊断】 酒精性肝硬化肝功能失代偿期，门静脉高压症，脾功能亢进。

【问题 4】 诊断依据及应进行的鉴别诊断

思路 1：诊断依据：①有长期酗酒史；②肝脏质地硬；③有肝功能减退的临床表现；④有门脉高压的临床表现；⑤肝功能检查有阳性改变；⑥肝活组织检查有假小叶形成。

思路 2：应进行的鉴别诊断：①慢性乙型病毒性肝炎：临床上主要表现为乏力、恶心、食欲减退等，不易与酒精性或代偿性酒精性肝硬化鉴别。肝活检可将两者分开。病毒标志物检查和病史也有助于确定，②肝炎后肝硬化：有肝炎史，外周血或肝组织中病毒标志物阳性，肝脏常缩小或正常。肝脏病理学类型也有明显区别。③原发性肝癌：乏力、食欲不振、黄疸、肝脏肿大等应想到有原发性肝癌的可能。但原发性肝癌 AFP 常 >500mg/L，且呈持续性增高，与 ALT 增高不成比例，B 超或 CT 检查可发现肝内占位。④慢性胆囊炎：患者右上腹胀痛、恶心等，应排除慢性胆囊炎。但慢性胆囊炎常有多次急性发作史，B 超可探出增大或缩小的胆囊，胆囊壁厚度增加。

（张 彦）

第十一章

肾脏疾病检验案例分析

案例 11-1　急性肾小球肾炎

【病史摘要】　男，10 岁。

主诉：多次肉眼血尿近 11 天，加重 2 天。

现病史：患儿 1 个月前出现嗓子痛、腹泻、低热，最高体温 38.5℃，发病时在某社区医院就诊，诊断为"上呼吸道感染"，给予青霉素类抗生素静滴治疗 2 天（具体不详），病人体温恢复正常；约 2 周后出现肉眼血尿，像洗肉水样，有泡沫，无血丝和血凝块，无尿频、尿急、尿痛，无水肿，前来医院就诊。

既往史：否认高血压、先天性心脏病病史，否认结核病史，无手术及输血史，无药物过敏史，无毒物及反射物质接触史。

个人史：身体健康。

家族史：父母身体健康，否认有家族遗传病史。

体格检查：患儿血压 66/88mmHg，精神尚可，咽部红，双侧扁桃体Ⅱ度肿大，无渗出。双肾区无叩击痛，输尿管无压痛，移动性浊音（−），双下肢无水肿。

实验室检查：①尿蛋白阳性（++）；②尿有形成分分析：红细胞 95 个 /μl，红细胞为不均一性红细胞；③尿沉渣相差显微镜检查：红细胞形态异常率 83%。

【问题 1】　通过上述问诊与查体，该病人可能的诊断是什么？需与哪些疾病鉴别诊断？

思路 1：患儿 10 岁，男性，肉眼血尿、蛋白尿出现前 2 周有明显感染症状，出现"嗓子痛"（诱发因素）、腹泻等症状。根据病人的主诉、年龄、性别、症状和病史特点，高度怀疑急性肾小球肾炎（AGN）。

思路 2：鉴别诊断：①其他病原体感染后的急性肾炎；②以急性肾炎综合征为表现的多种原发性肾小球疾病；③继发性肾小球肾炎。

【问题 2】　为明确诊断，应进行哪些检查？

肾小球肾炎往往缺乏典型的症状和体征，要排除其他病原体感染后的急性肾炎，此时实验室检查对明确诊断至关重要。

实验室检查：血清补体 CH50（脂质体法）18IU/ml，C3 0.5g/L。抗链球菌溶血素"O"（ASO）516IU/ml。血清肌酐、尿素正常。血清自身抗体阴性。乙型肝炎病毒抗原、抗体检测均阴性。

B 超检查提示：符合左肾静脉压迫综合征阳性，又称胡桃夹综合征（NCP）。

思路 1：AGN 常因 β 溶血性链球菌"致肾炎菌株"感染所致，常见于上呼吸道感染，多为扁桃体炎、皮肤感染如脓疱疮、猩红热等链球菌感染后。任何年龄段都可发病，但多发于儿童，男性发病多于女性，其比率约为 2∶1。通常于前驱感染后 1～3 周（平均 10 天左右）起病，潜伏期相当于致病抗原初次免疫后诱导机体产生免疫复合物所需的时间。

思路 2：可根据病人典型的实验检查特点帮助诊断。

（1）尿液异常：发病初期肾小球滤过功能受损，钠水潴留，尿量减少（常在 400～700ml/d），少数病人甚至出现少尿（<400ml/d），多数发病1～2周后尿量可逐渐恢复。血尿为急性肾炎重要所见，病人几乎均伴有血尿，30%病人可有肉眼血尿，常为病人首发症状和就诊原因。尿中红细胞多为严重变形红细胞，即肾源性红细胞，但使用袢利尿药时可暂为非肾源性红细胞。此外还可见红细胞管型，提示肾小球有出血渗出性炎症，是急性肾炎的重要特点。24小时尿蛋白定量通常为1～3g。白细胞和上皮细胞轻度增多，也可见大量透明和颗粒管型等。尿蛋白通常为（+）～（++），尿蛋白多属非选择性，尿中纤维蛋白降解产物（FDP）增多。尿常规一般在4～8周内大致恢复正常。镜下血尿或少量蛋白尿可持续半年或更长。

（2）肾功能异常：肾功能可一过性受损，表现为轻度氮质血症，利尿后数日可逐渐恢复正常。肌酐清除率减低，肾浓缩功能变化不大，尿渗量大于350mOsm/（kg·H_2O）。

（3）免疫学检验异常：链球菌感染后病人血清抗链球菌溶血素"O"（ASO）滴度常升高，提示近期内曾有过链球菌感染。发病初期血清总补体和C3水平降至参考区间的50%左右，一般可在2个月内恢复，这一点对诊断AGN意义很大。部分病人发病早期循环免疫复合物和血清冷球蛋白可呈阳性。

（4）其他改变：血清蛋白浓度常因水、钠潴留，血液稀释减低。由于清蛋白从尿中丢失较多，血清中清蛋白减低，γ-球蛋白增高；脂蛋白代谢异常，极低密度脂蛋白（VLDL）和低密度脂蛋白（LDL）升高。根据病人链球菌感染1～3周后急性起病，出现肾小球源性血尿、蛋白尿、高血压、水肿、少尿等急性肾炎综合征的临床表现，伴血清ASO升高，补体下降，2个月内恢复正常的实验室检查基本可以诊断AGN。肾小球疾病特别是肾小球肾炎，其血尿常为无痛性、全程血尿，可呈持续性或间发性。血尿可分为单纯性血尿，也可伴有蛋白尿、管型尿，特别是红细胞管型有助于诊断。

【问题3】　根据实验室及其他检查结果，应作出怎样的诊断？依据是什么？

【诊断】　病人可以诊断为：原发性急性肾小球肾炎（胡桃夹综合征）。

诊断依据：①患儿病前有明显链球菌感染史，起病急，病程中有反复肾小球源性肉眼血尿、蛋白尿等急性肾炎综合征，伴持续镜下血尿，不伴水肿、少尿及高血压，肾功能正常，ASO升高，补体下降。故考虑该诊断；②患儿近期无相关肾毒性药物使用情况，自身抗体检测阴性，且无皮疹、关节肿胀及不明原因发热等可排除相关继发性因素，故考虑为原发性；③左肾静脉B超提示符合左肾静脉压迫综合征阳性，也称胡桃夹综合征。

思路1：针对病人咽部或皮肤脓痂分泌物行细菌培养及血清学检查十分必要。细菌培养结果如为A组溶血性链球菌，"致肾炎菌株"常见A组12型或49型阳性，对本病诊断意义颇大。β溶血性链球菌培养阳性率约30%左右，特别在起病早期使用抗生素治疗者不易检出。但链球菌感染后可产生相应抗体，常可于链球菌感染后2～3周检测其抗体证实前驱的链球菌感染。如抗链球菌溶血素抗体，其阳性率达60%～80%，3～5周滴度达高峰，大多数病人半年内恢复正常。通过判断血清补体下降，血清ASO增高，即可确诊该病。

思路2：对临床表现不典型者，需根据尿液检查及血清补体动态改变作出诊断。除个别病例外，绝大多数急性链球菌感染后肾小球肾炎均有低补体血症，肾炎病程早期血清总补体及C3均明显下降，6～8周后恢复正常。这种规律性变化为本病的典型表现。血补体下降程度与急性肾炎病情严重程度无明显相关，但低补体血症持续8周以上者，应考虑有其他类型肾炎的可能，如膜增生性肾炎、冷球蛋白血症或狼疮肾炎等。因此，血清补体动态测定可作为评价急性肾炎重要的检测指标。

思路3：根据尿有形成分分析结果：红细胞为不均一性红细胞；红细胞相差显微镜结果：红细胞畸形率83%。基本确定该患儿尿红细胞为肾小球源性红细胞。

思路4：左肾静脉在腹主动脉和肠系膜上动脉间受机械性挤压后，肾静脉血流回流受阻引起的左肾静脉高压现象，临床主要表现为血尿和（或）蛋白尿。

一般认为，畸形红细胞占 80% 以上为肾小球源性血尿；畸形红细胞 <20%，均一型红细胞 >80% 以上为非肾小球源性血尿；畸形红细胞 >20%、<80%，为混合型血尿。左肾静脉压迫综合征的诊断标准尚不一致。

入院后检查：患儿凝血功能正常；血清丙氨酸氨基转移酶（ALT）14U/L、天冬氨酸转氨酶（AST）26U/L、总蛋白（TP）66.9g/L、清蛋白（ALB）44.4g/L，血清电解质未见明显异常。免疫球蛋白（Ig）基本正常，补体 16IU/ml；24h 尿蛋白 1.95g/L；尿常规：蛋白阳性（+）～（++），镜检红细胞 65～105 个 /HP，ASO 581IU/ml；因患儿存在反复肉眼血尿及蛋白尿，持续镜下血尿。

【问题 4】　根据上述检查，急性肾炎病人可能会发生哪些并发症？还需要做什么实验室检查确证？

AGN 急性期的主要并发症有：严重的循环充血和心力衰竭、高血压脑病和急性肾衰竭等。

思路 1：严重的循环充血和心力衰竭：主要发生在急性肾炎综合征期，严重的水、钠潴留和高血压为重要的诱发因素，病人可有颈静脉怒张、奔马律和肺水肿，需要紧急处理。一般成年病人发生率较高，儿童病人发生率少见。除了要关注临床症状的变化外，必须注重相关的实验室检查，如电解质、凝血指标、肝肾功能状态，必要时检测心肌损伤指标等。

思路 2：高血压脑病：国内报道发生率 5%～10%，一般血压超过 18.7/12kPa，同时伴有视力障碍、惊厥、昏迷三项症状之一者即可诊断。眼底检查常见视网膜小动脉痉挛、出血、渗出等。

思路 3：急性肾衰竭：发生率为 1%～2%，表现为少尿或无尿，血尿素增高，不同程度的高钾血症及代谢性酸中毒等尿毒症改变。

【问题 5】　急性肾小球肾炎需与哪些疾病相鉴别？有哪些检查可协助诊断？

思路 1：本病例根据患儿病前有明显链球菌感染史，起病急，反复肾小球源性肉眼血尿、蛋白尿等急性肾炎综合征，并伴有持续镜下血尿，ASO 升高，补体下降。考虑该诊断为肾小球肾炎。尚需与以下疾病鉴别：

（1）IgA 肾病：该病以反复发作性肉眼血尿和持续性镜下血尿和（或）蛋白尿为主要临床表现，发病前可有呼吸道或胃肠道感染，肾性血尿，可伴有轻度或中度蛋白尿。感染后发作较多，该病可有家族史。部分病人血 IgA 常升高，需肾活检免疫组化检查明确，系膜区或毛细血管祥区 IgA 大量沉积为特点。

（2）其他病原体感染后的急性肾炎：许多细菌、病毒、寄生虫感染后也可引起本病。目前较多见于病毒，如水痘 - 带状疱疹病毒、腮腺炎病毒、EB 病毒等，在感染早期或感染后 3～5 天发病，临床表现轻，不伴有血清补体降低，少有水肿和高血压，肾功能正常，能自愈。

（3）膜增殖性肾小球肾炎（MPGN）：以系膜细胞增生、系膜基质扩张、基底膜增厚及由于系膜细胞和基质向各面扩张至邻近的毛细血管壁内，导致光镜下毛细血管壁增厚和呈双轨状为病理特征的肾小球疾病。临床上除有肾炎综合征外常伴有肾病综合征，病变持续，无自愈倾向，部分病人持续性低补体血症为其特点，8 周内不恢复，预后差。

（4）急进性肾小球肾炎（RPGN）：起病与急性肾炎相似，但症状更重，除急性肾炎综合征外，多早期出现少尿、无尿，病情急骤发展，肾功能急剧恶化为特点。重症急性肾炎呈现急性肾衰竭者与该病鉴别困难时，应及时做肾活检用于明确诊断。

实验室诊断除急性肾小球肾炎的部分实验室检查外，明确分型和病因是重要的诊断目的。根据免疫病理可将其分为：Ⅰ型抗肾小球基底膜型（GBM），表现为 IgG 和补体 C3，沿肾小球毛细血管壁呈线条样沉积，约 5% 的急进型肾小球肾炎由抗 GBM 抗体引发；Ⅱ型为免疫复合物介导型，表现为 IgG 和 C3 沿系膜及毛细血管壁呈颗粒样沉积；Ⅲ型为寡免疫复合物型，主要由于血清抗中性粒细胞胞浆抗体（ANCA）所致的原发性小血管炎引起。肾脏可为首发，甚至是唯一受累器官，或与其他系统损害并存，病人血清 ANCA 检查阳性。与前两者不同，本病预后差，病死率较高，5 年存活率约 25%。

思路 2：继发性肾小球肾炎、系统性红斑狼疮、过敏性紫癜、乙型病毒性肝炎等累及肾脏也常以血尿、蛋白尿、镜下血尿的形式发病。应该需要鉴别，但患儿既无上述病史，也无皮疹、关节肿痛等，并自身抗体检查阴性，故暂不考虑系统性红斑狼疮及过敏性紫癜性肾炎。乙型肝炎病毒抗原、抗体检测阴性，乙肝相关性肾炎亦可排除。

（李　艳）

案例 11-2　肾病综合征

【病史摘要】　男，58 岁，汉族。

主诉：反复四肢水肿 4 个月余，加重 2 日。

现病史：病人 4 个月余前无明显诱因于晨起发现四肢有轻度对称性凹陷性水肿，伴尿黄、泡沫尿，夜尿增多（一夜 3～4 次，具体量不详）。午后水肿明显减轻，未予重视。数日后自觉四肢水肿加重，前往熟人处诊治，予草药煎服治疗（具体药物、用量不详）。用药两个多月，治疗期间水肿时轻时重。昨日晨起发现颜面水肿，四肢水肿明显加重，遂入医院门诊就诊。

既往史：否认结核病史，否认高血压、心脏病史，否认糖尿病史，无手术及输血史，无药物过敏史，无毒物及放射物质接触史。

个人史：无烟酒嗜好，发病前无不洁饮食史。

家族史：家庭成员健康，无家族遗传病史。

体格检查：体温 36.6℃，脉搏 70 次 / 分，呼吸 13 次 / 分，血压 150/100mmHg；发育正常，营养良好，神志清楚，积极应答，检查合作。皮肤黏膜：面色红润，皮肤无黄染，无皮下出血点，无蜘蛛痣、瘢痕、溃疡，毛发分布正常。双眼睑轻度水肿，无下垂，双下肢中度凹陷性水肿。

实验室检查：尿常规：潜血（+），尿蛋白（+++），颗粒管型（++），镜下红细胞（+），镜下白细胞（+）；血常规：血红蛋白 116.1g/L。

【问题 1】　通过上述问诊与查体，该病人可能的诊断是什么？需与哪些疾病鉴别诊断？

思路 1：病人 58 岁，男性，颜面水肿，四肢水肿，伴尿黄，有泡沫尿，夜尿增多。根据病人的主诉、年龄、性别、症状和病史特点，高度怀疑肾病综合征。

思路 2：根据病人的年龄和性别，主要需要进行鉴别诊断的疾病有：①糖尿病肾病；②肾淀粉样变性病；③骨髓瘤性肾病。

【问题 2】　为明确诊断，应进行哪些检查？

思路：从实验室角度来说，首先需做尿蛋白、血浆蛋白质定量和肾功能、血脂系列相关检验以确定病人是否存在实质性肾损伤。

实验室检查：总蛋白 43.3g/L，白蛋白 15.5g/L；血脂：总胆固醇（total cholesterol，TC）12.37mmol/L，甘油三酯（triacylglycerol，TG）3.16mmol/L，低密度脂蛋白胆固醇（low density lipoprotein cholesterol，LDL-C）9.94mmol/L，甲状腺激素 66.34nmol/L；抗核抗体谱 3 项及抗双链 DNA 抗体未见异常。

【问题 3】　如何解读上述实验室检查结果，可确诊为肾病综合征吗？确证依据有哪些？

思路 1：NS 早期特征为大量蛋白质渗漏导致的泡沫尿。病人体内大量蛋白质丢失，引起全身不同程度的水肿，以面部和四肢最为明显。同时，肺、胃肠等器官功能也因水肿发生相应的障碍，严重时期可导致病人胸腹腔积液、呼吸困难及消化道紊乱。而肾病综合征除表现出肾脏功能障碍外，病人还具有极高的并发症风险。

思路2：可根据病人典型的实验检查特点帮助诊断。

（1）24小时尿蛋白定量：肾病综合征病人的最典型特征为大量蛋白尿，尿蛋白定量≥3.5g/24h。

（2）血清总蛋白和白蛋白检验：肾病综合征病人因蛋白质丢失过多、摄入不足及合成减少，均有白蛋白减少造成的血清总蛋白含量降低。一般清蛋白<30g/L即可辅助诊断。

（3）血清蛋白质电泳：肾病综合征时，可发现 α_2 球蛋白和 β 球蛋白增高。

（4）血脂系列相关检验：肾病综合征病人普遍存在血清中甘油三酯（TG）、总胆固醇（TC）、低密度脂蛋白胆固醇（LDL-C）浓度增高。

（5）肾小球功能相关检验：针对疑似肾病综合征者，应作肾小球功能检验，包括内生肌酐清除率、血清尿素及肌酐测定、胱抑素 C 检验等。同时，通过含肌酐及性别、年龄、身高和体重等因素的肾小球滤过率（GFR）估算值（eGFR）公式评估肾小球功能。

（6）其他：血常规可见缺铁性或小细胞性贫血；尿常规中蛋白定性可在（+++）以上，尿沉渣常含各种管型，也可出现不同程度血尿；血清补体 C3 在原发性肾病综合征系膜毛细血管性肾小球肾炎中持续降低；金属结合类蛋白含量减少，凝血因子、纤维蛋白含量异常。

【问题4】　根据实验室及其他检查结果，应作出怎样的诊断？依据是什么？

思路1：肾病综合征病人的最典型特征为大量蛋白尿，尿蛋白定量≥3.5g/24h。

思路2：肾病综合征病人因蛋白质丢失过多、摄入不足及合成减少，均有白蛋白减少造成的血清总蛋白含量降低。一般白蛋白<30g/L即可辅助诊断。

思路3：肾病综合征病人普遍存在高胆固醇和（或）高甘油三酯血症，血清中甘油三酯（TG）、总胆固醇（TC）、低密度脂蛋白胆固醇（LDL-C）浓度增高。

【诊断】　肾病综合征（NS）。

诊断依据：①病人颜面水肿，四肢水肿，症状反复多月；②伴有尿黄，有泡沫尿，夜尿增多。肾病综合征早期特征为大量蛋白质渗漏导致的泡沫尿。以上两点均符合肾病综合征的特征性表现，支持考虑该诊断。肾病综合征诊断标准是：①尿蛋白大于 3.5g/24h；②血浆白蛋白低于30g/L；③水肿；④高脂血症。其中①②两项为诊断所必需。

【问题5】　为了完善诊断，还需要进行哪些检查。需进行鉴别诊断的疾病主要有哪些？

思路：肾病综合征诊断应包括三个方面：①确诊 NS。②确认病因：首先排除继发性和遗传性疾病，才能确诊为原发性肾病综合征；最好进行肾活检，做出病理诊断。病理类型和预后密切相关。③判断有无并发症。

（1）过敏性紫癜肾炎：好发于青少年，有典型皮肤紫癜，常于四肢远端对称分布，多于出皮疹后1～4周出现血尿和（或）蛋白尿。

（2）系统性红斑狼疮性肾炎：好发于女性，青少年及中年居多，免疫学检查可见多种自身抗体，以及多系统的损伤，可明确诊断。

（3）乙型肝炎病毒相关性肾炎：多见于儿童及青少年，临床主要表现为蛋白尿或肾病综合征，常见病理类型为膜性肾病。诊断依据：①血清乙型肝炎病毒（HBV）抗原阳性；②患肾小球肾炎，并且排除其他继发性肾小球肾炎；③肾活检切片找到 HBV 抗原。

（4）糖尿病肾病：好发于中老年，常见于病程 10 年以上的糖尿病病人。早期可发现尿微量白蛋白排出增加，以后逐渐发展成大量蛋白尿、肾病综合征。糖尿病病史及特征性眼底改变有助于鉴别诊断。

（5）肾淀粉样变性病：好发于中老年，肾淀粉样变性是全身多器官受累的一部分。原发性淀粉样变性主要累及心、肾、消化道（包括舌）、皮肤和神经；继发性淀粉样变性常继发于慢性化脓性感染、结核、恶性肿瘤等疾病，主要累及肾、肝和脾等器官。肾受累时体积增大，常呈肾病综合征表现。肾淀粉样变性常需肾活检确诊。

（6）骨髓瘤性肾病：好发于中老年，男性多见，病人可有多发性骨髓瘤的特征性临床表现，如骨痛、血清单株球蛋白增高、蛋白电泳 M 带及尿本周蛋白阳性，骨髓象显示浆细胞异常增生（占有核细胞的 15% 以上），并伴有质的改变。多发性骨髓瘤累及肾小球时可出现肾病综合征。上述骨髓瘤特征性表现有利于鉴别诊断。

（倪培华）

案例 11-3　慢性肾衰竭

【病史摘要】　女，56 岁，汉族。

主诉：反复乏力、纳差、头晕 3 年，尿少半月。

现病史：20 年前曾出现过尿路刺激征，伴腰部疼痛。近 3 年来常感全身乏力，食欲不振，头痛头晕等。半月前因受凉致上述症状加重，且出现恶心、呕吐、嗜睡、全身皮肤瘙痒等症状，并出现尿量减少，每天约 600ml。

既往史：否认结核病史，否认高血压、心脏病史，否认糖尿病史，无手术及输血史，无药物过敏史，无毒物及放射物质接触史。

个人史：无烟酒嗜好，发病前无不洁饮食史。近期无服用药物史。

家族史：家庭成员健康，无家族遗传病史。

体格检查：体温 37.8℃，脉搏 106 次 / 分，呼吸 20 次 / 分，血压 180/110mmHg。神志清，呼吸较深，口有氨臭味，面色苍白、水肿，两肺底闻及少许水泡音，下肢凹陷性水肿Ⅱ度。

实验室检查：尿蛋白（++），尿镜检可见颗粒管型。

【问题 1】　通过上述问诊与查体，该病人可能的诊断是什么？需与哪些疾病鉴别诊断？

思路 1：病人 56 岁，女性，受凉后（诱发因素）乏力、头痛、恶心等全身症状加重，出现尿蛋白，尿量减少。根据病人的主诉、年龄、性别、症状和病程特点，高度怀疑 CRF。

思路 2：鉴别诊断：急性肾损伤（acute kidney injury，AKI）。

【问题 2】　为明确诊断，应进行哪些检查？

思路：CRF 诊断通常不难，但过去病史不明的有时需要与急性肾衰竭鉴别，贫血、尿毒症面容、高磷血症、低钙血症、血甲状旁腺激素（parathyroid hormone，PTH）升高、双肾缩小等都支持本病的诊断。需要时可做肾活检。应尽可能地查出引起慢性肾衰竭的基础疾病。

实验室检查：RBC 1.5×10^{12}/L，WBC 6.2×10^{9}/L，血红蛋白 50g/L，血钾 5.6mmol/L，肌酐 450μmol/L，血清尿素 46.41mmol/L，胱抑素 C 1.65mg/L。B 超检查提示：双肾体积小，肾萎缩。

【问题 3】　如何解读上述实验室检查结果，可确诊为慢性肾衰竭吗？

思路 1：CRF 是以代谢产物潴留，水、电解质、酸碱平衡失调，全身各系统受累为主要表现的临床综合征，终末期也称为尿毒症。从原发病起病到肾功能不全的开始，间隔时间可数年到十余年。慢性肾衰竭是肾功能不全的严重阶段。

思路 2：可根据典型的实验检查特点帮助诊断。

（1）肾小球滤过率测定：GFR 低于 60ml/min 时就认为已经处于慢性肾衰的状态，需要接受针对性治疗，低于 8～10ml/min 时应开始进行透析治疗。

（2）24 小时尿蛋白测定：在初级诊疗过程中无须收集 24 小时尿液进行尿蛋白定量，可进行晨尿蛋白定性检验。若定性结果为阳性（"+～++"或以上），则需进行总蛋白 / 肌酐或白蛋白 / 肌酐比值测定。尿蛋白 / 肌酐 >45mg/mmol 或白蛋白 / 肌酐 >30mg/mmol 时，则考虑尿蛋白阳性。2 次以上尿蛋白阳性病人(其中间隔 1～2 周复查)可诊断为持续性蛋白尿。慢性肾病病人在检测蛋白尿时使用定量方法。

(3)胱抑素 C 检验:胱抑素 C(cys C)升高提示肾脏可能有早期损伤。

(4)尿渗透量检验:正常人一般多为 600～1000mOsm/(kg·H_2O)。尿渗透量浓度降低主要见于肾浓缩功能严重受损的疾病,如慢性肾盂肾炎、多囊肾、慢性肾衰竭、尿崩症、尿路梗阻性肾病变、尿酸性肾病变、急性肾小管功能障碍和原发性肾小球病变等,而升高多见于高热、脱水、心功能不全、急性肾炎、周围循环不良、腹泻、肾淤血等。

(5)血清肾功能检验:慢性肾衰竭病人一般进行血液肾功能指标检测时,尿素、肌酐均有升高。

(6)血常规:慢性肾衰竭病人一般营养摄入不良,血红蛋白<80g/L,终末期尿毒症阶段血红蛋白含量进一步下降,可跌至 20～30g/L,可伴有血小板降低或白细胞偏高。

(7)电解质检验及血气分析:慢性肾衰竭病人相较 AKI 病人,体内电解质紊乱和血液酸碱平衡异常的情况更为严重,且更为明显。CRF 病人血钙<2.0mmol/L,血磷>1.7mmol/L;机体常呈现为代谢性酸中毒状态,晚期 pH 值下降,实际碳酸氢盐、标准碳酸氢盐及碱剩余降低,PCO_2 呈代偿性降低。

(8)甲状旁腺激素测定:CRF 发展到尿毒症阶段时,甲状旁腺激素(PTH)往往代偿性合成,含量处于高浓度。

【问题 4】　根据实验室及其他检查结果,应作出怎样的诊断?依据是什么?

思路 1:慢性肾衰的血液系统表现可包括贫血、出血倾向和白细胞异常,血常规血红蛋白多在 80g/L 以下,最低达 20g/L,白细胞与血小板正常或偏低。

思路 2:尿常规显示尿蛋白 +～+++,晚期可阴性。尿沉渣有管型,蜡样管型对诊断有意义。可有红细胞、白细胞,若数量增多表示可能病情进展或存在感染。尿量可正常但夜尿多,尿比重低,严重者尿比重固定在 1.010～1.012。

思路 3:肾功能检查包括血肌酐、尿素、尿酸增高;内生肌酐清除率降低,是肾衰竭的敏感指标;血钙偏低,血磷增高。血清钾、钠浓度可正常、降低或增高,有代谢性酸中毒等。另外胱抑素 C 升高提示肾脏可能有早期损伤。

思路 4:其他检查:B 型超声检查示双肾体积小、肾萎缩,肾图示双肾功能明显受损。

【诊断】　慢性肾衰竭。

诊断依据:①病人 20 年前曾出现过尿路刺激征伴腰部疼痛,近几年来感全身乏力、食欲不振、头痛、头晕等,符合慢性肾衰竭病程的特点;②病人半月前因受凉致症状加重,且恶心、呕吐、嗜睡、全身皮肤瘙痒、尿量减少,考虑为导致肾衰竭恶化的刺激因素;③病人 RBC 1.5×10^{12}/L,WBC 6.2×10^9/L,血红蛋白 50g/L,血清肌酐 450μmol/L,尿素 46.41mmol/L、胱抑素 C 1.65mg/L,符合 CRF 实验室诊断标准;④体格检查:口有氨臭味,面色苍白、水肿,两肺底闻及少许水泡音,下肢凹陷性水肿Ⅱ度;⑤B 超检查提示:双肾体积小,肾萎缩,符合慢性肾损伤的影像学表现。

入院后检查:血钾 5.6mmol/L;二氧化碳结合力 13mmol/L;血清自身抗体阴性;乙型肝炎病毒抗原、抗体检测均阴性。

【问题 5】　根据上述检查,病人可能会发生哪些并发症?

CRF 的主要并发症包括:水、电解质和酸碱平衡失调(钾平衡失调,酸中毒),高血压,心力衰竭等。

思路 1:高血钾及低血钾:由于利尿、呕吐、腹泻、摄入不足可出现低血钾;终末期病人常发生高血钾,主要因进食水果、肉类多,尿量少及使用保钾利尿药造成。

思路 2:酸中毒:尿毒症病人都有轻重不等的代谢性酸中毒,因肾脏对酸、碱平衡的调节能力下降，导致酸性代谢产物在体内潴留。

思路3：高血压：大部分病人有不同程度的高血压，主要与水钠潴留有关，部分也与肾素活性增高有关。

思路4：心力衰竭：是尿毒症病人最常见死亡原因，与高血压、水钠潴留、贫血、尿毒症性心肌病等有关。

（倪培华）

案例11-4　糖尿病并发症

【病史摘要】　男，63岁，汉族。

主诉：口干、多饮、多尿10年，双下肢水肿4个月。

现病史：病人高血压病史15年，血压最高达180/100mmHg，不规律予硝苯地平治疗，未监测血压。10年前体检发现空腹及餐后血糖升高，间断有口干、多饮、多尿等症状，未控制饮食，未规律监测血糖及正规治疗。4个月前出现双下肢水肿，近1个月水肿加重，伴胸闷、气喘、腹胀，偶有右肋下疼痛。

既往史：否认冠心病、慢性支气管炎等病史。否认肝炎、结核病史，无手术及输血史，无药物过敏史，无毒物及放射物质接触史。高血压史15年，未监测治疗。疑似糖尿病史10年，未控制治疗。

个人史：有饮酒史15年，平均每日饮酒50g左右。

家族史：家庭成员健康，无家族遗传病史。

体格检查：体温36.5℃，脉搏88次/分，呼吸18次/分，血压134/70mmHg，身体质量指数22.45kg/m²。神志清楚，精神可，发育正常，重度贫血貌。双下肢重度水肿。四肢肌力5级，肌张力正常。

实验室检查：白细胞、淋巴细胞比例、血小板均正常，中性粒细胞48.8%，血红蛋白74g/L，糖化血红蛋白15.8%。尿蛋白1.5g/L、葡萄糖7.0mmol/L、酮体阴性。

【问题1】　通过上述问诊与查体，该病人可能的诊断是什么？需与哪些疾病鉴别诊断？

思路1：病人男性，63岁，双下肢严重水肿，同时有10年的糖尿病史及15年高血压史。根据病人的主诉、年龄、性别、症状和病史特点，高度怀疑糖尿病肾病。

思路2：鉴别诊断：①原发性肾脏疾病；②肾病综合征；③恶病质，如肿瘤、严重营养不良等造成的全身机体反应。

【问题2】　为明确诊断，应进行哪些检查？

思路：糖尿病肾病的发生具有典型的病史和体征，即糖尿病史以及肾功能病变。糖尿病肾病的主要检验项目有：尿蛋白测定、血尿素和肌酐测定。

实验室检查：①血液生化指标：总蛋白41g/L，白蛋白22g/L，前白蛋白195mg/L；胆红素、丙氨酸氨基转移酶、天冬氨酸氨基转移酶、淀粉酶、乳酸脱氢酶、碱性磷酸酶、尿素均正常；血葡萄糖7.1mmol/L；血钾、钠、钙均正常，磷1.76mmol/L、钙2.01mmol/L；总胆固醇（TC）7.83mmol/L，甘油三酯（TG）1.35mmol/L，高密度脂蛋白胆固醇（HDL-C）0.95mmol/L，低密度脂蛋白胆固醇（LDL-C）4.80mmol/L；凝血酶原时间、活化部分凝血活酶时间均正常，纤维蛋白降解产物7.12μg/ml，D-二聚体3.04μg/ml，纤维蛋白原5.31g/L。②肾功能相关检查：尿素18.5mmol/L，肌酐264μmol/L，GFR（MDRD公式）23.5ml/min，脑钠肽1350pg/ml；24小时尿蛋白4.87g。③影像学检查：B超：双肾轻度积水、双侧输尿管扩张。双肾ECT：双肾梗阻，双肾积水。头颅MRA：未见明显异常。胸片：双侧胸腔积液，右侧最大液深9.3cm，左侧最大液深8.2cm。④眼底检查：荧光眼底造影，双眼水肿，可见微动脉瘤。

【问题3】 如何解读上述实验室检查结果？糖尿病肾病的检验特点是什么？

思路1：糖尿病肾病是指由糖尿病引起的慢性肾病。1型糖尿病病人发生糖尿病肾病多在起病10～15年左右，而2型糖尿病病人发生糖尿病肾病的时间则短，与年龄大、同时合并较多其他基础疾病有关。

思路2：可根据病人典型的实验检查特点帮助诊断。

（1）糖尿病肾病血液生化指标：早期筛查实验中可做肾小球滤过率（GFR）。临床期糖尿病性肾病可选用肾病综合征的肾功能检查指标。病人肾功能相关指标提示存在严重肾功能异常；MDRD数值降低，提示肾衰竭。

（2）肾功能异常：尿白蛋白排出率持续＞200μg/min或常规尿蛋白定量＞0.5g/24h，可作为临床诊断糖尿病肾病的依据之一。该病人24小时尿蛋白达4.87g，高度提示临床显性糖尿病肾病。

（3）影像学检查提示：B超及双肾ECT提示，肾脏病理性体积变化，同时存在梗阻，进一步加剧了肾功能减退。眼底视网膜检查证明病人病症累及视网膜，出现微血管病变。

（4）其他改变：血清中清蛋白、γ-球蛋白均减低，引发全身，尤其下肢水肿；脂蛋白代谢异常，高密度脂蛋白胆固醇（HDL-C）降低，低密度脂蛋白胆固醇（LDL-C）升高，病人同时还处于高凝状态，纤溶凝血指标均升高。

【问题4】 根据病人病史及实验室检查结果，应作怎样的诊断？依据是什么？

思路1：糖尿病肾病好发于中老年，常见于病程10年以上的糖尿病病人。早期可发现尿微量白蛋白排出增加，以后逐渐发展成大量蛋白尿、肾病综合征。糖尿病病史及特征性眼底改变有助于鉴别诊断。

思路2：糖尿病肾病可导致CRF症状出现。同时病人自身高血糖和高血压的进行性发展极大加剧了肾血流和微血管的负担，引发病变生成。

【诊断】 ①糖尿病肾病Ⅳ期；②2型糖尿病；③高血压病3级（极高危组）；④肾病综合征。

诊断依据：①病人病发前有较长的糖尿病史，但未及时诊治，造成严重的2型糖尿病，病情依旧处于进展过程中。②早期肾功能正常，未出现肾脏相关指标变化；近几年随糖尿病进展逐步出现肾脏功能异常现象。故考虑该诊断。③严重的高血压史加剧肾脏微血管病变。④糖尿病肾病的临床分期中已明确指出Ⅳ期为临床（显性）糖尿病肾病期，进展性显性白蛋白尿。⑤影像学结果符合肾脏功能退化，肾血管病变。⑥眼底检查发现视网膜病变可支持糖尿病肾病的确诊。

【问题5】 糖尿病肾病的病人如何进行临床分期及病理学分级？

1987年Mogensen建议，根据糖尿病肾病的病理生理特点和演变过程，将1型糖尿病病人的糖尿病肾病（diabetic kidney disease，DKD）分为5期，见表11-1。

表11-1 糖尿病肾病临床分期

临床分期	病理生理特点
Ⅰ期	急性肾小球高滤过期，肾小球入球小动脉扩张，肾小球内压增加，GFR升高，伴或不伴肾体积增大
Ⅱ期	正常白蛋白尿期，尿蛋白排泄率（UAER）正常（＜20μg/min或＜30mg/24h）（如休息时），或呈间歇性微量白蛋白尿（如运动后、应激状态），病理检查可发现肾小球基底膜轻度增厚
Ⅲ期	早期糖尿病肾病期（UAER 20～200μg/min或30～300mg/24h），以持续性微量白蛋白尿为标志，病理检查肾小球基底膜（GBM）增厚及系膜进一步增宽
Ⅳ期	临床（显性）糖尿病肾病期，进展性显性白蛋白尿，部分可进展为肾病综合征，病理检查肾小球病变更重，如肾小球硬化、灶性肾小管萎缩及间质纤维化
Ⅴ期	肾衰竭期

　　2010 年，肾脏病理学会研究委员会首次提出了糖尿病肾病病理分级标准，在 1 型和 2 型糖尿病病人中均适用。根据肾脏组织光镜、电镜及免疫荧光染色的改变对肾小球损害和肾小管 / 肾血管损伤分别进行分级、分度（表 11-2）。

表 11-2 糖尿病肾病病理学分级

分级	病理标准
Ⅰ级	GBM 增厚
Ⅱa 级	轻度系膜增生
Ⅱb 级	重度系膜增生
Ⅲ级	一个以上结节性硬化（Kimmelstiel-Wilson 结节）
Ⅳ级	晚期糖尿病肾小球硬化

　　肾小管间质采用间质纤维化和肾小管萎缩、间质炎症的程度评分，肾血管损伤按血管透明变性和大血管硬化的程度评分。

（倪培华）

第十二章

呼吸性疾病检验案例分析

案例 12-1　慢性阻塞性肺疾病

【病史摘要】　男，67岁。

主诉：咳嗽、咳痰15年，呼吸困难5年，淋雨后加重2天。

现病史：患者15年前无明显诱因出现咳嗽，咳白色黏痰，量约5～10ml/d，无痰中带血、发热、盗汗，无胸痛、呼吸困难，无双下肢水肿。自服"头孢类"抗生素及止咳祛痰药物，症状逐渐缓解，此后上述症状每于受凉、感冒后反复发作，秋冬季明显。5年前逐渐出现活动后气短，曾行肺功能检查示"阻塞性通气功能障碍"，呼吸困难逐渐加重。2天前，患者淋雨后再次出现咳嗽，咳黄白色黏痰，呼吸困难加重，稍活动即感气短，无胸痛及双下肢水肿。口服"茶碱"并到社区卫生所吸氧治疗后症状无明显缓解。本次发病以来，精神、食欲、睡眠欠佳，大小便正常，体重无变化。

既往史：否认高血压、心脏病和糖尿病史，否认传染病接触史。吸烟25年，20支/日，已戒烟3年。偶饮酒，无遗传病家族史。

家族史：家庭成员健康，无家族遗传病史。

体格检查：T 36.8℃，P 95次/分，R 24次/分，BP 136/76mmHg，神志清楚，浅表淋巴结未触及肿大。口唇无发绀，颈静脉无怒张，桶状胸，双肺触觉语颤减弱，叩诊呈过清音，呼吸音减弱，可闻及散在哮鸣音，双肺底少许湿性啰音，未闻及胸膜摩擦音。心界不大，心率95次/分，律齐，各瓣膜听诊区未闻及杂音，双下肢无水肿。

实验室检查：WBC 12.2×10^9/L，N 85%，L 12%，M 3%，RBC 4.6×10^{12}/L，Hb 120g/L；动脉血气分析结果：氧流量2L/min，pH 7.24，PCO_2 52mmHg，PaO_2 59mmHg，HCO_3^- 27.5mmol/L。

【问题1】　通过上述问诊与查体，该患者可能的诊断是什么？需与哪些疾病鉴别诊断？

思路1：患者慢性病程，根据其呼吸系统症状，止咳祛痰及抗感染治疗有效，以及主诉、年龄、性别、症状和病史特点，高度怀疑慢性阻塞性肺疾病（COPD）。

【问题2】　为明确诊断，应进行哪些检查？

该患者年龄较大，病史长，需要排除其他有咳嗽、咳痰症状的呼吸系统疾病，对此进行的实验室检查有：血常规白细胞 12.2×10^9/L，血电解质、血糖以及肝肾功能均无异常。

思路1：可根据患者典型的实验检查特点帮助诊断。

（1）肺功能检查异常：使用支气管扩张剂后，FEV_1/FVC＜0.70可确定为持续气流受限。肺总量（TLC）、功能残气量（FRC）和残气量（RV）增高，肺活量（VC）减低，表明肺过度充气。

（2）痰培养异常：慢阻肺合并细菌感染时外周血白细胞升高，核左移，痰培养可能查出病原菌。

（3）其他改变：胸部X线可出现肺纹理增粗、紊乱等非特异性改变，也可出现肺气肿表现；CT检查可见慢阻肺小气道病变的表现。

【问题3】　根据实验室及其他检查结果，应作出怎样的诊断？依据是什么？

【诊断】　患者可以诊断为：慢性阻塞性肺疾病，Ⅱ型呼吸衰竭。

诊断依据：①老年男性，病史长，长期大量吸烟史；②长期反复咳嗽、咳痰，秋冬季明显，进行性呼吸困难，止咳祛痰及抗生素治疗有效；③动脉血气分析 $PCO_2 > 50mmHg$，$PaO_2 < 60mmHg$ 表明存在Ⅱ型呼吸衰竭；④肺功能检查提示阻塞性通气功能障碍。

思路1：对临床表现不典型者，需根据血常规、生化、动脉血气分析等检查及肺功能检查作出诊断。除个别病例外，绝大多数慢性阻塞性肺疾病患者均有阻塞性通气功能障碍，合并呼吸衰竭，否则应考虑其他呼吸系统疾病。

思路2：痰病原学检查，包括痰培养、药敏试验以及痰涂片抗酸染色有可能培养出病原菌，常见病原菌有肺炎支原体、肺炎衣原体、流感嗜血杆菌以及肺炎链球菌。

【问题4】　根据上述检查，慢性阻塞性肺疾病患者可能会发生哪些并发症？还需要做什么实验室检查确证？

COPD 急性加重期的并发症有呼吸衰竭，发生低氧血症和高碳酸血症，另外还有自发型气胸、慢性肺源性心脏病。

思路1：呼吸衰竭：主要发生在急性加重期，原来症状明显加重，发生低氧血症和（或）高碳酸血症，出现缺氧和二氧化碳潴留的临床表现。动脉血气检查结果显示氧分压降低，二氧化碳分压升高，严重者会发生代谢性酸中毒。

思路2：自发性气胸：如有突然加重的呼吸困难，并伴有明显发绀，患侧肺部叩诊为鼓音，听诊呼吸音减弱或消失应考虑并发自发性气胸。

思路3：慢性肺源性心脏病：由于慢阻肺肺脏病变引起肺血管床减少及缺氧致肺动脉收缩、血管重塑，导致肺动脉高压、右心室肥厚扩大，最终发生右心功能不全。

【问题5】　慢性阻塞性肺疾病需与哪些疾病相鉴别？有哪些检查可协助诊断？

本病例发病时间长，长期反复咳嗽、咳痰，秋冬季明显，进行性呼吸困难，与呼吸系统其他疾病症状相似，故应需鉴别。

思路1：支气管哮喘：以发作性伴有哮鸣音的呼气性呼吸困难、夜间和凌晨发作或加重为主要症状，该病具有多基因遗传倾向，发病具有家族聚集倾向。阻塞性通气功能障碍、反复发作喘息气急为其特点。

思路2：支气管扩张：继发于急、慢性呼吸道感染和支气管阻塞，临床表现主要为慢性咳嗽、咳大量脓痰和反复咯血。感染、免疫缺陷等是支气管扩张的诱发因素。

思路3：肺结核：人肺结核的致病菌 90% 以上为结核分枝杆菌，传染源是结核病患者，主要通过咳嗽、喷嚏、大笑、大声谈话等方式传播。除咳嗽、咳痰或痰中带血等呼吸症状外，还有发热、倦怠乏力、盗汗、食欲减退等全身症状。痰涂片查结核分枝杆菌是确诊肺结核的主要方法，结核菌素试验可用于检出结核分枝杆菌的感染，但不能区分是结核分枝杆菌的自然感染还是卡介苗接种的免疫反应。此外，还有 PPD 试验等都可以鉴别慢阻肺和肺结核患者。

（李贵星）

案例 12-2　支气管哮喘

【病史摘要】　女，32岁。

主诉：胸闷、气短，活动后加重2天

现病史：患者于2天前在田地焚烧秸秆后出现胸闷、气短，活动后加重，因症状持续不缓解入院。发作以来睡眠稍差，饮食、大小便正常，体重无明显变化。

既往史：半年前受凉后出现咳嗽，多为干咳，有时夜间咳醒，偶有少量白色泡沫痰，症状持续 1 周后自行缓解。此后咳嗽反复发作，多为干咳，与雾霾天气、接触刺激性气味或"感冒"有关，可自行或经治疗后缓解。

个人史：既往体健，否认传染病史，无烟酒嗜好，育有一女，月经正常。母亲有"慢性荨麻疹病史"。

体格检查：T 37℃，P 102 次 / 分，R 24 次 / 分，BP 115/80mmHg。轻度喘息貌，皮肤湿润，浅表淋巴结未触及肿大，口唇无发绀。胸廓无畸形，双侧呼吸动度一致，双肺叩诊呈轻音，呼气相延长，可闻及哮鸣音，未闻及湿性啰音和胸膜摩擦音。

实验室检查：Hb 134g/L，WBC 12.3×10^9/L，分类正常，PLT 245×10^9/L，RBC 4.38×10^{12}/L；动脉血气分析：pH 7.43，PCO_2 32mmHg，PaO_2 65mmHg，HCO_3^- 22mmol/L，SaO_2 92%。

【问题1】　通过上述问诊与查体，该患者可能的诊断是什么？需与哪些疾病鉴别诊断？

思路1：青年女性，慢性病程，反复发作性咳嗽，有时夜间发作，与雾霾天气有关，胸闷、气短 2 天，症状持续不缓解，轻度喘息貌，呼吸频率加快，可闻及哮鸣音；有过敏性家族史且动脉血气分析显示低氧血症，二氧化碳分压降低。根据患者的主诉、年龄、性别、症状和病史特点，高度怀疑支气管哮喘。

思路2：鉴别诊断：①慢性支气管炎；②左心衰竭；③变态反应性肺浸润。

【问题2】　为明确诊断，应进行哪些检查？

支气管哮喘典型症状为伴有哮鸣音的呼气性呼吸困难，实验室检查对没有喘息症状的不典型哮喘的明确诊断至关重要。

实验室检查：血清特异性 IgE 1.4mg/L。血清肝功、肾功正常。血清自身抗体阴性。乙型肝炎病毒抗原、抗体检测均阴性。

胸部 X 线检查提示：两肺透亮度增加，呈过度通气状态。

思路1：支气管哮喘常因变应原性因素（花粉、油漆）、非变应原性因素（大气污染、吸烟等）诱发。通常其发病具有家族聚集性，亲缘关系越近，患病率越高。

思路2：可根据患者典型的实验检查特点帮助诊断。

（1）特异性变应原检测：外周血变应原特异性 IgE 增高，结合病史有助于病因诊断。

（2）其他改变：胸部 X 线、CT，肺功能检查有助于诊断。

【问题3】　根据实验室及其他检查结果，应作出怎样的诊断？依据是什么？

【诊断】　患者可以诊断为：支气管哮喘。

诊断依据：①青年女性，慢性病程，反复发作的咳嗽，有时夜间发作；②胸闷、气短，症状持续不缓解；③轻度喘息，呼吸频率加快，呼气相延长，可闻及哮鸣音；④过敏性家族史，动脉血气分析示低氧血症，$PaCO_2$ 降低。

入院后检查：患者凝血功能正常；血清丙氨酸氨基转移酶（ALT）14U/L、天冬氨酸转氨酶（AST）26U/L、总蛋白（TP）66.9g/L、清蛋白（ALB）44.4g/L，血清电解质未见明显异常。

【问题4】　根据上述检查，支气管哮喘患者可能会发生哪些并发症？还需要做什么实验室检查确证？

支气管哮喘严重发作时可并发气胸、慢阻肺、支气管扩张和肺源性心脏病。

思路1：气胸：如有突然加重的呼吸困难，并伴有明显发绀，患侧肺部叩诊为鼓音，听诊呼吸音减弱或消失应考虑并发自发性气胸。

思路2：慢阻肺：支气管哮喘长期反复发作迁延不愈，并发感染时可导致慢性并发症。

思路3：支气管扩张：大多继发于急慢性呼吸道感染和支气管阻塞，以慢性咳嗽、咳大量脓痰和反复咯血为主要临床表现。CT、X 线检查可帮助诊断。

【问题5】　支气管哮喘需与哪些疾病相鉴别？有哪些检查可协助诊断？

本病例患者慢性病程，反复发作的咳嗽，有胸闷、气短等症状，轻度喘息，呼吸频率加

快,呼气相延长,可闻及哮鸣音,动脉血气分析示低氧血症,$PaCO_2$ 降低。因此尚需与以下疾病鉴别:

思路 1:心源性哮喘:该病与重症哮喘症状相似,但患者常有高血压、冠状动脉粥样硬化性心脏病、风湿性心脏病等病史和体征,突发气急,端坐呼吸,阵发性咳嗽,常咳出粉红色泡沫样痰,两肺可闻及广泛的湿啰音和哮鸣音,左心界扩大,心率增快,心尖部可闻及奔马律。胸部 X 线检查可见心脏增大,肺淤血症。

思路 2:慢性阻塞性肺疾病:多见于中老年人,多有长期吸烟或接触有害气体的病史和慢性咳嗽史,喘息常年存在,有加重期。体检双肺呼吸音明显下降,可有肺气肿体征,两肺或可闻及湿啰音。肺功能检查和痰液检查可辅助诊断。

思路 3:上气道阻塞:中央型支气管肺癌、气管支气管结核、复发性多软骨炎等气道疾病或异物气管吸入,导致支气管狭窄或伴发感染时,可出现喘鸣或类似哮喘样呼吸困难,肺部可闻及哮鸣音。但根据病史特别是出现吸气性呼吸困难,痰细胞学或细菌学检查,肺部影像、支气管镜检查,常可明确诊断。

思路 4:变态反应性支气管肺曲菌病(ABPA):常以反复哮喘发作为特征,可咳出棕褐色黏稠痰块或咳出树枝状支气管管型。痰嗜酸粒细胞增加,痰镜检或培养可查及曲菌。胸部 X 线呈游走性或固定性浸润病灶,CT 可显示近端支气管呈囊状或柱状扩张。曲菌抗原皮肤试验呈双相反应,曲菌抗原特异性沉淀抗体(IgG)测定阳性,血清总 IgE 显著升高。

思路 5:支气管肺癌:中央型肺癌导致支气管狭窄或伴有感染时或类癌综合征,可出现喘鸣或类似哮喘样呼吸困难,肺部可闻及哮鸣音。但肺癌的呼吸困难及哮喘症状进行性加重,常无诱因,咳嗽可有血痰,痰中可找到癌细胞,胸部 X 线片、CT 或 MRI 检查或纤维支气管镜检查常可明确诊断。

(李贵星)

案例 12-3　胸 腔 积 液

【病史摘要】　男,63 岁。

主诉:8 年前出现咳嗽、咳痰,加重伴呼吸困难 3 个月。

现病史:患者 8 年前因受凉后出现咳嗽、咳白色泡沫痰、胸闷、寒战、发热等症状,无胸痛,无夜间阵发性呼吸困难。于 3 个月前上述症状加重,出现咳嗽、咳痰,不能平卧,憋喘,左侧卧位呼吸困难加重。

既往史:否认高血压、糖尿病、冠心病病史,否认结核病史,无手术及输血史,无药物过敏史,无毒物及放射物质接触史。

体格检查:T 36.3℃,P 98 次 / 分,R 22 次 / 分,BP 178/72mmHg,神志清楚,慢性病容,皮肤、巩膜无黄染,全身淋巴结未触及肿大。右肺叩诊呈过清音,左肺叩诊为实音,右肺呼吸音减低,左肺呼吸音消失,未闻及干湿性啰音。腹部外形正常,全腹软,无压痛及反跳痛。

实验室检查:胸部 CT 示:①左肺上叶 1.3cm×1.9cm 结节影,牵引性小支气管扩张,邻近胸膜广泛性增厚、粘连;②左侧胸腔积液少许。

胸水检查:查见腺癌细胞。

【问题 1】　通过上述问诊与查体,该患者可能的诊断是什么?需与哪些疾病鉴别诊断?

该患者最可能的诊断为左肺上叶肺癌伴胸膜转移。

思路 1:患者 63 岁,男性,咳嗽、咳白色泡沫痰,胸闷,寒战、发热,咳痰不能平卧,憋喘,左侧卧位呼吸困难加重。胸部 CT 示左肺上叶 1.3cm×1.9cm 结节影,牵引性小支气管扩张,邻近胸膜广泛性增厚、粘连,左侧胸腔积液少许,胸水检查见腺癌细胞。

思路2：鉴别诊断：肺结核。

【问题2】 为明确诊断，应进行哪些检查？

多种疾病可以引起胸腔积液形成，通过对胸水的检查，明确引起胸水的病因才能对症治疗，取得较好疗效。

实验室检查：胸水常规示胸水为黄色，微浑，有凝块，镜检有核细胞数 >1000×10^6/L，腺苷脱氨酶 <25U/L，查见异常细胞；胸水生化各指标正常；肿瘤标记物中非小细胞肺癌抗原 5.70ng/L，血常规、生化、凝血各指标无异常。乙型肝炎病毒抗原阴性，表面抗体阳性。

胸部 CT 示：左肺上叶 1.3cm×1.9cm 结节影，牵引性小支气管扩张，邻近胸膜广泛性增厚、粘连；左侧胸腔积液少许。

思路：可根据患者典型的实验检查特点帮助诊断。

（1）胸水常规异常：该患者胸水外观呈黄色，微浑有凝块，为渗出液，镜下查见癌细胞，为恶性胸水。

（2）肿瘤标记物异常：非小细胞肺癌抗原阳性。

【问题3】 根据实验室及其他检查结果，应作出怎样的诊断？依据是什么？

【诊断】 患者可以诊断为：左肺上叶肺癌伴胸膜转移。

诊断依据：①咳嗽、咳白色泡沫痰、胸闷、寒战、发热，无胸痛，无夜间阵发性呼吸困难。咳痰不能平卧、憋喘，左侧卧位呼吸困难加重。②胸部 CT 示左肺上叶 1.3cm×1.9cm 结节影，牵引性小支气管扩张，邻近胸膜广泛性增厚、粘连，左侧胸腔积液少许，胸水检查查见腺癌细胞。

思路：针对患者胸水行常规和生化检查十分必要。胸水常规检查中根据性状、颜色、蛋白、凝固性、葡萄糖等指标可判断胸水类型并推断病因。而胸水生化检查根据乳酸脱氢酶、腺苷脱氨酶等酶类指标可判断是否是癌性胸水。本患者胸水常规示渗出液，腺苷脱氨酶 <25U/L，提示为癌性胸水，镜下查见癌细胞支持该检查结果。

入院后检查：患者凝血功能正常；血清丙氨酸氨基转移酶（ALT）9U/L、天冬氨酸转氨酶（AST）13U/L、总蛋白（TP）63.5g/L、清蛋白（ALB）38.3g/L，血清电解质未见明显异常。免疫球蛋白（Ig）基本正常，血常规和尿常规均正常。

【问题4】 胸腔积液的诊断和鉴别有哪些步骤？

胸水常由多种原因引起，确定病因采取措施才有良好的效果，其诊断和鉴别需以下 3 个步骤：

思路1：确定有无胸腔积液：中量胸腔积液可根据其症状和体征诊断，少量积液仅表现为肋膈角变钝，易与胸膜粘连混淆，须与胸膜增厚鉴别。

思路2：区别漏出液和渗出液：诊断性胸腔穿刺可区别积液的性质。

思路3：寻找胸腔积液的病因：漏出液常见的病因是充血性心力衰竭，多为双侧，积液量右侧多于左侧，强烈利尿可引起假性渗出液。渗出液最常见的病因为结核性胸膜炎，多见于青壮年，胸痛并常伴有干咳、潮热、盗汗、消瘦等结核中毒症状，胸水检查以淋巴细胞为主，沉渣找结核分枝杆菌或培养可阳性，但阳性率仅约 20%。胸膜活检阳性率达 60%～80%，PPD 皮试强阳性。另外，还有类肺炎性胸腔积液，指肺炎、肺脓肿和支气管扩张感染引起的胸腔积液，如积液呈脓性则称之为脓胸。恶性肿瘤侵犯胸膜可引起恶性胸腔积液，常由肺癌、乳腺癌和淋巴瘤等直接侵犯或转移至胸膜所致，其他部位肿瘤包括胃肠道和泌尿生殖系统。

（李贵星）

案例 12-4 呼 吸 衰 竭

【病史摘要】 女，69 岁。

主诉：患者咳嗽、喘息、心慌、气短 10 天。

现病史：患者反复咳嗽、喘息 20$^+$ 年，10 年前诊断为"慢性阻塞性肺病"，心慌气短 1$^+$ 年，复发加重 10$^+$ 天。

既往史：否认高血压、糖尿病、冠心病病史，否认结核病史。

个人史：适龄结婚，家人及子女身体健康。

体格检查：T 36.8℃，P 71 次 / 分，R 22 次 / 分，BP 129/77mmHg。神志清楚，慢性病容，皮肤、巩膜无黄染，全身浅表淋巴结未扪及肿大。颈静脉正常。心界不大，心律齐，各瓣膜区未闻及杂音。桶状胸，双肺叩诊呈过清音，双肺呼吸音明显减低，双中下肺闻及湿啰音。

实验室检查：血气分析：pH 7.31，PaO_2 50mmHg，$PaCO_2$ 62mmHg，HCO_3^- 37.5mmol/L，BE 10.3mmol/L。

【问题 1】 根据患者临床表现、查体情况和实验室检查，高度怀疑的临床诊断是什么？

高度怀疑因慢性阻塞性肺病造成的呼吸衰竭。

思路 1：患者有原发疾病"慢性阻塞性肺病"，且有因缺氧和 CO_2 潴留带来的呼吸循环系统障碍症状如心慌气短。

思路 2：患者动脉血气 PaO_2 50mmHg，$PaCO_2$ 62mmHg，且未发现有循环系统相关疾病，符合呼吸衰竭诊断标准：在海平面、静息状态、呼吸空气条件下 PaO_2 < 60mmHg，伴或不伴 $PaCO_2$ > 50mmHg，排除心内解剖分流和原发于心排出量降低因素，即为呼吸衰竭。

【问题 2】 根据实验室检查及病因，确定患者属于Ⅰ型呼吸衰竭还是Ⅱ型呼吸衰竭？

患者属于Ⅱ型呼吸衰竭

思路 1：Ⅰ型呼吸衰竭为单纯缺氧不伴随 CO_2 潴留，Ⅱ型呼吸衰竭为缺氧伴有 CO_2 潴留，即 PaO_2 < 60mmHg，伴有 $PaCO_2$ > 50mmHg，根据患者动脉血气，可确定为Ⅱ型呼吸衰竭。

思路 2：根据患者原发疾病"慢性阻塞性肺疾病"，病因为肺通气功能障碍，为Ⅱ型呼吸衰竭常见病因。

【问题 3】 该患者是否有酸碱失调？请确定其酸碱失衡类型。

【诊断】 该患者为Ⅱ型呼吸衰竭伴呼吸性酸中毒伴代谢性碱中毒失代偿。

思路 1：pH 参考范围 7.35～7.45，该患者 pH 7.31，为酸中毒。

思路 2：$PaCO_2$ 升高，且 > 50mmHg，为呼吸性酸中毒。

思路 3：HCO_3^- 37.5mmol/L 大于正常值（24mmol/L），BE 10.3mmol/L，剩余碱为正值，判断为代谢性碱中毒。

（应斌武）

案例 12-5 肺 栓 塞

【病史摘要】 女，59 岁。

主诉：晕厥 10 小时。

现病史：10 小时前患者于小便时出现头昏、乏力、心悸不适，继之出现晕厥，持续数分钟后缓解，伴小便失禁，当地检查后转我院进一步治疗，到我院急诊科后反复出现晕厥，持续数分钟。清醒后感心慌、心跳不适，乏力、头昏，无恶心、呕吐，无肢体活动障碍，患者既往有高血压病 4 年，用药及控制情况不详。3 年前开始出现心悸不适，无明显胸痛，持续约

10⁺分钟，伴黑蒙，无晕厥，于当地医院检查诊断考虑"冠心病"，长期口服"丹参片、心达康"等治疗，近1个月来出现活动后心慌、气短，间断双下肢水肿。

既往史：高血压病史4年，用药及控制情况不详，无糖尿病、结核病及其他传染病史。

个人史：配偶体健，子女身体健康。

体格检查：T 36.4℃，P 101次/分，R 20次/分，BP 100/74mmHg。神志清楚，急性病容，皮肤、巩膜无黄染，全身浅表淋巴结未扪及肿大。颈静脉正常。心界扩大，心律不齐，各瓣膜区未闻及杂音。胸廓未见异常，双肺叩诊呈清音，双肺呼吸音清，未闻及干湿啰音及胸膜摩擦音。腹部外形正常，全腹软，无压痛及反跳痛，腹部未触及包块，肝脾肋下、双肾未触及，双下肢无水肿。

辅助检查：急诊科胸部X线提示：双肺散在少许斑片影条索影，为感染可能，以左肺上叶为著；头颅CT平扫：目前双侧脑实质未见确切异常密度影，各脑室形态未见确切异常，中线结构居中，颅骨骨质未见确切异常。

实验室检查：肌钙蛋白-T 36.1ng/L↑，D-二聚体6.82mg/L FEU↑，钾4.14mmol/L。心电图提示：窦性心律，室性期前收缩，ST-T改变。

【问题1】 根据患者临床表现和查体情况，高度怀疑的临床诊断是什么？

思路1：根据患者临床表现：晕厥、心累、心跳不适、乏力；既往史：冠心病、高血压；心电图ST-T改变；肌钙蛋白-T 36.1ng/L↑。怀疑冠心病，心肌梗死。

思路2：根据患者临床表现：晕厥、心累、心跳不适、乏力；既往史：冠心病、高血压，间断双下肢水肿；疑诊指标：D-二聚体6.82mg/L FEU↑（DD cutoff值0.5mg/L）。无法排除肺栓塞。

思路3：双侧脑实质未见确切异常密度影，各脑室形态未见确切异常，中线结构居中，颅骨骨质未见确切异常，初步排除脑部疾病。

【问题2】 根据初步诊断，应做哪些检查确认诊断？

思路1：心肌梗死：继续观察心电图，肌钙蛋白-T是否有升高或降低，必要时行冠脉造影。入院后行心电图及肌钙蛋白-T检测，无明显改变，初步排除心肌梗死。

思路2：肺栓塞确诊检查：①螺旋CT：目前最常用PTE确诊手段，CT肺动脉造影能准确发现段以上肺动脉内的血栓；②放射性核素肺通气/血流灌注扫描；③磁共振成像和磁共振肺动脉造影，对段以上肺动脉内血栓的诊断敏感性和特异性均较高；④肺动脉造影：为PTE诊断的经典与参比方法，为有创检查。

入院后行CT肺动脉血管三维重建示：双肺多段肺动脉栓塞。确诊为肺栓塞。

【问题3】 D-二聚体是否可作为肺栓塞诊断指标？实验室如何利用D-二聚体评估肺栓塞？

思路1：血浆D-二聚体水平具有较低的阳性预测价值，较高的阴性预测值，即敏感度高，准确度低，对PTE无诊断价值，可以排除急性PTE。

思路2：血浆D-二聚体定量检测如用于肺栓塞的排除，应使用cutoff值进行判断。参考值上限和cutoff值并非总是一致，但实验室应在病人报告中同时报告参考范围和cutoff值，参考范围上限可用于DIC评估，cutoff值用于肺栓塞评估。

思路3：血浆D-二聚体报告单位通常包括纤维蛋白原等量单位（FEU）和D-二聚体单位（DDU）两种形式。FEU是将D-二聚体的量用降解前纤维蛋白原分子的量来表达，因此，用FEU表达的D-二聚体的量相当于用DDU表达的约1.7～2.0倍。通常应该直接采用制造商提供的单位，不建议进行形式和量纲的转换

思路4：血浆D-二聚体检测方法包括乳胶凝集法、酶联免疫吸附法（ELISA）、胶体金免疫渗透试验及免疫比浊法。乳胶凝集法为半定量法，敏感性低；ELISA法不受血红蛋白、胆

红素、纤维蛋白原干扰，检测敏感性更高，但操作要求严格费时；胶体金免疫渗透试验简便、快速，适用于急诊检测；免疫比浊法可在全自动分析仪上使用，具有操作简单、快速、稳定、可靠的优点。用于排除肺栓塞的方法应先评估其敏感性，如果检测方法敏感性不足，如乳胶凝集法，则不能用于排除VTE。

思路5：D-dimer随年龄增长而降低，80岁以上患者下降约10%。建议使用年龄校正的临界值以提高老年患者D-二聚体的评估价值。

【问题4】 本病例肺栓塞治疗中应用华法林进行抗凝治疗，应进行哪些实验室监控？

思路1：抗凝治疗为PTE和DVT的基本治疗方法，可有效防止血栓复发和再形成，为机体发挥自身的纤溶机制溶解血栓创造条件。

思路2：抗凝治疗前应测定基础凝血酶原时间（PT）或活化部分凝血酶时间（APTT）及血常规（含血小板计数、血红蛋白）；应注意是否存在抗凝的禁忌证，如活动性出血、凝血功能障碍、未予控制的严重高血压等。

思路3：华法林是口服抗凝药物，它通过抑制依赖维生素K凝血因子（Ⅱ、Ⅶ、Ⅸ、Ⅹ）的合成而发挥抗凝作用。初始通常与普通肝素、低分子量肝素或磺达肝癸钠联用。华法林抗凝治疗中应根据国际标准化比值（international normalized ratio，INR）调整每日剂量：当INR稳定在2.0～3.0时停止使用普通肝素、低分子量肝素或磺达肝癸钠，继续予华法林治疗。

思路4：国内外已经将华法林量-效有关的基因多态性检测商品化，主要是*CYP2C9*和*VKORCI*，通过基因多态性检测有助于初始剂量的选择。但基因多态性仅能解释30%～60%的华法林个体差异，临床仍需综合考虑患者的体表面积、肝肾功能及合并用药等因素来选择合适的剂量。目前，国外指南不推荐对所有服用华法林的患者常规进行基因检测。如有条件，基因检测可作为华法林剂量调整的辅助手段。

（应斌武）

第十三章
胃肠胰疾病检验案例分析

案例 13-1　消化性溃疡

【病史摘要】　男，75 岁。

主诉：间断上腹部疼痛 8 年，加重伴恶心、呕吐、呕血、黑便 6 小时。

现病史：患者间断上腹部疼痛 8 年，疼痛部位位于剑突下，有时在上腹部中线周围，呈烧灼性，饱餐后钝痛、隐痛，每次持续半小时至 3 小时左右。经过历时数周的间歇性疼痛后，有时出现一段短暂的无痛期。经常于饱餐后或服药、酸性食物或饮料而诱发。患者发作 1 周后疼痛加剧并伴腹胀、恶心、呕吐、呕血，6 小时后排出黑便，前来急诊科就诊。

既往史：既往有慢性胃炎病史，否认慢性病及传染病史。无手术及输血史，无药物过敏史。

个人史：生于新疆奎屯，干部，吸烟 20 年，每天 20 支，嗜酒。

家族史：家庭成员健康，无肿瘤家族史和传染病史。

体格检查：T 36.8℃，P 82 次 / 分，R 17 次 / 分，BP 130/85mmHg。患者意识清楚，急性病容，双肺呼吸音清，心前区无隆起，腹部平软，皮肤、巩膜无黄染，浅表淋巴结未触及肿大，无压痛、反跳痛，肝、脾肋下未触及，无移动性浊音。

实验室检查：①血常规检查：白细胞 7.8×10^9/L，中性粒细胞 73.2%，血红蛋白 81g/L。②粪隐血试验阳性。

【问题 1】　通过上述问诊、查体及实验室检查，该患者可能的诊断是什么？

思路：根据病人的非典型临床表现，如恶心、呕吐、呕血、黑便等，高度怀疑为消化系统疾病。结合较为特异的上腹部烧灼性、饱餐痛及疼痛与饮食有关，常于餐后、服药和饮食酸性食物或饮料而诱发及实验室检查，高度怀疑胃溃疡伴出血。

【问题 2】　实验室检查在胃溃疡的诊疗中的作用？为明确诊断，应进一步做哪些检查？

思路 1：实验室检查在胃溃疡的诊疗中的作用：需要通过实验室检查帮助临床判断是否有消化系统损伤，明确受损的病因，判断损伤部位、受损程度及其是否存在并发症。

思路 2：为了明确诊断，需要进一步进行：①血常规检测；②肝、肾功能，电解质，血气分析，肿瘤标志物；③胃蛋白酶原，胃泌素及血清钙检测；④幽门螺杆菌检查；⑤粪便常规及隐血试验；⑥X 线钡餐造影；⑦胃镜及活组织病理检查。

实验室检查：血细胞计数：白细胞 7.5×10^9/L，中性粒细胞 68%，血红蛋白 90g/L，肝肾功、电解质等正常，胃蛋白酶原 I 159.6ng/ml，胃蛋白酶原 II 19.45ng/ml，胃蛋白酶原 I/II 8.21，粪隐血试验阳性，胃泌素及肿瘤标志物无异常，尿素呼气试验、血清幽门螺杆菌抗体检测阳性。

影像学检查：X 线钡餐造影检查示：切线位，龛影凸出于胃内壁轮廓之处，呈半圆形。胃镜检查：胃内壁溃疡呈圆形，溃疡边缘充血、水肿。

【问题 3】　根据实验室及其他检查结果，应作出怎样的诊断？依据是什么？

思路 1：患者，老年男性，有吸烟、酗酒史，慢性病程，规律性、周期性上腹痛，多发生于饱餐时，此次发病症状加重伴呕血、黑便。

笔记

思路2：患者实验室检查粒细胞稍偏高，血红蛋白90g/L偏低，粪便隐血试验阳性，表明消化道发生炎症且有消化道出血；胃蛋白酶原测定结果：胃蛋白酶原Ⅰ 159.6ng/ml，胃蛋白酶原Ⅱ 19.45ng/ml，胃蛋白酶原Ⅰ/Ⅱ 8.21，均升高提示患者有胃黏膜损伤；幽门螺杆菌检测：尿素呼气试验、血清幽门螺杆菌抗体检测阳性，提示该患者有幽门螺杆菌慢性感染。再结合影像学检查，X线钡餐造影检查示：切线位，龛影凸出于胃内壁轮廓之处，呈半圆形，可排除十二指肠溃疡出血，表明病变部位在胃内部，发生溃疡伴有炎症出血。胃镜检查：胃内壁溃疡呈圆形，溃疡边缘充血、水肿。

【诊断】 胃溃疡伴出血。

【问题4】 消化性溃疡需与哪些疾病相鉴别？

思路：需要鉴别的疾病有：

（1）胃癌：胃镜发现胃溃疡时，应与癌性溃疡鉴别，典型胃溃疡形态多不规则，常＞2cm，边缘呈结节状，底部凹凸不平，覆污秽状苔。部分癌性胃溃疡与良性胃溃疡在胃镜下难以区别。因此，对于胃溃疡，应常规在溃疡边缘取组织活检；对有胃溃疡的中老年患者，当溃疡迁移不愈时，应多点活检，并在正规治疗6~8周后复查胃镜，直到溃疡完全愈合。

（2）卓-艾综合征（胃泌素瘤）：胃泌素瘤是以严重消化性溃疡、高胃酸分泌、非B胰岛细胞瘤为特色的临床综合征，多数为恶性，早期因瘤体小，进展缓慢而症状较轻，其临床表现主要与高胃酸分泌有关。由于非B胰岛细胞瘤分泌大量胃泌素，可以刺激壁细胞增生而分泌大量胃液，从而导致胃、十二指肠及空肠的多发性溃疡。本病虽然也是与胃酸有关的多发性溃疡，但并不是临床泛指的普通慢性消化性溃疡。本病与消化性溃疡的鉴别要点如下：①溃疡除发生于普通溃疡的好发部位以外，还发生于消化道的其他部位，而且为多发性、难治性，病情较为严重，易并发出血、穿孔，内科常规治疗无效，手术切除之后近期内又复发。②约1/3患者伴有顽固性腹泻，多为水泻和脂肪泻，这是由于高酸导致十二指肠内胰蛋白酶和胰酶活性太低而造成脂肪消化不良的结果，而普通消化性溃疡则无脂肪泻症状。③胃泌素瘤的实验室诊断标准：A. 12小时胃液总量＞1000ml（正常70ml左右）；B. 血清胃泌素＞200pg/ml（正常＜100pg/ml）；C. BAO≥15mmol/h，MAO≥60mmol/h；D. BAO/MAO＞60%。④本病是胰岛非B细胞瘤分泌大量胃泌素而导致的顽固性溃疡，只有切除此肿瘤之后本病方可治愈，这与普通消化性溃疡治疗原则截然不同。

（3）功能性消化不良：较常见，年轻人多见，表现为餐后上腹胀、嗳气、反酸、恶心及食欲减退等。与消化性溃疡的鉴别依赖于胃镜检查和X线检查。

（4）慢性胃炎：常有反酸、上腹痛等，内镜检查可以鉴别。

【问题5】 根据上述检查，消化性溃疡患者可能会发生哪些并发症？

思路：主要并发症有出血、穿孔、幽门梗阻等。①出血：消化性溃疡出血是上消化道出血最常见的原因。约20%~25%的患者会在溃疡病程中发生出血，十二指肠溃疡并发出血者较胃溃疡多见，其中以十二指肠后壁溃疡或球后溃疡更易发生出血。临床表现取决于出血部位、速度和出血量。出血快且多表现为呕血和黑便，临床表现心悸、头晕、眼花、无力、血压下降、昏厥；出血量小，速度慢而持久者，逐渐出现粪便潜血阳性和低色素小细胞性贫血。胃溃疡出血往往有呕血，也有黑便，而十二指肠溃疡出血以黑便多见。②穿孔：临床上溃疡穿孔分为急性、亚急性和慢性穿孔。十二指肠溃疡急性穿孔远比胃溃疡多见，占所有溃疡急性穿孔的90%，且以发生于十二指肠前壁者多见，慢性穿孔也以十二指肠多见，但更多发生于后壁，穿孔的类型主要取决于溃疡的部位，其次取决于溃疡发展的进程和周围组织器官。实验室检查可见白细胞计数增高，血淀粉酶也可轻度增高，一般不超过正常值的5倍。如发现腹腔游离气体，诊断即可成立，约80%的患者可出现腹腔游离气体，以立位胸片或左侧卧位时腹片最易发现。③幽门梗阻：临床上幽门梗阻分为功能性幽门梗阻和器质性幽门梗阻，是消化性溃疡常见并发症之一，其发生率为 5%～10%，绝大多数幽门梗阻是因十二指肠溃疡所致，同时也可见于幽门前及幽门管溃疡。临床主要表现为恶心和呕吐、上腹饱胀和不适、水电解质平衡紊乱。呕吐是幽门梗阻最突出的症状。

（马雅静）

案例 13-2　慢 性 胃 炎

【病史摘要】　女，23 岁，汉族。

主诉：上腹部间断疼痛 4 年余。

现病史：4 年前患者因学习紧张，经常熬夜，饮食不规律，开始出现间断中上腹部隐痛不适，时伴反酸、嗳气及腹胀；与季节、进餐及排便无关，休息后可缓解。疼痛时自服胃药（具体不详），疼痛可减轻。起病以来患者体重下降不明显，大小便正常。

既往史：无肺炎、结核病史，无手术史，无外伤史，无血制品输注史，无过敏史，预防接种史按计划进行。

个人史：出生于原籍，无外地久居史，无血吸虫病疫水接触史，无地方病或传染病流行区居住史，无毒物、粉尘及放射性物质接触史，生活起居规律，无缺乏体力活动等不健康生活习惯，无吸烟史，无饮酒史，无性病史。

家族史：家庭成员健康，无家族性遗传病，无传染病史，无高血压病，无冠心病早发家族史，无糖尿病家族史。

体格检查：T 36.2℃；P 80 次 / 分；R 20 次 / 分；BP 100/60mmHg。发育正常，营养中等，神志清楚，查体合作。全身皮肤黏膜无发绀及黄染，无出血点及瘀斑。全身浅表淋巴结未触及肿大。头颅无畸形，眼睑无水肿，结膜无充血，双侧瞳孔等大等圆，直径约 3mm，对光反射灵敏。耳鼻无畸形，未见异常分泌物，乳突及鼻旁窦无压痛。口唇无发绀，口腔黏膜光滑，伸舌居中，咽无充血，双侧扁桃体无肿大。颈软，无抵抗，颈静脉未见充盈。胸廓对称，无畸形，双侧呼吸运动对称，双肺语颤对称，双肺叩诊呈清音，听诊未闻及干湿啰音及哮鸣音。心脏冲动不能明视，心前区无震颤，心脏相对浊音界无扩大，心率 80 次 / 分，律齐，各瓣膜听诊区未闻及病理性杂音。腹平坦，未见胃肠型及蠕动波，腹壁静脉无曲张，腹软，上腹部轻压痛，无反跳痛。生理反射存在，病理反射未引出。

实验室检查：血常规正常，Hp（+），大便常规及隐血（-）。

【问题 1】　通过上述问诊与查体，该患者可能的诊断是什么？需与哪些疾病鉴别诊断？

思路 1：患者学习紧张，经常熬夜，饮食不规律。根据患者的年龄、发病时间、发病部位、消化道症状、胃药可减轻症状、无黑便及体重下降史等报警症状，高度怀疑慢性胃炎。

思路 2：鉴别诊断：①消化性溃疡：有反复性、季节性、周期性、节律性特点，可有黑便史，该患者无。②胃食管反流病：以胸骨后不适，反酸、胃灼热为主要表现，内镜下可及食管下端内膜糜烂或不糜烂，24 小时食管 pH 测定为阳性。③胆石症：为右上腹痛，油腻餐可诱发，夜间不适多见，B 超可提示。④胃癌等消化道肿瘤：多有相关脏器病变表现，如消化道出血、贫血、腹部包块、消瘦等症状，年龄偏大者多见，病程为进行性，一般药物不能缓解。可行消化道造影或内镜检查以排除。

【问题 2】　为明确诊断，应进行哪些检查？

胃镜：食道未见异常；贲门轻度充血，齿状线清；胃底水肿明显，充血，小区小凹显著，散在多个点状红斑及少数出血点；胃窦红白相间花斑状。镜像诊断：慢性浅表性胃炎。其他应做：①血常规。②便常规及潜血。③胃镜检查。④胃功能检测血清胃蛋白酶原Ⅰ（PGⅠ），血清胃蛋白酶原Ⅱ（PGⅡ），幽门螺杆菌（Hp）检查。同时报告胃蛋白酶原比值（PGR）。⑤血清抗壁细胞抗体、内因子抗体及维生素 B_{12} 水平测定。⑥必要时行血 PCA 及 IFA 检查。24 小时食管 pH 测定及食管下端括约肌功能测定。

思路1：慢性胃炎多由幽门螺旋杆菌（Hp）感染引起，Hp 经口进入胃内，部分可被胃酸杀灭，部分则附着于胃窦部黏液层，依靠其鞭毛穿过黏液层，定居于黏液层与胃窦黏膜上皮细胞表面，一般不侵入胃腺和固有层内。一方面避免了胃酸的杀菌作用，另一方面难以被机体的免疫功能清除。Hp 产生的尿素酶可分解尿素，产生的氨可中和反渗入黏液内的胃酸，形成有利于 Hp 定居和繁殖的局部微环境，使感染慢性化。

Hp 凭借其产生的氨及空泡毒素导致细胞损伤；促进上皮细胞释放炎症介质；菌体细胞壁 LewisX、LewisY 抗原引起自身免疫反应；多种机制使炎症反应迁延或加重。其对胃黏膜炎症发展的转归取决于 Hp 毒株及毒力、宿主个体差异和胃内微生态环境等多因素的综合结果。

思路2：由十二指肠 - 胃反流引起胃肠慢性炎症、消化吸收不良及动力异常等所致。长期反流，可导致胃黏膜慢性炎症。

思路3：胃体腺壁细胞除分泌盐酸外，还分泌一种黏蛋白，称为内因子。它能与食物中的维生素 B_{12}（外因子）结合形成复合物，使之不被酶消化，到达回肠后，维生素 B_{12} 得以吸收。

当体内出现针对壁细胞或内因子的自身抗体时，作为靶细胞的壁细胞总数减少，胃酸分泌降低、内因子不能发挥正常功能，导致维生素 B_{12} 吸收不良，出现巨幼红细胞性贫血，称之为恶性贫血。

思路4：胃蛋白酶原由胃黏膜腺体分泌，其分为 PG I 和 PG II，因为胃几乎是 PG 的唯一来源，所以其浓度可以反映胃黏膜腺体不同部位的分泌功能，在由慢性浅表性胃炎→萎缩性胃炎→肠上皮化生→异型增生→胃癌这一量变到质变的过程中，PG 可作为检测胃癌的一个可靠标志物。实现对于胃癌高风险人群的识别。PGI 降低对检出胃癌相对不够敏感，但如果与 PG I/PG II 比值相结合，则检出胃癌的灵敏度（64%～80%）和特异性（70%～84%）都大大提高，可用于胃癌普查。目前一般建议用 PG I ≤70ng/ml 和 PG I/PG II ≤3.0 作为入选标准。

【问题3】 根据实验室及其他检查结果，应作出怎样的诊断？依据是什么？

【诊断】 患者可诊断为：慢性胃炎。

诊断依据：①患者精神紧张，睡眠、饮食不规律。中上腹部间断隐痛不适，时伴反酸、嗳气及腹胀；与季节、进餐及排便无关，休息后可缓解。疼痛时自服胃药，疼痛可减轻。胃镜检查贲门轻度充血，胃底水肿明显，充血，小区小凹显著，散在多个点状红斑及少数出血点；胃窦红白相间花斑状。Hp（+），可诊断为慢性胃炎。②起病以来患者体重下降不明显，大小便正常，没有排过黑色大便。便常规及隐血（-）。可以确定患者无胃肠道溃疡出血情况。

思路1：大多数患者无明显症状。可表现为中上腹不适、饱胀、钝痛、烧灼痛等，也可呈食欲不振、嗳气、泛酸、恶心等消化不良症状。体征多不明显，有时上腹轻压痛。胃镜及组织学检查是慢性胃炎诊断的关键。临床症状程度和慢性胃炎组织学之间没有明显联系。

思路2：胃黏膜重度炎症，肠化、萎缩及异性增生可引起癌变，胃功能检测血清胃蛋白酶原 I（PG I）、血清胃蛋白酶原 II（PG II）可以用于胃癌高危人群的筛查，但不单独用于胃癌诊断，最终诊断还须进行胃镜和病理组织学检查，并根据患者综合情况分析检查结果。①胃癌：PG I/PG II 比值下降是萎缩性胃炎的标志，萎缩性胃炎是胃癌的主要癌前病变。②幽门螺杆菌感染：PG I/II 比值较治疗前升高说明疗效显著。③鉴别良、恶性胃溃疡：胃溃疡时，PG I/PG II 比值升高；萎缩性胃炎发生时，PG I 降低，PG I/II 降低；萎缩性胃炎伴有肠化、胃窦腺假幽门腺化生时，PG II 含量升高；肠上皮化生、不典型增生和胃癌时，PG I 分泌减少，PG I/PG II 发生变化。

（蒋显勇）

案例 13-3　慢 性 腹 泻

【病史摘要】　男，63 岁，汉族。

主诉：乏力伴腹泻 5 个月余，再发加重 1 个月。

现病史：患者 5 个月余前无明显诱因出现乏力，伴活动耐量下降，无胸痛、心悸。同时出现排便习惯改变，每日排 3～5 次黄色不成形便，伴下腹隐痛，未诊治。1 个月前患者乏力、活动后气短加重，并出现排黏液便。患者自发病以来，无皮疹、关节疼痛、口干、眼干及口腔溃疡，半年来体重下降 10kg。曾就诊于外院，查血常规 WBC 8.3×10^9/L，Hb 57g/L，PLT 173×10^9/L，大便潜血阳性。

既往史：30 年前患十二指肠溃疡并出血；8 年前诊为"腔隙性脑梗死"，未服用阿司匹林。无肺炎、结核病史，无手术史，无外伤史，无血制品输注史，无过敏史，预防接种史不详。

个人史：出生于原籍，无外地久居史，无血吸虫病疫水接触史，无地方病或传染病流行区居住史、无毒物、粉尘及放射性物质接触史，生活起居规律，无缺乏体力活动等不健康生活习惯，无吸烟，有饮酒史，饮酒 30 年（度数在 20），相当于酒精 10g/d，无性病史。

家族史：父母去世（具体原因不详），家庭成员健康。无家族性遗传病，无传染病史，无高血压病，无冠心病早发家族史，无糖尿病家族史。

体格检查：体温 36.5℃，脉搏 72 次/分，呼吸 16 次/分，血压 120/80mmHg（1mmHg = 0.133kPa）；贫血貌；双侧颌下可及数个肿大淋巴结；心肺查体未见异常；腹软，下腹轻压痛，无反跳痛，未及包块，肝、脾肋下未扪及，移动性浊音阴性；双下肢无水肿。

实验室检查：镜检中可看到充血、水肿的黏膜，脆而易出血。可看到溃疡面，周围有隆起的肉芽组织和水肿的黏膜，貌似息肉样；病理结果为大肠黏膜慢性炎伴大量中性粒细胞浸润，可见隐窝脓肿。WBC 11.8×10^9/L，总蛋白 81.1g/L，白蛋白 32.8g/L，球蛋白 48.3g/L，白蛋白/球蛋白比值（A/G）0.68。

【问题 1】　通过上述问诊与查体，该患者可能的诊断是什么？需与哪些疾病鉴别诊断？

【诊断】　可以基本确定为慢性腹泻。

思路 1：诊断依据：患者老年男性，5 个月余前无明显诱因出现乏力，伴活动耐量下降，无胸痛、心悸。同时出现排便习惯改变，每日排 2～4 次黄色不成形便，伴下腹隐痛，未诊治。1 个月前患者乏力、活动后气短加重，并出现排黏液便，无皮疹、关节疼痛、口干眼干及口腔溃疡，半年来体重下降 10kg。30 年前患十二指肠溃疡并出血；8 年前诊为"腔隙性脑梗死"，未服用阿司匹林。患者每日排便次数增多（>3 次/日），伴下腹疼痛，病程 5 月余，可以基本确定为慢性腹泻。

思路 2：鉴别诊断：急性腹泻。

【问题 2】　为明确腹泻的发病机制，应进行哪些检查？根据检查结果，应作出怎样的诊断？依据是什么？

对于慢性腹泻的患者，首先需确定患者的腹泻类型。根据腹泻的发病机制，可将腹泻分为渗出性腹泻、渗透性腹泻、分泌性腹泻及胃肠运动性腹泻。在查找慢性腹泻的发病机制及原因方面，实验室及其他检查尤为重要。

实验室检查：血常规：WBC 11.8×10^9/L，Hb 100g/L，平均红细胞体积（MCV）82.9fl，平均红细胞血红蛋白含量（MCH）28.7pg，PTL 193×10^9/L；ESR 64mm/h；便常规：白细胞 4～6 个/高倍视野，红细胞 20～30 个/高倍视野，便潜血阳性；尿常规未见异常；血生化示肝肾功能大致正常，总蛋白 81.1g/L，白蛋白 32.8g/L，球蛋白 48.3g/L，白蛋白/球蛋白比值（A/G）0.68；肿瘤标志物未见异常；便培养（细菌 ++）。

随后的结肠镜检查发现降结肠距肛门口约 55cm 处可见黏膜溃疡、充血；降结肠近脾曲至升结肠近回盲部可见环周黏膜充血、水肿、溃疡形成,有接触出血。其中降结肠近脾曲肠腔狭窄,出血明显。病变肠黏膜与正常肠黏膜间有明显界限。

思路 1:渗出性腹泻是因为肠道炎症、溃疡、肿瘤浸润等,使病变部位的血管、淋巴结、黏膜受到损害。局部血管通透性增加,蛋白、血液渗出及黏液分泌增加,进入肠道而发生腹泻。渗出性腹泻可分为感染性和非感染性,感染性常见的病因有痢疾、肠炎、肠结核等,非感染性常见有炎症性肠病、结肠癌、缺血性结肠炎等。渗出性腹泻患者大便中常含有黏液或血。该患者腹泻伴有下腹痛,出现黏液便,粪便化验可见红、白细胞,且以红细胞为主,符合渗出性腹泻的特点。

思路 2:该患者腹泻伴有下腹痛,出现黏液便,粪便化验可见红、白细胞,且以红细胞为主,符合渗出性腹泻的特点。进一步分析其腹泻的病因,因其病史长,属于慢性腹泻,无发热,有血白细胞升高,便培养为细菌阳性,应考虑为感染性腹泻。

思路 3:CT 片见横结肠、降结肠、乙状结肠袋消失,管壁增厚,伴增强扫描同心圆样强化,相邻肠管周围脂肪间隙密度增高,伴直小血管增多,首先考虑炎症性肠病,因病变主要在结肠故考虑溃疡性结肠炎(UC)可能性大。腹主动脉未见粥样硬化征象,腹主动脉及其分支未见瘤样扩张及狭窄征象,似乎可以除外缺血性肠病。

【问题 3】 根据上述检查,该患者可能会发生哪些并发症?还需要做什么实验室检查确证?

主要并发症有:大量便血、肠狭窄、肠穿孔、结肠癌。

思路 1:大量便血:便血是本病的主要并发症之一,便血的多少也是衡量病情轻重的指标,但有时难以绝对定量。

思路 2:肠狭窄:多发生在病变广泛、病程持续、长达 5~25 年以上的病例,其部位多发生在左半结肠、乙状结肠或直肠。其原因是黏膜肌层的增厚,或假息肉呈团阻塞肠腔。

思路 3:肠穿孔:多为中毒性肠扩张的并发症,也可出现在严重型。皮质激素的应用被认为是对肠穿孔的一个危险因素。

思路 4:结肠癌:目前已公认溃疡性结肠炎并发结肠癌的机会要比同年龄和性别组的一般人群明显为高,一般认为癌变趋势和病程长短有关,病程 15~20 年后,癌变的危险性大约每年增加 1%。

【问题 4】 渗出性腹泻如何与其他腹泻类型相鉴别?

思路 1:渗透性腹泻是因为肠道对水溶性物质吸收障碍,使肠腔内渗透压增加,影响水的吸收,肠内容积增大,肠管扩张,促使肠蠕动加速而发生腹泻。渗透性腹泻患者的粪便中多含有不消化食物,可能由消化不良或吸收不良引起。

思路 2:分泌性腹泻主要由小肠病变引起,特别是空肠可分泌大量电解质、水分,肠腔内容积增大,肠蠕动加速而发生腹泻。分泌性腹泻由于病因不同可分为感染性与非感染性两种。感染性腹泻常见于霍乱、产毒性大肠杆菌肠炎、沙门菌属等感染;非感染性腹泻见于可分泌激素或其他物质的肿瘤如胃泌素瘤、类癌综合征等,亦可由于内源性或外源性致泻物如胆酸、脂肪酸、某些泻药等引起。

思路 3:胃肠运动性腹泻是由于肠蠕动增快,使肠腔内电解质和水分与肠黏膜接触时间缩短,水分不能被肠道吸收而引起的腹泻。胃肠运动性腹泻常见于肠易激综合征、甲状腺功能亢进等,其腹泻特点为排便次数多但无渗出物。

(蒋显勇)

案例 13-4　肠　结　核

【病史摘要】 女,33 岁,汉族。

主诉：反复腹泻半年，再发伴发热、咳嗽 10 天。

现病史：半年前无明显诱因出现反复腹泻黄色稀软便，每日 3～5 次，间隔几日即复发 1 次，在当地医院行肠镜检查诊断为 Crohn 病，予柳氮磺吡啶及泼尼松等治疗后好转。10 天前无明显诱因再次出现腹泻，伴发热、咳嗽，在当地医院继续予柳氮磺吡啶、泼尼松及抗感染等处理后仍无明显好转，体温高达 40℃，咳嗽加重，无明显咳痰，转入驻地医院呼吸科治疗。

既往史：无手术史，无外伤史，无血制品输注史，无过敏史，预防接种史按计划进行。

个人史：出生于原籍，无外地久居史，无血吸虫病疫水接触史，无地方病或传染病流行区居住史，无毒物、粉尘及放射性物质接触史，生活起居规律，无缺乏体力活动等不健康生活习惯，无吸烟史，无饮酒史，无性病史。

家族史：家庭成员健康，育有一女，爱人及女儿健康。无家族性遗传病，无传染病史，无高血压病，无冠心病早发家族史，无糖尿病家族史。

体格检查：体温 41℃，脉搏 96 次 / 分，呼吸 24 次 / 分，血压 116/70mmHg。急性病面容，全身浅表淋巴结增大，两肺呼吸音稍粗，右下腹轻压痛，无反跳痛，移动性浊音阴性，肠鸣音 5～6 次 / 分。

实验室检查：查血白细胞 12.2×10^9/L，中性粒细胞 0.90；C- 反应蛋白 64.60mg/L；电解质及肝功能、红细胞沉降率、风湿因子等均正常；抗结核抗体阴性。痰涂片找到抗酸杆菌；便培养、痰培养及血培养均未见细菌生长。摄 X 线胸片示右肺内侧段肺纹理增粗。

【问题 1】　通过上述问诊与查体，该患者可能的诊断是什么？需与哪些疾病鉴别诊断？

【诊断】　肠结核。

思路 1：诊断依据：患者因反复腹泻半年，10 天前无明显诱因再次出现腹泻，伴发热、咳嗽，在当地医院予柳氮磺吡啶、泼尼松及抗感染等处理后无明显好转，体温高达 40℃，咳嗽加重，无明显咳痰，予以抗炎、抗感染治疗效果不明显。肠鸣音 5～6 次 / 分。查血白细胞 12.2×10^9/L，中性粒细胞 0.90；C- 反应蛋白 64.60mg/L；红细胞沉降率增快，电解质及肝功能、风湿因子等均正常；抗结核抗体阴性。痰涂片找到抗酸杆菌；便培养、痰培养及血培养均未见细菌生长。患者腹泻、发热、咳嗽，无明显咳痰，痰涂片找到抗酸杆菌，高度怀疑肠结核。

思路 2：鉴别诊断：克罗恩（Crohn）病；阿米巴病或血吸虫病；右侧结肠癌；其他肠结核。

【问题 2】　为明确诊断，应进行哪些检查？

肠结核是临床上较为常见的肺外结核病，是因结核杆菌侵犯肠道而引起的慢性感染。绝大多数继发于肠外结核，特别是开放性肺结核。发病年龄多为青壮年，女略多于男。起病隐匿，与克罗恩病临床表现及病理改变十分相似，常造成误诊，此时实验室及其他检查尤为重要。

（1）实验室检查：粪便为糊样，显微镜下可见少量脓细胞与红细胞，血 PPD 抗体阳性。

（2）结肠镜检查：回盲部可见肠黏膜充血、水肿，溃疡形成。为明确检查应在行肠镜检查时，于病变部位取组织进行活检，找到结核分枝杆菌或病变处活检组织细菌培养，分离出结核分枝杆菌。

（3）X 线检查：X 线胃肠钡餐造影示 X 线钡影跳跃征象，肠黏膜皱襞粗乱、肠壁边缘不规则。

思路 1：结核分枝杆菌主要经口传染而侵入肠道，患者常为开放性肺结核，由于吞咽了自身含有结核分枝杆菌的痰液而致病。或者经常与开放性肺结核病人一同进餐，缺乏必要的消毒隔离措施从而致病。少数情况下饮用未经消毒的含有结核分枝杆菌的牛奶或乳制品也可引起原发性肠结核。患者为青壮年女性，腹痛、腹泻，伴有高热，痰涂片找到抗酸杆菌，高度怀疑肺源性肠结核。

思路 2：患者粪便糊状，显微镜下可见少量脓细胞与红细胞，红细胞沉降率增快，可估计结核处于活动期。血 PPD 抗体阳性，PPD 单位试验阳性，表示有结核感染，并不一定患病；但呈强阳性时，常提示有活动性结核灶。

思路 3："T-SPOT"是检测试剂盒 T-SPOT.TB® 的简称。T-SPOT.TB 是 γ 干扰素释放试验的一种，具体采用的检测方法是一种简化的酶联免疫斑点，用于体外检测外周血中经过结核分枝杆菌特异性抗原激活的效应 T 细胞。T-SPOT 阳性提示患者体内存在结核分枝杆菌特异性效应 T 细胞，患者存在结核感染。

思路 4：患者肠镜检查回盲部可见肠黏膜充血、水肿，溃疡形成，符合肠结核的表现。病变部位取组织进行活检，找到结核分枝杆菌或病变处活检组织细菌培养，分离出结核分枝杆菌。可以确诊肠结核

思路 5：溃疡型肠结核的主要 X 线表现为患病肠管的痉挛收缩，黏膜皱襞紊乱。钡剂到达病变区时，如回盲肠结核，不能在该区正常停留，而迅即被驱向远侧肠管。因此常见到末段回肠、盲肠和升结肠的一部分充盈不良，或只有少量钡剂充盈，呈细线状，或者完全没有钡剂充盈，而其上、下肠管则充盈如常。这种征象称之为"跳跃"征，是溃疡型肠结核较为典型的表现。患者 X 线胃肠钡餐造影示跳跃征象，肠黏膜皱襞粗乱、肠壁边缘不规则。基本可以确定为肠结核。

【问题 3】　根据上述检查，肠结核患者可能会发生哪些并发症？

肠结核患者常见并发症有肠梗阻、肠穿孔、腹膜炎、肠粘连及肠套叠等。

思路 1：肠梗阻是本病最常见的并发症，主要发生在增生型肠结核，溃疡型肠结核由于邻近腹膜粘连使肠曲遭受牵拉、束缚和压迫，或因肠溃疡愈合而有瘢痕收缩，可使肠腔狭窄引起梗阻，梗阻多系慢性进行性，常为部分患者，程度轻重不等，迁延时间较长，可严重地影响患者营养状况，少数可发展到完全性肠梗阻。

思路 2：肠穿孔的发生率次于肠梗阻，居第 2 位，主要为亚急性或慢性穿孔，可在腹腔内形成脓肿，溃破后形成肠瘘，急性穿孔较少见，常发生在梗阻近端极度扩张的肠曲，或见于有多段肠狭窄造成的闭锁性肠梗阻，溃疡型肠结核虽有肠曲周围组织粘连，溃疡一般不穿破进入游离腹腔，但在病情发展快，机体反应差时，溃疡可向深部穿透，引起急性穿孔。

思路 3：其他并发症有腹膜炎、肠粘连、肠套叠和收缩性憩室等。

【问题 4】　肠结核需与哪些疾病相鉴别？有哪些检查可协助诊断？

思路 1：克罗恩（Crohn）病的临床表现、X 线及内镜检查所见常与肠结核酷似，需仔细鉴别。鉴别要点：①无肠外结核证据；②有缓解与复发倾向，病程一般更长；③X 线发现病变虽以回肠末段为主，但可有其他肠段受累，并且呈节段性分布；④更易并发瘘管或肛门直肠周围病变；⑤抗结核药物治疗无效；⑥鉴别诊断有困难而行剖腹探查者，切除标本及周围肠系膜淋巴均无结核证据，病理特点为非干酪肉芽肿形成，镜检与动物接种均无结核分枝杆菌发现。

思路 2：阿米巴病或血吸虫病性肉芽肿既往有相应感染病史。常见脓血便。粪便常规或孵化检查发现有关病原体。结肠镜检查有助鉴别诊断。相应特效治疗有效。

思路 3：右侧结肠癌比肠结核发病年龄大，常在 40 岁以上。一般无发热、盗汗等结核毒血症表现。X 线检查主要见钡剂充盈缺损，病变局限在结肠。结肠镜检查及活检可确定结肠癌诊断。

思路 4：其他肠结核有时还应与肠恶性淋巴瘤、耶尔森菌肠炎及一些少见的感染性肠病如非典型分枝杆菌（多见于艾滋病患者）、性病性淋巴肉芽肿、梅毒侵犯肠道、肠放线菌病等鉴别。以发热为主要表现者需与伤寒等长期发热性疾病相鉴别。

（蒋显勇）

案例 13-5　急性胰腺炎

【病史摘要】　男，32 岁，汉族。

主诉：腹痛 5 天，加重 1 天。

现病史：5 天前患者饮酒后出现上腹痛，为持续性绞痛，阵发性加重，向后背部放射，伴频繁恶心、呕吐，呕吐物为胃内容物和胆汁，在村卫生室给予补液、抗感染、抑酸等对症支持治疗，病情略有好转，1 天前进油腻饮食后病情再次加重，腹痛不能缓解，逐渐蔓延至全腹，腹胀明显，恶心、呕吐加重，肛门停止排气排便，尿量少，色黄，伴烦躁不安，皮肤湿冷，为求进一步诊治，急来就诊。自发病以来，饮食、睡眠差，无大便，小便量少、色黄，体重减轻约 2kg。

既往史：无肺炎、结核病史，无手术史，无外伤史，无血制品输注史，无过敏史，预防接种史按计划进行。

个人史：出生于原籍，无外地久居史，无血吸虫病疫水接触史，无地方病或传染病流行区居住史，无毒物、粉尘及放射性物质接触史，生活起居规律，无缺乏体力活动等不健康生活习惯，无吸烟史，有饮酒史 8 余年（度数 20），半斤 / 天，相当于酒精 50g/d 左右，无性病史。

家族史：家庭成员健康，育有一子，爱人及儿子健康。无家族性遗传病，无传染病史，无高血压病，无冠心病早发家族史，无糖尿病家族史。

体格检查：T 38.7℃，P 110 次 / 分，R 21 次 / 分，BP 80/50mmHg，一般情况差，心率 110 次 / 分，患者全腹膨隆，腹肌紧张，明显压痛、反跳痛。肠鸣音消失，移动性浊音阳性。

实验室检查：血 WBC 22.3×10^9/L，中性粒细胞 92%，血糖 14.3mmol/L，血钙 1.50/L。腹部平片未见膈下游离气体，未见气液平面。

【问题 1】　通过上述问诊与查体，该患者可能的诊断是什么？需与哪些疾病鉴别诊断？

思路 1：中年男性，急性病程。患者 5 天前饮酒后出现上腹持续性绞痛，阵发性加重，伴频繁恶心、呕吐，经补液治疗后有所好转。1 天前进食油腻后再次加重，腹痛逐渐蔓延至全腹，腹胀明显，恶心、呕吐加重，肛门停止排气排便，尿量少，色黄，伴烦躁不安，皮肤湿冷。既往否认胆石病史。查体：T 38.7℃，P 110 次 / 分，BP 80/50mmHg，患者全腹膨隆，腹肌紧张，明显压痛、反跳痛。肠鸣音减弱或消失，移动性浊音阳性。辅助检查血 WBC 22.3×10^9/L，中性粒细胞 92%，血糖 14.3mmol/L，血钙 1.50/L。高度怀疑患者为急性胰腺炎。

思路 2：鉴别诊断：机械性肠梗阻；消化性溃疡穿孔；急性胆囊炎和胆石病。

【问题 2】　为明确诊断，应进行哪些检查？根据检查结果，应作出怎样的诊断？依据是什么？

该患者急性、持续中上腹绞痛，阵发性加重，伴频繁恶心、呕吐，腹胀明显。白细胞高，血糖 14.3mmol/L，血钙 1.50/L。为明确诊断应完善实验室检查并加做 CT。

实验室检查：C 反应蛋白 173mg/L，血淀粉酶 470U/L（酶联法），尿淀粉酶 380U/L（酶联法），甘油三酯 530mg/dl。

腹部 CT：胰腺体积明显增大，边界不清，胰腺内低密度区，胰周液体积聚。

【诊断】　急性胰腺炎。诊断依据如下：

思路 1：急性胰腺炎常与过多饮酒、胆管内的胆结石有关，当在各种病因作用下，胰腺自身消化防卫机制被削弱，胰消化酶原被异常激活，并启动其他消化酶原的级联活化，引发胰自身消化。在激活的胰消化酶中起主要破坏作用的有磷脂酶 A2、弹力蛋白酶和胰血管舒缓素，由于这些酶的破坏作用，最终造成胰腺组织的出血坏死。主要症状为腹痛、恶心、呕吐、发热，而出血坏死型胰腺炎可出现休克、高热、黄疸、腹胀以至肠麻痹、腹膜刺激征以及皮下出现淤血斑等。患者饮酒后出现上腹持续绞痛，阵发性加重，伴频繁恶心、呕吐、发热，患者全腹膨隆，腹肌紧张,明显压痛、反跳痛。肠鸣音减弱或消失,移动性浊音阳性。高度怀疑急性胰腺炎。

思路 2:患者白细胞、C 反应蛋白升高。血糖(无糖尿病史)>11.2mmol/L,可能与胰腺坏死,胰岛素释放减少,胰高血糖素释放增加有关。甘油三酯升高既是急性胰腺炎的病因,也可能是其后果。当血钙<2mmol/L 时,说明胰腺已坏死,Ca^{2+} 流入了腺泡细胞中。

思路 3:血淀粉酶 470U/L(酶偶联法),大于正常值上限 3 倍;尿淀粉酶 380U/L(酶联法)。血清淀粉酶正常值是 40~100U(Somogyi),超过 500U 提示急性胰腺炎,但急性胰腺炎病例 1/3~2/3 血清淀粉酶可在 500U 以下,特别是重型胰腺炎,血清淀粉酶可在正常范围,血清淀粉酶常在发病后 2~12 小时内升高,48~72 小时后恢复正常。此时应测定尿淀粉酶,最好是测定两小时尿的淀粉酶总量,每小时尿淀粉酶超过 300U 时,诊断的正确率可加倍。基本可以确定患者为急性胰腺炎。

思路 4:胰腺炎 CT 可表现为胰腺局部或弥漫性增大,边缘局部欠清晰,平扫时密度均匀或不均匀,胰腺周围脂肪层模糊,胰周少量积液,肾前筋膜增厚(其增厚的部位与病变部位有关),增强后胰腺实质均匀强化,无液化坏死区,通常无并发症,10%~20% 病例 CT 可无阳性。患者腹部 CT 见胰腺体积明显增大,边界不清,胰腺内低密度区,胰周液体积聚。参考患者症状及实验室检查结果基本可以确定为急性胰腺炎。

【问题 3】 根据上述检查,急性胰腺炎患者可能会发生哪些并发症?还需要做什么实验室检查确证?

主要并发症有胰腺脓肿、胰腺假性囊肿、急性呼吸衰竭、急性肾衰竭等并发症。

思路 1:胰腺脓肿:常于起病 2~3 周后出现。此时患者高热伴中毒症状,腹痛加重,可扪及上腹部包块,白细胞计数明显升高。穿刺液为脓性,培养有细菌生长。

思路 2:胰腺假性囊肿:多在起病 3~4 周后形成。体检常可扪及上腹部包块,大的囊肿可压迫邻近组织产生相应症状。

思路 3:急性呼吸衰竭:呼吸衰竭是胰腺炎的一个重要并发症。可能与患者腹腔受压,肺部受炎症物质和毒素的刺激导致肺损害和胸腔内大量渗出所导致,及因疼痛刺激、呼吸麻痹以及某些基础疾病等导致呼吸不畅或者加重等原因造成。

思路 4:急性肾衰竭:急性胰腺炎可合并有肾脏损害,不同患者表现不尽相同,轻者仅出现轻度肾小管及肾小球功能异常,重症胰腺炎常发生少尿、急性肾衰竭。致病机制也和胰酶直接作用、炎性介质以及低氧低灌注有关。严重的肾脏损害被称为胰性肾病,其发生率在重症胰腺炎可达 23%,病死率可达 50%。主要表现为氮质血症,早期表现为食欲不振,后出现频繁的恶心、呕吐,尿量减少,血尿素氮、血肌酐升高,等渗尿,尿比重下降,尿钠排泄增加,肾小管性蛋白尿,淀粉酶清除率/肌酐清除率比值升高。病情进一步发展为少尿、无尿,急性肾衰竭。主要监测指标包括尿量、尿常规、尿渗透压、24 小时尿蛋白、尿钠、血尿素氮、血肌酐、β_2 微球蛋白、肾小球滤过率、肾脏 B 型超声、肾脏核素扫描等。

【问题 4】 急性肾衰竭需与哪些疾病相鉴别?有哪些检查可协助诊断?

思路 1:机械性肠梗阻:患者腹痛,腹胀,呕吐,停止排气、排便,应考虑本病,但机械性肠梗阻常可见肠型,肠鸣音亢进,可闻及气过水声,腹部 X 线片可见液-气平面。本患者考虑可能性较小,可查腹部平片进一步除外。

思路 2:消化性溃疡穿孔:多有溃疡病史,突发剧烈腹痛,迅速蔓延至全腹,明显腹肌紧张,呈"板样腹",肝浊音界消失,立位腹部平片见膈下游离气体。本患者不支持,考虑可基本除外。

思路 3:急性胆囊炎和胆石病:常有胆绞痛病史,疼痛位于右上腹,常放射至右肩部,Murphy 征阳性,血、尿淀粉酶轻度升高。腹部 B 超可明确诊断。该患者无典型胆石症表现,建议结合 B 超进一步除外。

(蒋显勇)

第十四章

内分泌疾病检验案例分析

案例 14-1　库欣综合征

【病史摘要】　男，38 岁。

主诉：间断头痛 1 年，发现高血压半年。

现病史：患者 1 年前开始经常头痛，半年前发现血压高，最高为 220/130mmHg，口服多种降压药效果差。近 3 个月以来自觉脸变圆、变红，多饮、夜尿增多，情绪易波动，乏力、四肢无力，近 20 天体重增加 10kg。

既往史：否认既往高血压史。无药物、食物过敏史，无特殊服药史，无严重外伤史。

个人史：出生西安，银行职员，无烟酒嗜好。

家族史：否认家族高血压史。

体格检查：BP 176/100mmHg，BMI 29.6kg/m²；向心性肥胖，满月脸，多血质貌，肘部抽血处瘀斑，腹部可见紫纹，牙龈、乳头、肘关节处皮肤变黑。

实验室检查：① K^+ 3.0mmol/L、Na^+ 142mmol/L、Cl^- 98mmol/L、HCO_3^- 34mmol/L、BUN 4.6mmol/L、CREA 80μmol/L；②血常规：中性粒细胞 77.3%。③性腺五项：LH、FSH 正常，T 偏低；④HbA1C 5.7%、空腹血糖 6.5mmol/L、餐后 2 小时血糖 6.76mmol/L。

【问题 1】　通过上述问诊与查体，该患者可能的诊断是什么？需与哪些疾病鉴别诊断？

思路 1：患者临床有不易控制的高血压，体重增加，脸变圆、变红，腹部紫纹，夜尿增多，情绪易波动等库欣综合征表现，初步考虑为库欣综合征。

思路 2：鉴别诊断：①甲状腺功能减退症；②假性库欣综合征；③单纯性肥胖及 2 型糖尿病。

【问题 2】　为明确诊断，应进行哪些检查？

库欣综合征的肥胖、高血压、糖代谢异常往往在其他疾病也会伴有，此时实验室检查对明确诊断至关重要，应做血生化检查、内分泌激素检查、影像学检查等。

实验室检查：①甲状腺功能未见异常。②血浆 ACTH 58pmol/L、血皮质醇 810nmol/L、尿游离皮质醇 8500nmol/24h。大小剂量地塞米松抑制试验结果见表 14-1，说明 ACTH 和血皮质醇不能被小剂量地塞米松抑制试验抑制，但被大剂量地塞米松抑制试验抑制（抑制率大于 50%）。③肝功正常。

表 14-1　大小剂量地塞米松抑制试验结果

	ACTH（pmol/L）	F（pmol/L）	24h 尿 UFC（nmol/24h）
对　照 8:00AM	57.5	800.2	8566.6
小剂量 8:00AM	45.3	819.4	
大剂量 8:00AM	28.0	324.2	853.3

影像学检查：肾上腺 CT 平扫＋增强：双侧肾上腺饱满。垂体 MRI 检查：垂体腺瘤、垂体柄向左侧移位，视交叉未见移位。

思路 1：库欣综合征（cushing's syndrome，CS）是各种病因引起肾上腺分泌过多的糖皮质激素（主要是皮质醇）所致病症的总称，临床上主要表现为满月脸、多血质外貌、向心性肥胖、痤疮、紫纹、高血压、继发性糖尿病和骨质疏松等。

思路 2：可根据患者典型的实验检查特点帮助鉴别诊断。①甲状腺功能减退症，甲状腺功能检测正常可排除。②单纯性肥胖及 2 型糖尿病：皮质醇及 ACTH 节律正常，但可被小剂量地塞米松所抑制，而该患者餐后 2 小时血糖正常，糖化血红蛋白正常，血浆 ACTH、血浆皮质醇、尿游离皮质醇升高，并不能被小剂量地塞米松抑制试验抑制，故可排除诊断。③假性 Cushing 综合征：主要由酒精性肝脏损害引起，但该患者肝功正常，无大量饮酒史。

【诊断】 库欣病；垂体微腺瘤。

【问题 3】 诊断依据是什么？

思路 1：诊断依据：①有体重增加，脸变圆、变红，腹部紫纹等外貌及体型的改变。②临床有不易控制的高血压，伴低血钾。③夜尿增多，尿钾排泄增多。④有情绪易波动表现。⑤血浆 ACTH、血浆皮质醇、尿游离皮质醇升高，并不能被小剂量地塞米松抑制试验抑制。⑥血皮质醇昼夜节律紊乱。

思路 2：库欣综合征还需要做病因诊断。①实验室检查示 ACTH 明显升高，表明是由垂体 ACTH 分泌亢进所致，故应诊断为库欣病。患者血皮质醇昼夜节律紊乱及并不能被小剂量地塞米松抑制试验抑制，说明有自主分泌 ACTH 的存在（多见于 ACTH 肿瘤），但被大剂量地塞米松抑制试验抑制（抑制率大于 50%），说明是垂体的肿瘤，而不是异位 ACTH 肿瘤。②肾上腺 CT 示肾上腺增粗是由于过量 ACTH 长期刺激致弥漫性增生。③垂体 MRI 示垂体右侧垂体微腺瘤，可诊断为库欣病、右侧垂体微腺瘤。

【问题 4】 本患者还需与哪些病因相鉴别？有哪些检查可协助诊断？

本病例尚需做以下病因鉴别：

思路 1：异位 ACTH 综合征：该病是指由垂体外的恶性肿瘤分泌 ACTH 或 ACTH 类似物引起的库欣综合征，主要见于肺癌，尤其是小细胞型肺癌、胸腺瘤或胸腺类癌、胰岛肿瘤、支气管类癌等，可做大剂量 DXM 和促肾上腺皮质激素释放激素（CRH）兴奋试验，异位 ACTH 综合征对 CRH、大剂量 DXM 无反应。

思路 2：肾上腺皮质肿瘤：为肾上腺皮质腺瘤或腺癌，多见于成人，男性多见。①实验室检查：血 CRH、ACTH 低，血浆皮质醇和尿游离皮质醇增高；②影像学检查见肾上腺包膜完整肿瘤，多为单侧，肿瘤以外肾上腺皮质萎缩。

（张朝霞）

案例 14-2 原发性醛固酮增多症

【病史摘要】 女，49 岁。

主诉：血压高 3 年，乏力半年。

现病史：3 年前体检时发现血压升高，当时血压 150/100mmHg。无头晕、头痛等不适。后多次测血压均高，长期口服硝苯地平治疗，血压控制在 130~150/80~90mmHg。半年前，患者无明显原因感全身乏力，从未出现周期性瘫痪等症状。来院就诊，测血压 140/90mmHg，血钾 2.5mmol/L，给予口服氯化钾治疗，症状渐减轻，但患者未坚持口服氯化钾，未复查。10 天前，复查血钾 2.8mmol/L，BP 140/90mmHg。以"原发性高血压，低钾血症"收入院。

既往史：无冠心病、甲亢等病史。

个人史：无吸烟、饮酒史，无特殊用药史，无输血史。

家族史：否认糖尿病家族史，母亲患高血压 10 年。

体格检查：体温 36.4℃，脉搏 71 次 / 分，呼吸 18 次 / 分，血压 140/80mmHg，BMI 23.02kg/m²，腹围 86cm，无特殊异常发现。

实验室检查：①电解质：K^+ 2.75mmol/L、Na^+ 144.6mmol/L、Cl^- 93.1mmol/L；②血常规未见异常；③肝、肾功能正常；④尿、便常规正常；⑤尿微量白蛋白 37.4mg/L；⑥甲状腺功能 5 项均正常；⑦尿 K^+ 59.9mmol/24h，尿 Na^+ 214.6mmol/24h，尿 Cl^- 169.8mmol/24h；⑧全天血压间断轻、中、重度升高，有晨起高血压现象。

【问题 1】　通过上述病史与查体，该患者可能的诊断是什么？需与哪些疾病鉴别诊断？

思路 1：难治的高血压、低血钾、肌无力和周期性瘫痪、多尿夜尿、尿比重低、钾排出增多、血浆容量增加、心肌肥厚、心电图有低钾表现，甲功正常，肝肾功能正常，可初步怀疑为醛固酮增多症。

思路 2：鉴别诊断：①原发性高血压；②继发性醛固酮增多症；③其他肾上腺疾病。

【问题 2】　为明确诊断和鉴别诊断，应进行哪些检查？

实验室检查：① ARR 卧位：ARR 28.62（ng/dl）/（ng/ml·h），立位：53.49（ng/dl）/（ng/ml·h）；②卡托普利试验：试验前肾素活性立位 0.56Ug/l.h、醛固酮立位 191ng/L，试验后肾素活性立位 0.4Ug/l.h、醛固酮立位 182.00ng/L，说明给予卡托普利后患者血浆醛固酮未被抑制；③皮质醇测定正常，ACTH 测定正常；④尿常规检查未见异常；⑤肾动脉造影未见异常；⑥肾素 - 血管紧张素活性测定正常。

影像学检查：双肾及肾上腺 CT 显示双侧肾上腺皮质结节，以右侧为著。

思路 1：原发性醛固酮增多症（primary aldosteronism，PA）简称为原醛症，是指肾上腺分泌过多醛固酮，而导致水钠潴留、高血压、伴或不伴低血钾和血浆肾素活性受抑制为主要特征的临床综合征。

思路 2：可根据患者典型的实验检查和影像学检查特点帮助鉴别以下疾病：

（1）原发性高血压：原发性高血压患者，血、尿醛固酮不高，普通降压药治疗有效，由利尿药引起低血钾，停药后血钾可恢复正常。

（2）继发性醛固酮增多症：①肾动脉狭窄及恶性高血压：此类患者一般血压比原醛症更高，病情进展快，常伴有明显的视网膜损害。该患者肾动脉造影正常，患者肾素 - 血管紧张素系统活性正常，可排除此病。②失盐性肾炎或肾盂肾炎晚期常有高血压伴低血钾。该患者尿常规及肾功正常，可排除。

（3）其他肾上腺疾病：①皮质醇增多症，尤其是腺癌或异位 ACTH 综合征所致者，有其原发病的各种症状、体征可以鉴别，该患者血浆 ACTH 及血浆皮质醇均正常，故可排除。②先天性肾上腺皮质增生症，如 11β- 羟化酶和 17α- 羟化酶缺陷者，都有高血压和低血钾，女性引起男性化，男性引起性早熟，临床上不难鉴别。

【诊断】　原发性醛固酮增多症

【问题 3】　诊断依据是什么？

思路 1：诊断依据：①低血钾及尿钾排泄增多；②醛固酮分泌增高及不受抑制；③血浆肾素活性降低及不受兴奋。④CT 显示：肾上腺皮质增生，双侧肾上腺结节。

思路 2：醛固酮增多症还需要做分型。①原发病变在肾上腺者：肾上腺醛固酮瘤（APA）、原发性肾上腺皮质增生（PAH）、单侧肾上腺增生症（UAH）、分泌醛固酮的肾上腺皮质癌。②病变不在肾上腺本身：双侧特发性醛固酮增多症（IHA）、糖皮质激素可抑制性醛固酮增多症（GRA）、家族性醛固酮增多症（FH）、异位醛固酮分泌腺瘤和癌。

（张朝霞）

案例 14-3 甲状腺功能亢进症

【病史摘要】 女，43 岁。

主诉：心悸、多汗、乏力伴体重减轻 1 年。

现病史：患者 1 年前开始自觉生气后出现心慌、气短、多汗及全身乏力。近 3 周家属发现其双眼球突出，且易怒，失眠。每日排大便 2~3 次，不成形。自测脉搏最快达 128 次/分，发病来体重下降 6kg。当地查血糖正常。发病以来无发热，睡眠差，月经不规律。

既往史：既往体健，月经量少，行经期短，月经不规律。否认高血压、糖尿病史，否认冠心病史，否认手术及外伤史，否认药物过敏史。

个人史：出生于重庆市，注册会计师，生育一子，孩子及配偶身体健康。

家族史：父母已故，否认有明确家族性遗传性及传染性病史。

体格检查：患者表现焦虑、多动，皮肤温暖潮湿，尽管天气很冷却穿得很单薄，上眼睑明显挛缩但无突眼症。心率规则，120 次/分，血压 130/60mmHg（仰卧位），心脏冲动弥散、有力，但无移位；呼吸系统检查：呼吸 28 次/分；中枢神经系统检查：伸舌和双手轻微震颤，反射亢进；颈部检查：甲状腺弥漫性Ⅱ度肿大，质软，无痛，有震颤和血管杂音。

实验室检查：①Hb 131g/L、WBC 7.68×10^9/L、N 0.70、L 0.30；②尿及粪便常规未见异常。

【问题 1】 通过上述问诊与查体，该患者可能的诊断是什么？需与哪些疾病鉴别诊断？

思路 1：根据患者中年女性，以心悸、多汗、突眼、乏力及月经不规律为主要临床表现。脉压大，脉率快和眼球突出征，甲状腺弥漫性Ⅱ度肿大，质软，有震颤和血管杂音，伸舌和双手有细颤，初步考虑为：①甲状腺功能亢进症。②Graves 病。

思路 2：鉴别诊断：①糖尿病；②结核；③更年期综合征；④恶性肿瘤。

【问题 2】 为明确诊断，应进行哪些检查？

中年女性出现心悸、多汗、突眼、乏力及月经不规律等临床表现往往在其他疾病也会伴有，此时实验室检查对明确诊断至关重要。

实验室检查：①血清 TT_3 7.0nmol/L、FT_3 17.2pmol/L、TT_4 255nmol/L、FT_4 38.9pmol/L、TSH 0.01μIU/ml；②甲状腺摄 ^{131}I 率试验：3h −84.6%、6h −69.6%、24h −39.7%；③自身抗体（TGTM）：TGAB 199.9U/L、TPO-AB 1100U/ml、TR-AB 67.64U/L；④血沉 4mm/h，胸片正常，血结核抗体阴性；⑤空腹血糖 6.4mmol/L，餐后 2 小时血糖 6.5mmol/L，血 UA 399μmol/L，ALB 36.2g/L，AST 45.9U/L，ALT 65.2U/L，TGAB 199.9U/L；⑥促卵泡生成激素（FSH）正常，雌二醇（E_2）与孕酮水平正常。

影像学检查：甲状腺超声显示甲状腺弥漫性病变。

思路 1：甲状腺功能亢进症（thyrotoxicosis）是各种病因引起甲状腺激素合成、分泌过多导致以机体的神经、循环、消化等各系统的兴奋性增高和代谢亢进为主要表现的疾病的总称。

思路 2：根据患者典型的实验检查特点可帮助鉴别诊断。①患者消瘦应与糖尿病鉴别，可通过空腹血糖、餐后 2 小时血糖正常来鉴别。②患者低热、消瘦应结核鉴别，血沉 4mm/h，胸片正常，血结核抗体阴性而排除。③患者低热、消瘦应与恶性肿瘤鉴别，可通过泌尿系统、消化系统、呼吸系统均未发现异常，且可增加肿瘤标志物筛查而排除。④患者月经紊乱、多汗、易怒应与更年期综合征鉴别，该患者促卵泡生成激素（FSH）升高、雌二醇（E_2）与孕酮水平正常，故可排除。

【诊断】 Graves 病。

【问题 3】 诊断依据是什么？

思路 1：功能诊断依据：有甲亢的心悸、多汗、突眼、乏力体征，血清 TSH 浓度降低，TT_3、

TT_4 浓度升高。

思路 2：病因诊断依据：①甲状腺超声显示甲状腺弥漫性病变；②眼球突出；③抗体 TGAB、TPO-AB、TR-AB 阳性。

【问题 4】 患者还需与哪些病因相鉴别？有哪些检查可协助诊断？

本病例根据患者临床表现、实验室检查和影像学检查，可诊断为 Graves 病。尚需做以下病因鉴别：

思路 1：结节性甲状腺肿继发甲状腺功能亢进。该病多数是在单纯性弥漫性甲状腺肿基础上反复进展，导致滤泡上皮由弥漫性增生转变为局灶性增生，其中 5%~8% 可继发甲状腺功能亢进，出现毒性症状。鉴别可通过：①甲状腺 B 超可以明确甲状腺结节为实质性或囊肿性，诊断率达 95%。②应用细针针吸活检术检查，对甲状腺结节组织病理检查有一定价值。③放射性核素显像检查，行甲状腺扫描，核素 ^{131}I 扫描可发现仅在肿瘤区核素增强，其他区域核素分布稀疏。

思路 2：甲状腺炎。甲状腺炎是一种常见的甲状腺疾病，女性多见。但应与甲状腺毒症进行鉴别。鉴别时可通过：①甲状腺炎患者多有病毒感染前驱症状，甲状腺区有疼痛。②血沉增快，可达 100mm/h，血清白蛋白降低，γ 球蛋白增高。③血中抗甲状腺球蛋白抗体（TGA）、抗甲状腺微粒体（过氧化物酶）抗体（TMA）滴度明显升高（>50%）。④甲状腺摄碘率和 T_3、T_4、TSH 测定可呈现"分离曲线"，有助于鉴别。

（张朝霞）

案例 14-4　甲状腺功能减退症

【病史摘要】 女，50 岁。

主诉：纳差、乏力、月经量多，经期延长 3 年，近 1 个月加重。

现病史：患者近 3 年纳差，乏力，毛发脱落，经期延长。近 1 个月感觉胸闷、憋气，平时怕冷、少言，记忆力减退，便秘。自发病以来，精神弱，食欲减退，体重增加 6kg。大便每 3~4 天 1 次。月经周期不规律，7~10 天 / 月，月经量多。

既往史：否认甲状腺疾病史。

个人史：生于兰州市，就职于一家三甲医院，为护士长，无烟酒嗜好。

家族史：父母身体健康，否认家族其他成员成长类病史。

体格检查：血压 90/60mmHg，体温 35.6℃，声音嘶哑，皮肤干燥，睑结膜苍白，舌体肥大，甲状腺Ⅱ度，质地中等，结节样改变，血管杂音（-），双肺呼吸音粗，心音低钝，心率 50 次 / 分，律齐，双乳房发育 5 期（V），触发泌乳（+），腹软，双下肢水肿。

实验室检查：①血常规：红细胞 3.1×10^{12}/L，Hb 96g/L，网织红细胞正常，白细胞、血小板正常；②空腹血糖：3.8mmol/L；③尿常规正常；④血胆固醇 7.1mmol/L，甘油三酯 5.1mmol/L，血尿酸 506mmol/L；⑤少量心包积液。

【问题 1】 通过上述问诊与查体，该患者可能的诊断是什么？需与哪些疾病鉴别诊断？

思路 1：临床症状（乏力、怕冷、少言、记忆力减退、食欲减退、便秘症状），伴有低血压、低体温、皮肤干燥、睑结膜苍白、心动过缓、双下肢水肿的体征，心脏超声见少量心包积液，可考虑甲状腺功能减退症的可能。

思路 2：鉴别诊断：①充血性心力衰竭；②慢性肾炎；③贫血（恶性贫血、缺铁性贫血或再生障碍性贫血）。

【问题 2】 为明确诊断，应进行哪些检查？

实验室检查：①血 FT_3、FT_4、rT_3 下降，TSH 升高。②心电图表现为心动过缓、低电压、

T 波低平或倒置、心动过缓、肝肾功能正常。③甲状腺功能检查：TG-Ab、TPO-Ab。④ TRH 兴奋试验：静脉注射 TRH 后，测定 TSH。该患者注射前 TSH 较高，注射后更高。⑤查血液自身抗体 TGAb、TMAb、TPOAb 均为阳性。⑥心肌酶正常，肌钙蛋白正常，NT-BNP 正常。

超声影像检查：甲状腺摄碘率低于正常，呈低平曲线。甲状腺同位素扫描、甲状腺超声见双侧甲状腺萎缩。

思路 1：甲状腺功能减退症，是由于甲状腺激素缺乏，机体代谢活动下降所引起的临床综合征，该患者为成人，故为"成人甲减"。

思路 2：可根据患者典型的实验检查特点帮助鉴别诊断。①患者心肌酶正常，肌钙蛋白正常，NT-BNP 正常，结合心电图及心脏 B 超结果，可排除充血性心力衰竭。②患者有水钠潴留表现，为皮肤苍白、水肿、贫血、高血压和血胆固醇升高，需与肾病鉴别，该患者尿液常规、尿蛋白及肾功能等检查有助排除肾脏疾病。③贫血：患者存在贫血现象，原因是多种的，该患者是女性，伴月经量多、经期长，可导致失血性贫血，由于该患者甲状腺激素低下，TSH 升高，可判断是甲减所致的贫血。

【诊断】　原发性甲减（primary hypothyroidism）。

【问题 3】　诊断依据是什么？

思路 1：甲状腺功能减退的定性诊断依据是：①典型的临床表现、体征：无力、畏寒、少汗、反应迟钝、便秘、体重增加，经血量多，皮肤干燥、非凹陷性黏液性水肿等。②血清 FT_4、FT_3 水平低于正常下限。TSH 明显升高。

思路 2：甲状腺功能减退的病因诊断依据是：①血清甲状腺过氧化物酶抗体（TPOAb）、甲状腺球蛋白抗体（TgAb）强阳性提示为自身免疫性甲状腺疾病。②血清 TSH 明显升高，可排除垂体因素。③ TRH 兴奋试验：静脉注射 TRH 后，测定 TSH。该患者注射前 TSH 较高，注射后更高。④甲状腺 B 超见双侧甲状腺萎缩。

【问题 4】　原发性甲状腺功能减退症患者还需与哪些病因相鉴别？有哪些检查可协助诊断？

本病例从病因上还需要与以下疾病鉴别：

思路 1：下丘脑 - 垂体性：下丘脑性甲减症血清 TSH 水平低或正常，对 TRH 兴奋试验反应良好，而垂体性甲减症血清 TSH 水平低或正常或高于正常，对 TRH 兴奋试验无反应。可进一步行 X 线检查，做头颅平片、CT、磁共振或脑室造影，以除外垂体肿瘤、下丘脑或其他引起甲减症的颅内肿瘤。

思路 2：周围性甲减（甲状腺激素抵抗综合征）。此类甲减的特点是，外周靶组织的功能正常，但细胞核内的受体功能出现了障碍，所以血清甲状腺激素不低，而 TSH 低下。

（张朝霞）

案例 14-5　垂体性侏儒

【病史摘要】　男，36 岁。

主诉：生长发育迟缓 30 余年。

现病史：患者于 5～6 岁时发现较正常人矮小，无智力异常，12 岁时曾到某大医院就诊，具体检查及治疗不详。后发现性器官不发育，18 岁时检查生长激素缺乏，未行任何治疗，身高逐渐增加但极为缓慢，最快时 1 年增长约 3.0cm。自发病以来，饮食及大小便正常，体重无异常波动。

既往史：生产顺利，无产伤史，无服用特殊药物史。

个人史：生于新疆石河子，务农，无烟酒嗜好。

家族史：父母身体健康，否认家族其他成员成长类病史。

体格检查：血压 100/70mmHg，体温 36.6℃，心率 65 次 / 分，律齐。神志清楚，智力正常。体格发育矮小，身高 136.0cm，外生殖器幼稚，阴毛、腋毛及胡须阙如，阴囊内左侧睾丸细小、右侧未扪及、神经系统检查无阳性发现。

实验室检查：①血常规正常；②尿常规正常；③粪便常规正常；④血清电解质正常，血糖 4.4mmol/L；⑤肝功正常；⑥ TT_3 1.6nmol/L，TT_4 70.0nmol/L；⑦血 CREA 72μmol/L、Ccr 115ml/min；⑧血清钙 Ca 2.25mmol/L，血清磷 P 1.1mmol/L。

影像学检查：X 线片首诊右手正位见各指掌骨及尺桡骨远端骨骺均未闭合。心电图未见异常，心脏超声未见异常。

【问题1】 通过上述问诊与查体，该患者可能的诊断是什么？需与哪些疾病鉴别诊断？

思路1：患者体格发育矮小，生长速率每年不足 4cm，智力正常，骨龄迟缓，低于实际年龄 4 年以上，查体见器官不发育，影像学见骨骺融合延迟性，初步考虑为垂体性侏儒。

思路2：鉴别诊断：①家族性矮小。②体质性青春期延迟。③骨骼发育障碍。

【问题2】 为明确诊断，应进行哪些检查？

垂体性侏儒全身骨骼的发育短小、骨龄晚及骨骺延迟等往往在其他疾病也会伴有，此时实验室检查及影像学检查对明确诊断至关重要。

实验室检查：①生长激素测定，基础状态 0.036mU/L；②胰岛素激发试验后 30 分钟 0.28mU/L，60 分钟 0.052mU/L，90 分钟 0.021mU/L，GHRH 兴奋试验后，GH 分泌的峰值 0.5μg/L；③睾酮 0.24nmol/L，游离甲状腺素 9.57pmol/L，雌二醇 18.92pg/ml，黄体素 0.10mU/ml；④促生长因子 IGF-1 低于参考区间。

影像学检查：腰椎侧位 X 线片示各椎体骺核未闭合，呈游离状，雄性外生殖器幼稚，阴囊小。头颅鞍区 MRI 检查见垂体窝小，垂体呈新月形紧贴鞍底，垂体柄纤细居中，其远段 T_1WI 呈略高信号；鞍上池呈乳头样长 T_1 长 T_2 信号向鞍内突起，下丘脑、鞍上池及松果体区均未见异常。

思路1：垂体性侏儒症（pituitary dwarfism）是指腺垂体功能障碍或下丘脑病变，使生长激素（growth hormone，GH）分泌不足而引起的生长发育缓慢，为身材矮小最常见的原因之一。其主要表现有四个特征：①躯体生长迟缓。②骨龄较年龄明显延迟，骨化中心生长发育迟缓，骺部常不融合。③性器官不发育及第二性征缺乏。④智力可与年龄相称。

思路2：可根据患者典型的实验检查特点帮助鉴别诊断。①家族性矮小：为基因遗传性侏儒症，与家族、种族有关，并且无内分泌功能紊乱，骨龄正常。而该患者否认家族其他成员成长类病史，生长激素测定，基础状态低，胰岛素激发试验仍低，因此可排除该病。②体质性青春期延迟：男性多见，属于正常发育中的一种变异，青春期前生长缓慢，但身高与骨龄一致，最终身高属正常范围。该患者已 36 岁，身材仍然矮小，骺部仍然未融合，因此可排除该病。③骨骼发育障碍：常由于营养、药物或肝、肾、心脏疾病致骨、软骨发育不全，而该患者肝、肾、心脏均正常，钙、磷代谢正常，故可排除。

【诊断】 原发性垂体性侏儒

【问题3】 诊断依据是什么？

思路1：垂体性侏儒定性诊断依据是：①身材矮小，仅 1.36 米。②每年身高增长速率 <4cm。③体态匀称性矮小、幼稚，智力正常。④排除其他造成生长迟滞的因素。原发性垂体性侏儒诊断成立。

思路2：垂体性侏儒定位诊断依据：①实验室检查：胰岛素激发 GH 试验的血 GH 峰值均 <10μg/L（最高值仅 0.28mU/L）。GHRH 兴奋试验 GH 分泌的峰值 0.5μg/L。考虑为垂体疾患引起的 GH 缺乏。②影像学检查：头颅磁共振显示腺垂体缩小。

【问题4】 本患者诊断为原发性垂体性侏儒症,还需与哪些病因相鉴别?有哪些检查可协助诊断?

本病例尚需与继发性垂体性疾病或下丘脑性侏儒症进行鉴别。

思路1:继发性脑垂体疾病:①鞍垂体及其附近肿瘤压迫或浸润,除垂体侏儒表现外,还有垂体瘤本身引起的头痛、视力减退等表现,可通过CT检查鞍区是否有肿瘤进行鉴别。②垂体手术、创伤,放射性损伤,可通过病史进行排除。③各种颅内感染或炎症,可通过患者无头痛及颅内高压表现而排除。④甲状腺激素分泌不足和促甲状腺激素分泌不足等病,该患者TT_3、TT_4均在参考区间内。

思路2:继发性下丘脑及其他中枢神经系统病变:多因肿瘤、感染引起,临床表现除垂体性侏儒表现外,常出现尿崩症、睡眠调节异常,摄食障碍等。该患者临床表现、释放激素兴奋试验和头颅CT检查均可排除此病。

思路3:原发性GH不敏感综合征:特点是血清GH水平升高,对外源性GH有抵抗,血清胰岛素样生长因子降低,几乎无生长激素结合蛋白(GHBP)。而该患者血清GH水平很低,胰岛素激发试验后GH峰值仍然很低,故可排除此病。

(张 琼)

案例 14-6 尿 崩 症

【病史摘要】 男,13岁。

主诉:多饮、多尿、烦渴两年。

现病史:近两年出现多饮、多尿、烦渴,并日渐加重,而来院就诊。目前日饮水量约8L,无恶心、呕吐,每日小便约20次,量约4000~8000ml,体重无明显下降及无食欲亢进、生长发育迟缓。

既往史:无颅脑手术病史,否认脑膜炎、脑炎史,无药物过敏史。

个人史:生于成都市,生长发育同同龄儿童。无偏食、挑食、异食癖,无疫区居住史,无放射性物质或毒物接触史。

家族史:父母身体状况良好,非近亲结婚,否认家属中有类似病史,否认家族中有传染病史。

体格检查:体温36.4℃,脉搏88次/分,呼吸20次/分,血压107/78mmHg,心肺听诊无明显异常。正常面容,神志清醒,皮肤稍干燥。

实验室检查:①血常规正常;②血电解质检验正常,血糖5.4mmol/L;③血凝全套、ACTH、CEA、AFP、ESR未见异常;④24小时尿量8420ml,尿比重1.002~1.004,尿糖(−)、酮体(−)、尿蛋白(−),镜检(−);⑤便常规正常;⑥血ALP 258IU/L,LDH 290IU/L,HBDH 237IU/L,CEA、AFP、ESR全正常。

【问题1】 通过上述问诊与查体,该患者可能的诊断是什么?需与哪些疾病鉴别诊断?

思路1:①患者尿量多,达8420ml/d;②低渗尿,尿比重低1.002;③多饮、烦渴,日饮水量约8L。可初步考虑为尿崩症。

思路2:鉴别诊断:①糖尿病;②慢性肾脏疾病;③精神性烦渴。

【问题2】 为明确诊断,应进行哪些检查?

实验室检查:①患者血渗透压350mOsm/L,尿渗透压110mOsm/L;②血浆AVP测定:禁水前AVP(随意饮水)为0.3pmol/L,禁水后0.32;③禁水-加压素试验:禁水8小时、禁水前后两次尿渗透压差20mOsm/L,注射加压素后尿渗透压升高超过100%;④尿α_1-微球蛋白正常;⑤抗核抗体阴性,抗双股DNA阴性,抗组蛋白抗体阴性,抗SM阴性,抗核糖体P蛋白阴性,血清 C 反应蛋白 2.5mg/L。

影像学检查:头颅 MRI 显示神经垂体高信号消失,垂体柄增粗,伴类圆形肿块,大小为 6～10mm,增强扫描肿块明显强化,考虑为垂体柄肿瘤。

思路 1:尿崩症是由于下丘脑-神经垂体病变引起精氨酸加压素(AVP),又称抗利尿激素(ADH),不同程度的缺乏,或由于多种病变引起肾脏对 AVP 敏感性缺陷,导致肾小管重吸收水的功能障碍的一组临床综合征。

思路 2:可根据患者典型的实验检查特点帮助鉴别诊断。①糖尿病:该患者血糖正常,尿糖阴性,尿渗透压低,尿比重低,可排除糖尿病。②慢性肾脏疾病:该患者尿蛋白阴性,尿液镜检正常,尿 α_1-微球蛋白正常,血钾正常,血钙正常,肾功能正常,故可排除此病。③精神性烦渴,该患者血清 AVP 水平低,禁水-加压素试验结果阳性,故可排除精神性烦渴。

【诊断】　继发性中枢性尿崩症、垂体瘤。

【问题 3】　诊断依据是什么?

思路 1:中枢性尿崩症诊断依据:①病史与临床表现:多饮、多尿,每日尿量 8000ml 以上;②实验室检查:尿比重 1.002,血浆渗透压可高于 330mmol/L,禁水加压素试验阳性,血清抗利尿激素水平低下;③除外低渗性肾源性多尿病、精神性烦渴多饮症。

思路 2:病因诊断为继发性垂体瘤。依据:①鞍区磁共振检查,显示神经垂体高信号消失,垂体柄增粗,伴类圆形肿块,大小为 6～10mm,增强扫描肿块明显强化,考虑为垂体柄肿瘤。②自身免疫性疾病可引起 CDI,但该患者无颅脑感染史,自身免疫性抗体检测均为阴性,可排除。

(张　琼)

案例 14-7　性　早　熟

【病史摘要】　女,6 岁。

主诉:发现双侧乳房增大 1 年余。

现病史:近 1 年双侧乳房生长速率约 7cm,食欲较前增大。入院当日于门诊查骨龄示提前,未长阴毛,未初潮,乳房局部无疼痛,无局部红肿及分泌物,无头痛、呕吐。

既往史:无过敏史,无手术史,无抽搐史,无传染病史等,1 年余前生长发育无异常。

个人史:出生史、喂养史、预防接种史无异常,与同龄儿童无异常差异。

家族史:无家族遗传病史,父亲身高 178cm,母亲身高 161cm。

体格检查:心、肺未见异常,腹软,神经系统检查阴性,双侧乳房均可触及一硬币大小结节,无压痛,无粘连,较硬,光滑,移动度可,右乳 B2～3 期,左乳 B1 期,外阴 PH1,身高 138cm(+2SD),体重 38kg(+2SD)。

实验室检查:① K^+ 3.8mmol/L, Na^+ 139mmol/L, Cl^- 99mmol/L, HCO_3^- 22mmol/L,BUN 5.7μmol/L,CREA 52μmol/L;②血常规:中性粒细胞 0.57%;③ HbA1C 4.7%,空腹血糖 5.5mmol/L,餐后 2 小时血糖 5.76mmol/L,微量元素正常。

其他辅助检查:心电图、胸片未见异常。B 超肝胆胰脾未见明显异常,双肾上腺未见异常。

【问题 1】　通过上述问诊与查体,该患者可能的诊断是什么?需与哪些疾病鉴别诊断?

思路 1:患者为 6 岁女孩,乳房增大、有乳房结节 1 年,食欲增加,生长速率增快,初步考虑为性早熟。

思路 2:鉴别诊断:①单纯乳房早发育;② McCune-Albright 综合征;③原发性甲状腺功能减低伴性早熟。

笔记

【问题2】 为明确诊断,应进行哪些检查?

6 岁女孩,乳房增大、有乳房结节,生长速率增快,往往在其他疾病也会伴有,此时实验室检查对明确诊断至关重要。

实验室检查:①雌二醇 94.56pmol/L(<367pmol/L)、睾酮 0.62nmol/L、黄体生成素 0.14IU/L、促卵泡激素 3.11IU/L、泌乳素 188.05mIU/L、孕酮<0.67nmol/L,血 HCG 正常,尿 HCG 阴性;②促卵泡激素测定(15min、30min、60min)6.78IU/L、11.53IU/L、11.77IU/L;③黄体生成素(15min、30min、60min)7.39IU/L、10.89IU/L、8.48IU/L;④ GnRH 激发试验示:LH 峰值 10.89IU/L(>5IU/L)、LH/FSH(峰值比值)0.944(>0.6);⑤促甲状腺素 2.67μIU/ml、T_3 1.19ng/ml、T_4 7.2μg/dl、FT_3 4.50pmol/L、FT_4 19.2pmol/L、Anti-TPO 1.2IU/ml;⑥血清 CA125 2.5U/ml、血清 AFP 7.5μg/L。

影像学检查:X 线左手正位片,骨化中心 10/10,尺骨茎突已出现,籽骨未出。垂体 MRI 示颅垂体及鞍区 MRI 未见异常。

B 超示:双乳腺组织实质回声均匀,右乳腺体大小约 4.2cm×1.1cm,左乳腺体大小约 2.1cm×0.6cm。子宫大小约 2.2cm×1.3cm×2.1cm(容积 3ml),右卵巢大小约 2.3cm×1.2cm×1.5cm,较大卵泡约 0.5cm(>4mm),左侧卵巢大小约 2.4cm×1.4cm×1.6cm,较大卵泡约 0.5cm。

思路 1:性早熟(precocious puberty)是指男童在 9 岁前,女童在 8 岁前呈现第二性征。按发病机制和临床表现分为中枢性性早熟和外周性性早熟。中枢性性早熟(central precocious puberty,CPP)具有与正常青春发育类同的下丘脑-垂体-性腺轴(HPGA)发动、成熟的程序性过程,直至生殖系统成熟使内、外生殖器发育和第二性征呈现。外周性性早熟是缘于各种原因引起的体内性甾体激素升高至青春期水平,故只有第二性征的早现,不具有完整的性发育程序性过程。

思路 2:可根据患者典型的实验检查特点帮助鉴别诊断。①单纯乳房早发育:这类患儿不伴有生长加速和骨骼发育提前。患者骨龄超前,子宫增大,激素水平增高可排除此情况。② McCune-Albright 综合征:多为女性,患儿除性早熟征象外,尚伴有皮肤咖啡色素斑和骨纤维发育不良,患病女孩平均阴道流血开始时间为 3 岁左右,也有早至 4 个月出现阴道流血的。该患者 6 岁,未出现阴道流血,可排除此病。③原发性甲状腺功能减低伴性早熟:仅见于少数未经治疗的原发性甲状腺功能减低,由于 TRH 不影响肾上腺皮质功能,故患儿不出现或极少出现阴毛或腋毛发育。该患者甲功五项检查正常,可排除此病。

【诊断】 中枢性性早熟。

【问题3】 诊断依据是什么?

思路 1:该患者确诊为中枢性早熟的依据是:①女,6 岁,乳房增大、有乳房结节 1 年,食欲增加,生长速率增快。② LH/FSH:0.944,GnRH 激发试验的激发峰值 LH>3.3～5.0IU/L LH,峰值:10.89IU/L。③ B 超见乳腺、子宫发育。

思路 2:该患者的病因诊断为特发性中枢性性早熟,依据是:①影像已排除颅内占位、肿瘤等病因。②根据病史和临床表现,排除感染性疾病。③患者临床表现与实验室检查,已确定为中枢性早熟,排除其他疾病,故特发性中枢性早熟诊断成立。

案例 14-8 多囊卵巢综合征

【病史摘要】 女,35 岁。

主诉:长期月经不调,闭经 3 个月。

现病史:18 岁初潮,后月经一直推迟 7～10 天,6 年前曾闭经,服用达英 35 调经 3 个月,1 年后怀孕产子,哺乳 8 个月,断乳后 2 个月月经恢复,月经仍不调,末次月经为 3 个月前,因经门诊尿 HCG 检查确认未孕，再次就诊。患者婚后性生活正常，无避孕，5 年前产子后，未再孕。

既往史：否认肝炎、结核等传染病史或接触史。无重大外伤史或手术史。无输血史。否认药物过敏史。

个人史：出生于北京市，否认有毒物、放射线接触史，无烟酒嗜好。

家族史：父亲、母亲体健，否认遗传病家族史。

体格检查：体温 36.3℃，脉搏 80 次 / 分，呼吸 20 次 / 分，血压 100/60mmHg，发育正常，营养良好，皮肤粗糙、毛孔粗大、多毛，体态肥胖，无特殊异常发现。

实验室检查：①电解质：K^+ 3.75mmol/L、Na^+ 140.6mmol/L、Cl^- 99.1mmol/L；② WBC $5.4×10^9$/L、N 70.1%、L 25.9%、RBC $3.0×10^{12}$/L、Hb 85g/L、PLT $179×10^9$/L；③肝、肾功能正常；④尿常规检查正常；⑤凝血功能正常。

其他辅助检查：盆腔 B 超：子宫、双附件未见异常。

【问题 1】　通过上述问诊与查体，该患者可能的诊断是什么？需与哪些疾病鉴别诊断？

思路 1：患者闭经、皮肤粗糙、毛孔粗大、多毛，体态肥胖，性生活正常，无避孕，5 年未再孕等临床表现可考虑是否为多囊卵巢综合征。

思路 2：鉴别诊断：①库欣综合征；②先天性肾上腺皮质增生（CAH）；③肾上腺肿瘤。

【问题 2】　为明确诊断，应进行哪些检查？

实验室检查：①雌二醇 92.56pmol/L、黄体生成素 20.14IU/L、促卵泡激素 13.1IU、泌乳素 188.05mIU/L、孕酮 1.67nmol/L。血 HCG 正常，尿 HCG 阴性；② TSH 2.07μIU/ml、T_3 1.79ng/ml、T_4 6.2μg/dl、FT_3 4.90pmol/L、FT_4 18.2pmol/L、Anti-TPO 1.1IU/ml；③血清 CA125 2.5U/ml、血清 AFP 7.5μg/L；④总睾酮 11.62nmol/L、游离睾酮 6.7nmol/L、17α- 羟孕酮 0.27ng/ml；⑤皮质醇测定正常，ACTH 测定正常。

影像学检查：垂体 MRI 示颅垂体及鞍区 MRI 未见异常。

盆腔 B 超：双侧卵巢多囊性增大，被膜增厚回声强。被膜下可见 15 个，直径 2～7mm 囊状卵泡。B 超监测 1 个月，未发现排卵。

思路 1：多囊卵巢综合征是雄激素过高性的月经失调为主的一种病，其主要临床表现为月经不调（月经量少或闭经）、多毛、痤疮（俗称青春痘）、肥胖、卵巢呈多囊性增大，已婚者不孕。与该患者的临床表现一致。

思路 2：根据患者典型的临床表现和实验检查特点可做以下鉴别诊断：①库欣综合征：该患者皮质醇、ACTH 测定正常，可排除库欣综合征。②先天性肾上腺皮质增生（CAH）：属常染色体隐性遗传病，最多见的为先天性 21- 羟化酶及 11β- 羟化酶缺乏症，出生时已出现生殖器发育的异常。该患者实验室检查血清雄激素水平增高，17α- 羟孕酮正常，可排除此病。③肾上腺肿瘤：肾上腺皮质的良性和恶性肿瘤均可导致雄激素增多。该患者垂体 MRI 示颅垂体及鞍区 MRI 未见异常。

【诊断】　多囊卵巢综合征。

【问题 3】　诊断依据是什么？

思路 1：诊断依据是：① 18 岁初潮，后月经一直推迟；②多毛、肥胖；③双侧卵巢多囊性增大，被膜增厚回声强。被膜下可见 15 个，直径 2～7mm 囊状卵泡。

思路 2：该患者的闭经表现还需要排除以下疾病。①卵巢早衰和中枢性闭经：该患者经测定促卵泡激素（FSH）和雌二醇水平均为正常，故可排除此闭经因素。②甲状腺功能减退症：该病也可导致月经稀发。该患者经测定甲状腺功能，均为正常，故可以排除此病。

（张　琼）

第十五章

骨疾病检验案例分析

案例 15-1 维生素 D 缺乏性佝偻病

【病史摘要】 男，10 个月，汉族。

主诉：睡眠欠佳、易惊 2 月余。

现病史：近两个月来睡眠不安，经常无诱因出现哭闹，难以安抚，易激怒，有惊跳，易出汗，夜间为重，大小便正常，食欲正常。出生 5 个月后反复腹泻 3 次，每次 5～7 天。

既往史：无黄疸史及特殊服药史，母乳期无疾病史，无下肢抽搐史。

个人史：孕期母亲未补充维生素 D，第 1 胎，足月自然分娩（5 月份出生），出生体重 3.2kg，母乳与牛奶混合喂养，5 个月后添加蛋黄、米粉等，现每天喂少量蔬菜汁、果汁，5 个月前间断服用维生素 D 制剂，户外活动少。

家族史：家族成员健康，无家族遗传病史。

体格检查：体温 36.9℃，脉搏 119 次 / 分，身长 73cm，体重 8.9kg，头围 45cm。神志清楚，生长发育正常，体态均称，皮肤不粗糙；前囟 2.5cm × 2.5cm，枕秃明显，方颅，无特殊面容，未出牙；胸廓无畸形，无哈里森沟，心肺检查未见异常；腹部膨隆柔软，肝脏肋下 1.5cm，质软，脾脏肋下未及；无手镯及脚镯征。

【问题 1】 通过上述问诊与查体，该患者可能的诊断是什么？需与哪些疾病鉴别诊断？

思路 1：病史中有烦躁、多汗及睡眠不安，查体可见患儿枕秃，前囟大，方颅，出牙迟，患儿为 5 月份出生，在生后 6 个月后即进入冬季，日照时间短，户外活动少，以上均提示维生素 D 缺乏性佝偻病的可能。应注意病儿的智力发育情况。

思路 2：应与下列疾病鉴别诊断：①先天性甲状腺功能减低症；②软骨发育不良；③脑积水；④低血磷性抗维生素 D 依赖性佝偻病；⑤远端肾小管酸中毒；⑥维生素 D 依赖性佝偻病；⑦肾性佝偻病。

【问题 2】 为明确诊断，应进行哪些检查？有哪些检查可协助诊断？

应做的检查有：①血常规检查：WBC 10.8（3.5×10^9/L～9.5×10^9/L），RBC 5.11（4.3×10^{12}/L～5.8×10^{12}/L），Hb 128（110～160g/L）。②血生化检查：肝功、肾功生化指标正常。血清钙 1.97（2.1～2.7mmol/L）、K^+ 3.9（3.5～5.5mmol/L）、Na^+ 140（135～145mmol/L）、ALP 140（45～125U/L）。③影像学检查：X 线检查提示，腕骨骨化中心 1 枚，尺桡骨远端呈毛刷样及杯口样改变，干骺端骨皮质疏松，临时钙化带消失，软骨间隙增宽。

思路：患儿 10 个月，血清钙偏低，ALP 升高。X 线有佝偻病表现，且骨龄滞后等特征符合佝偻病征象。

【问题 3】 为进一步鉴别诊断，还应该完善哪些实验室检查，进一步证实佝偻病，同时为后期治疗及疗效评估提供实验室数据支持？

实验室检查：Ⅰ型前胶原氨基端肽（procollagen Ⅰ amino-terminal propeptide，PINP）：51.8（15.30～52.70ng/ml）；Ⅰ型胶原交联 C- 端肽（cross-linked C-telopeptide of type Ⅰ collagen，CTX）特

殊序列（β-CTX）：0.01ng/ml（0～0.704ng/ml）；N- 端骨钙素（osteocalcin, OC）：42.39ng/ml（11.00～43.00ng/ml）；25- 羟基维生素 D_3[25-（OH）D_3]：5.81ng/ml（10.00～30.00ng/ml）；甲状旁腺激素（parathyroid hormone, PTH）：35.0pg/ml（15.00～65.00ng/ml）；血清磷 1.12（0.97～1.45mmol/L），尿常规正常，甲状腺功能、肾功实验室指标正常。

【问题 4】 根据实验室及其他检查结果，应作出怎样的诊断？依据是什么？

思路：根据尿常规、肾功、血磷正常及家族史，可基本排除低血磷性抗维生素 D 依赖性佝偻病，远端肾小管酸中毒，肾性佝偻病；甲状腺功能实验室指标正常，无特殊面容，无皮肤干燥，生长发育正常，可排除先天性甲状腺功能减低症；根据骨骼 X 线，无特殊的体态（如短肢型矮小），可除外软骨发育不良；患儿体征及既往史可除外脑积水。

【诊断】 维生素 D 缺乏性佝偻病。

结合患儿体征及血清钙、25（OH）D_3 水平低下，ALP 升高，可诊断为维生素 D 缺乏性佝偻病。

诊断依据：① 10 个月为佝偻病的好发年龄；②临床表现为夜惊、激怒、睡眠不安、多汗及枕秃等症状；③体格检查：前囟大、方颅、出牙迟等体征；④ X 线检查有骨质疏松，临时钙化带消失，杯口样、毛刷样改变等佝偻病的典型表现；⑤血生化与骨骼 X 线的检查为诊断的"金标准"。

思路 1：针对患儿 5 个月时反复腹泻，孕期母亲未补充维生素 D，没有充足的室外活动；或者室外活动时皮肤暴露少；婴幼儿生长发育相对较快，需要维生素 D 多，但体内贮存的维生素 D 不足，诱发佝偻病。

思路 2：对临床表现不典型初期的患儿，骨骼 X 线检查可正常，需根据血清钙、磷及碱性磷酸酶，结合血清 25（OH）D_3 下降，作出诊断。随着病情继续加重，出现 PTH 功能亢进和钙磷代谢失常的典型骨骼改变。7～8 个月头型变成"方颅"，骨骺端因骨样组织堆积而膨大，沿肋骨方向于肋软骨交界处可触及圆形隆起，从上至下如串珠样突起，以第 7～10 肋最明显，称佝偻病串珠；严重者出现手、足镯。此期血生化除血钙稍低外，其余指标改变更加显著。X 线显示长骨钙化带消失，干骺端呈毛刷样、杯口状改变；骨质稀疏，骨皮质变薄，可有骨干弯曲畸形或青枝骨折。

维生素 D 缺乏性佝偻病，是由于婴幼儿、儿童、青少年体内维生素 D 不足，引起钙、磷代谢紊乱，产生的一种以骨骼病变为特征的全身慢性营养性疾病。这一疾病的高危人群是 2 岁以内（尤其是 3～18 个月的）婴幼儿，主要的特征是生长着的长骨干骺端软骨板和骨组织钙化不全，维生素 D 不足使成熟骨钙化不全。

（常晓彤）

案例 15-2 老年性骨质疏松症（Ⅱ型）

【病史摘要】 男，72 岁，汉族。

主诉：腰部疼痛 5 天。

现病史：患者自述 5 天前骑自行车摔倒，致腰部疼痛，呈持续性钝痛，可耐受，平卧时稍缓解，伴腰部活动受限，无双下肢疼痛、麻木，无发热。无大小便失禁等症状。未予治疗，自予云南白药喷剂外用，效果不佳。为求进一步诊治，遂来我院就诊，门诊 X 线检查"L_3、L_5 椎体压缩性骨折"收入院治疗。患者受伤以来食欲、大小便、精神正常。

既往史：无消化道病变，无糖皮质激素使用史，无长期咖啡等饮用。

个人史：吸烟 50 余年，1 包 / 日，未戒烟，体力活动少。

家族史：否认家族遗传史。

笔记

体格检查：体温 36.5℃，脉搏 80 次 / 分，血压 130/80mmHg，精神尚可，腰 3、腰 5 椎体棘突及椎旁压痛、叩击痛，腰椎活动明显受限。

实验室检查：血、尿常规检查正常。血钙 2.07mmol/L（2.1～2.7mmol/L），无机磷 0.91mmol/L（0.90～1.34mmol/L）。

影像学检查：腰椎 MRI L_3、L_5 椎体压缩性骨折；腰椎退行性改变。

【问题 1】 通过上述问诊与查体，该患者可能的诊断是什么？需与哪些疾病鉴别诊断？

思路 1：患者老年男性，精神状态良好，可自主活动，因轻微创伤诱发椎体骨折，根据患者的主诉、年龄、性别、症状和病史特点，以及血钙降低，怀疑骨质疏松所致腰椎压缩性骨折。

思路 2：应与下列疾病鉴别诊断：①内分泌代谢疾病；②结缔组织病；③胃肠道疾病；④血液系统疾病；⑤神经系统疾病。

【问题 2】 为明确诊断，应进行哪些检查？有哪些检查可协助诊断？

骨密度测定：骨密度＜-2.5SD

骨代谢标志物的检测：① I 型前胶原氨基端肽（PINP）：14.8ng/ml（15.30～52.70ng/ml）；I 型胶原交联 C- 端肽特殊序列（β-CTX）：0.691ng/ml（0～0.704ng/ml）；N- 端骨钙素（OC）：10.01ng/ml（11.00～43.00ng/ml）；25- 羟基维生素 D_3[25-（OH）D_3]：8.81ng/ml（10.00～30.00ng/ml）；甲状旁腺激素（PTH）：66.0pg/ml（15.00～65.00ng/ml）。②血生化及其他检查：肝、肾功能，类风湿因子、抗链"O"、肿瘤标志物均正常。睾酮 18.2nmol/L（18.4～26.0nmol/L）。尿常规正常，甲状腺功能指标正常。

思路 1：骨质疏松往往缺乏典型的症状和体征，要排除其他病诱因引起的腰椎压缩性骨折，此时双能 X 射线吸收法骨密度仪测定骨密度明确诊断至关重要。WHO 推荐的诊断方法：使用双能 X 射线吸收法骨密度仪测定骨密度。

WHO 制订的骨质疏松诊断标准为：

正常骨量：骨密度在 -1.0SD 以内（T-score＞-1.0）；骨量减少：骨密度介入 -1.0～-2.5SD 之间（-1.0≥T-score≥-2.5）；骨质疏松：骨密度＜-2.5SD 合并脆性骨折；患者骨密度降低。

思路 2：肝、肾功能，类风湿因子、抗链"O"、肿瘤标志物均正常；尿常规正常，甲状腺功能指标正常，故可排除继发性骨质疏松存在的可能性，符合 WHO 骨质疏松症标准及中国老年学学会骨质疏松标准。

【问题 3】 根据实验室及其他检查结果，应作出怎样的诊断？依据是什么？

思路 1：骨质疏松症可分为原发性骨质疏松和继发性骨质疏松两类，原发性骨质疏松指不伴有其他疾病，继发性骨质疏松则是由于内分泌代谢性疾病或者其他全身性疾病引起的骨量降低。骨质疏松症本身并不可怕，既无疼痛症状，也没有畸形等。早期本病不容易发现，其诊断要靠骨密度测定。椎体 X 线平片在骨质疏松症检查中有重要意义，其检查提示早于症状、体征的提示，但是迟于骨密度测定。如果 X 线平片无明显异常，骨显像则可由于微小骨折而显示局部明显放射性摄取增高影。该病可引起椎体压缩骨折，也可因轻微创伤诱发椎体骨折。新鲜椎体骨折在数周内常常出现局部疼痛，体征有叩击痛。如果出现多个椎体压缩者，常可引起驼背，身高变矮。

老年性骨质疏松症是原发性骨质疏松症中的一种，是指在增龄衰老过程中发生的一种骨组织生理退变，其衰老退变的程度受骨重建功能的衰退、骨源性肝细胞减少和成骨分化障碍，维生素 D 缺乏，抑制性免疫调节减弱等因素的影响。该患者为老年男性，外伤后腰部疼痛放射双下肢麻木，门诊常规检查发现异常，骨密度测定示骨质疏松，故考虑该诊断。

思路 2：老年性骨质疏松以增龄性成骨细胞功能降低为主，伴或不伴破骨细胞功能的增强，骨吸收标志物和骨形成标志物通常均降低，呈现低转换型。

骨代谢标志物检测结果提示：患者表现为骨形成与骨吸收的生化指标有降低倾向，呈现低转换型。血清 1, 25-（OH）$_2$D$_3$ 明显下降，血清 PTH 有升高的趋势。性激素（睾酮）下降。为典型的老年性骨质疏松的骨代谢标志物变化特点。

【诊断】　老年性骨质疏松症（Ⅱ型）。

Ⅱ型原发性骨质疏松症即老年性骨质疏松（senile osteoporosis，OP）是原发性骨质疏松其中的一种，其重要的发病原因可能是性激素缺乏、活性维生素 D 缺乏和骨重建功能衰退等因素，导致成骨细胞的功能与活性缺陷，而使骨形成不足和骨丢失。雄激素缺乏在Ⅱ型 OP 的发病中起重要作用，蛋白质摄入不足、营养不良和肌肉功能减退是Ⅱ型 OP 的重要原因。OP 的临床表现除了骨痛和肌无力，驼背和胸廓畸形等并发症，最严重的是骨折，多发部位为脊柱、髋部和手臂，而股骨颈骨折多见于Ⅱ型 OP。骨折的发生大大降低了患者的生活质量，严重可致残，甚至导致死亡，给患者和家属以及社会带来巨大的负担。

（常晓彤）

案例 15-3　骨 软 化 症

【病史摘要】　男，45 岁，汉族

主诉：右侧肋骨反复疼痛、脚踝痛近 1 年。

现病史：近 1 年前出现活动时无明显诱因的右侧肋骨疼痛、脚踝痛，半年来疼痛逐渐加重，肋骨疼痛时常伴有前胸部压迫感，前来医院就诊。

既往史：患者自述多年来嗜酒，3 年前曾有酒精中毒史，经常腹胀、食欲不振、恶心，患者体重减轻。

家族史：家庭成员健康，无家族遗传病史。

体格检查：患者血压 138/84mmHg，心率 70 次 / 分，体温 36.2℃。腹胀，肝脏肋下可打及，肝区压痛，腰骶部胀痛，轻度压痛感。巩膜黄染。

【问题 1】　通过上述问诊与查体，该患者可能的诊断是什么？需与哪些疾病鉴别诊断？

思路 1：患者自述有不明原因的骨痛，查体有腰骶部胀痛、压痛感，有骨疾病表现；患者自述常年嗜酒，有酒精中毒史，经常腹胀、食欲不振、恶心，体重减轻，查体肝脏肋下可打及，肝区压痛，巩膜黄染，提示有酒精性肝损伤。二者结合，高度怀疑由肝损伤导致的代谢性骨病（骨软化症）。

思路 2：应与下列疾病鉴别诊断：①骨质疏松；②原发性甲亢；③肾性骨病。

【问题 2】　为明确诊断，应进行哪些检查？有哪些检查可协助诊断？

（1）ECT 检查：双侧多根肋骨、右侧骶髂关节、四肢骨及其大关节、双侧足关节、左侧胫骨下段局部骨代谢活跃，考虑可能为代谢性骨病。

（2）血清生化指标检查：丙氨酸氨基转移酶（ALT）：75U/L（5～40U/L）；天冬氨酸转氨酶（AST）：180U/L（5～40U/L），总胆红素：41.2μmmol/L（3.1～17.1μmmol/L）；白蛋白 32g/L；球蛋白 30g/L；A/G：1.1∶1；γ- 谷氨酰基转移酶（GGT）：86U/L（11～50U/L）；血钙：1.83mmol/L（2.1～2.7mmol/L）；血磷：0.61mmol/L（0.90～1.34mmol/L）；血清骨 ALP：56U/L（17.9～31.9U/L），血清 25-（OH）D$_3$：8ng/ml（10.00～30.00ng/ml）。

思路 1：可根据患者典型的实验检查特点帮助诊断。

（1）血清 25-（OH）D$_3$ 的测定：肝脏是维生素 D 进行 25 位羟化的主要场所，在各种肝病时，包括严重的慢性酒精性肝炎、肝硬化等，均可导致 25-（OH）D$_3$ 生成减少和 1, 25-（OH）$_2$D$_3$ 水平降低，影响骨矿化。该患者长年嗜酒，有酒精中毒史，肝功能显示转氨酶增高，以 AST 增高为主，GGT 明显增高，慢性酒精性肝损害导致血液 25-（OH）D$_3$ 含量减低，进而引起 1, 25-（OH）$_2$D$_3$ 的较少。

(2)血钙和血磷的测定：维生素 D 缺乏主要可引起骨质软化病，由于维生素 D 缺乏而引起钙磷代谢紊乱，从而导致代谢性骨病，其特点是骨样组织钙化不良，骨骼生长障碍。当维生素 D 缺乏时肠道内钙、磷吸收减少，使血钙、血磷含量减低。

(3)血清骨 ALP 测定：ALP 的测定受到肝脏疾病的影响，故近年来提倡测定骨 ALP。血清中骨 ALP 由成骨细胞分泌，当维生素 D 缺乏时成骨细胞活跃，血清中骨 ALP 升高，其升高的程度与骨软化症的严重程度密切相关。

思路 2：通过甲状腺功能检测可排除原发性甲亢；通过尿液常规检查、肾功能试验可排除肾性骨病。

【问题 3】 根据实验室及其他检查结果，应作出怎样的诊断？依据是什么？

【诊断】 患者可以诊断为骨软化症。

诊断依据：①根据患者近 1 年前出现活动时无明显诱因的右侧肋骨疼痛、脚踝痛，肋骨疼痛时常伴有前胸部压迫感，半年来疼痛逐渐加重，且活动时加重，故考虑该诊断。② ECT 检查结果提示患者可能为代谢性骨病。③血清生化指标检查显示患者血钙减低、血磷减低、血清骨 ALP 明显增高、血清 25-$(OH)D_3$ 含量减低。④患者多年嗜酒，有酒精中毒史，GGT 明显增高，肝功能检查结果提示患者有慢性酒精性肝炎疾病。

思路 1：针对患者进行血清生化检查十分必要。根据患者血清钙和血清磷含量的测定均减低、血清骨碱性磷酸酶的测定明显增高、血清 25-$(OH)D_3$ 的测定结果减低，结合临床表现和病史即可确诊该病。

思路 2：可通过 ECT 检查，提示为代谢性骨病。

思路 3：肝功能检查，通过转氨酶 ALT、AST、A/G 比值、胆红素、GGT 的检测结果，对诊断酒精性肝损害、慢性酒精性肝炎具有重要的临床价值。

骨软化症是以新近形成的骨基质矿化障碍为特点的一种骨骼疾病，其表现有骨痛，下肢、骨盆和腰骶部为主，胸廓、骨盆等部位有压痛。该病与生活环境、营养程度和生活习惯等有重要的关系。其结果导致非矿化的骨样组织（类骨质）堆积，骨质软化，而产生骨痛、骨畸形、骨折等一系列临床症状和体征，是一种代谢性骨病。

（贾天军）

案例 15-4　急性化脓性关节炎

【病史摘要】 男，7 岁，汉族。

主诉：左膝关节疼痛 20 余天，于昨日加重，出现明显压痛、红肿现象。

现病史：患儿 20 多天前摔伤左膝关节，在家使用药店自购的紫药水涂擦局部关节消毒，并做了简单包扎，但一直疼痛。于昨日左膝关节突然疼痛加重，并出现明显红肿、压痛，夜间发热（体温 39.5℃），全身不适，于清晨前来医院就诊。发病以来无盗汗，无午后低热、消瘦，无气促。

既往史：否认其他病史。

家族史：家庭成员健康，无家族遗传病史。

体格检查：患儿血压 100/70mmHg，心率 88 次 / 分，体温 39.5℃。脊柱、四肢无畸形，左膝关节明显红肿，有压痛，活动受限。腹部平坦，腹软，无肌紧张，肝、脾肋下未扪及，双肾区无叩痛，腰骶部无胀痛。神经系统：生理反射正常，病理反射未引出。

实验室检查：白细胞数：13.6×10^9/L，中性分叶核粒细胞：86%，淋巴细胞：13%，单核细胞：1%，其余正常。血沉：29mm/h。

【问题 1】 通过上述问诊与查体，该患者可能的诊断是什么？需与哪些疾病鉴别诊断？

思路1：患儿左膝关节疼痛突然加重并出现明显压痛、红肿、活动受限等现象，发热，白细胞总数增高，以中性分叶核粒细胞增高为主，血沉加快，根据主诉、年龄、性别、症状和病史特点，高度怀疑急性化脓性关节炎。

思路2：应与下列疾病鉴别诊断：①关节结核；②风湿性关节炎；③类风湿关节炎；④痛风。

【问题2】 为明确诊断，应进行哪些检查？有哪些检查可协助诊断？

（1）X线检查：可见关节肿胀、有积液，关节间隙稍变窄，周围软组织影扩大。

（2）关节穿刺积液检查：①关节液常规检查：抽取约5ml，量增多，外观灰白色、明显混浊，放置后有凝块形成。细胞计数：56×10^9/L，涂片检查可见大量白细胞，分类计数：中性分叶核粒细胞95%，淋巴细胞4%，单核细胞1%，可见大量细菌，未见结晶。②关节液化学检查：蛋白质65g/L（11～30g/L），葡萄糖0.9mmol/L（3.3～5.3mmol/L），尿酸181mmol/L（178～416mmol/L），抗链球菌溶血素"O"（ASO）215IU/ml，血清类风湿因子阴性。

思路1：化脓性关节炎是指以关节红、肿、热、痛、功能障碍，甚至关节脱位为局部主要表现的化脓性感染性疾病，又称细菌性关节炎或败血症性关节炎。常见的病原菌以金黄色葡萄球菌为最多见。任何年龄均可发病，但好发于儿童、老年体弱和慢性关节炎患者，最常发生在髋关节和膝关节，以单发关节为主。男性居多，男女之比约（2～3）∶1。

思路2：可根据患者典型的实验检查特点帮助诊断。

（1）血液学检查：急性化脓性关节炎患者可表现为白细胞数明显增高，分类以中性分叶核粒细胞增高为主；患者红细胞沉降率（血沉）可明显增高。

（2）关节液常规检查：急性化脓性关节炎患者关节腔穿刺液可表现为穿刺液量增多，外观呈现灰色或灰白色，明显混浊，炎性病变越重，浑浊越明显，甚至呈脓性。炎症时关节腔积液黏稠度降低，可形成凝块，凝块形成的速度、大小与炎症程度正相关。关节液显微镜检查表现为细胞总数明显增高，多超过50×10^9/L，分类以中性分叶核粒细胞增高为主，可达95%以上，涂片镜检可见大量脓细胞和细菌，可对涂片进行革兰染色。根据患病部位与血尿酸、关节液尿酸检查，可与痛风鉴别。关节抽出液中可见到尿酸钠盐结晶，有助于鉴别痛风和假性痛风。

（3）关节液生化检查：急性化脓性关节炎患者蛋白质含量明显增高，积液中蛋白质含量的高低可反映关节感染的程度；葡萄糖含量明显减低。

（4）关节液免疫学检查：通过关节腔液抗链球菌溶血素"O"（ASO）、类风湿因子、抗核抗体等的检测，对风湿性关节炎、类风湿关节炎和系统性红斑狼疮患者出现关节症状具有一定的临床意义。

（5）关节液细菌培养加药敏试验：细菌培养可找到致病病原菌，当需氧菌培养结果阴性时，可加做厌氧菌、真菌培养。

【问题3】 根据实验室及其他检查结果，应作出怎样的诊断？依据是什么？

【诊断】 急性化脓性关节炎。

诊断依据：①本病例根据患儿入院前左膝关节疼痛20余天，于昨日突然加重。疼痛关节出现明显的红肿、压痛且活动受限，体温升高，血常规检查白细胞增高，分类以中性分叶核粒细胞为主，故考虑该诊断；②关节液常规检查细胞总数显著升高，分类中性分叶核粒细胞高达95%；③关节液化学检查蛋白质含量明显增高，葡萄糖含量明显降低，尿酸含量正常，抗链球菌溶血素"O"（ASO）正常，类风湿因子阴性；④X线检查结果显示关节肿胀、有积液，符合急性化脓性关节炎的病变特点。

思路1：针对患者进行关节腔穿刺液检查十分必要。关节腔穿刺液即关节液检查是确定诊断和选择治疗方案的重要依据。根据关节液常规检查结果（包括外观理学检查和显微镜检查）和化学检查（包括关节液蛋白质定量测定、葡萄糖定量测定、尿酸定量测定）结果，免疫学检查结果（包括 ASO 和 RF 的测定），结合临床表现即可确诊该病。

思路 2：可通过关节液细菌培养及药敏试验，鉴别感染细菌的种类及选择治疗用药物。

思路 3：X 线表现，早期可见关节肿胀、有积液，周围软组织影扩大，关节间隙稍增宽，晚期关节间隙可变窄或消失，发生骨性或纤维性强直。有时还可见骨髓滑脱或病理性关节脱位。

骨与关节感染涉及病原微生物和宿主两方面，在病原微生物中，金黄色葡萄球菌是骨、关节感染最常见的致病菌，其他常见的病原菌体有肠杆菌科、凝固酶阴性葡萄球菌和链球菌，而铜绿假单胞菌是院内感染的主要致病菌，真菌感染少。

（贾天军）

案例 15-5　左髋关节结核性感染

【病史摘要】　女，69 岁，汉族。

主诉：左髋关节疼痛伴活动受限 1 个月。

现病史：患者 1 个月前无明显诱因出现左髋关节疼痛，为持续性疼痛，以活动时为重，休息后可缓解，伴左髋关节活动受限，患者及家属为求进一步诊治而来我院，门诊以"左髋关节疼痛待查"收入院，自左髋关节疼痛以来无头痛、呕吐，无昏迷及抽搐，无发热，大小便正常。

既往史：既往体检无明显其他疾患。

家族史：家庭成员健康，无家族遗传病史。

体格检查：患者体温 36.5℃，心率 80 次／分，呼吸 20 次／分，血压 132/78mmHg。脊柱生理曲度存在，无后凸及侧弯畸形，各棘突无压痛及叩击痛，左髋关节未及明显肿胀，压痛明显，可触及一直径约 3cm×3cm 大小的肿物，活动可，质软，左髋关节活动受限，Thomas 试验（+），左侧 4 字试验（+），左下肢末梢感觉、运动、血运未见明显异常，其余检查未见异常。

【问题 1】　通过上述问诊与查体，该患者可能的诊断是什么？需与哪些疾病鉴别诊断？

思路 1：患者 69 岁，女性，系统查体示：左髋关节压痛明显，可触及一直径约 3cm×3cm 大小的肿物，活动可，质软，左髋关节活动受限，Thomas 试验（+），左侧 4 字试验（+）。根据患者的主诉、年龄、性别、症状和病史特点，高度怀疑左髋关节感染（结核性）。

思路 2：应与下列疾病鉴别诊断：①化脓性髋关节炎；②髋关节暂时性滑膜炎；③股骨头骨软骨炎。④其他：如类风湿关节炎、创伤性关节炎等。

【问题 2】　为明确诊断，应进行哪些检查？有哪些检查可协助诊断？

①实验室检查：患者凝血功能正常，CRP 5.81mg/L，抗链球菌溶血素"O"（ASO）65IU/ml（－）。LYM% 17.4%、LYM# 0.91×10^9/L。PA 174mg/L。RF 阴性。乙型肝炎病毒抗原、抗体检测均阴性。② CT 检查提示：左髋关节旁脓肿，关节腔内少量积液。③ MRI 检查提示：考虑左髋关节感染性病变脓肿形成，结核不除外。

思路 1：髋关节结核常因结核杆菌感染所致，骨与关节直接感染结核菌而发病者极为少见；宫内感染结核病（先天性结核病）亦极罕见。从骨关节结核的好发部位来看，其发病除和致病菌感染及机体反应有关外，与以下局部因素的影响关系密切：①慢性劳损因素；②肌纤维因素；③终末血管因素。可根据患者典型的实验检查特点帮助诊断。

（1）CRP 异常：CRP 作为反映炎症活动性的指标，人感染后引起炎症反应和组织的特异性反应。在结核病灶中聚集的淋巴细胞，巨噬细胞活性增强合成释放大量的炎症介质，这些物质可以刺激肝脏和上皮细胞 CRP 合成增加，因此 CRP 在肺及骨关节结核患者中有很好的应用前景。

（2）淋巴细胞异常：有研究显示25%的患者出现淋巴细胞的减低，且患者的淋巴细胞水平与血清白蛋白水平呈正相关。在痰菌涂片阳性、关节液结核菌抗酸染色、结核菌培养阳性的老年结核病人中白蛋白的水平更低，导致淋巴细胞减低更为明显。严重时可能导致免疫功能下降‐加重感染‐加重营养不良的恶性循环。

（3）其他改变：血清白蛋白和血红蛋白是人体血液中蛋白质的主要组成成分，而老年肺及骨关节结核患者存在较为普遍的蛋白质减少。

思路2：通过血常规与关节腔穿刺液涂片与细菌培养可排除化脓性髋关节炎；通过X线检查若可见股骨头骨骺致密、碎裂、扁平等征象，可能为股骨头骨软骨炎；其他如类风湿关节炎、创伤性关节炎等。早期严密观察病情变化，定期复查ESR、CRP及X线片外，注意关节穿刺抽液或冲洗抽液找抗酸杆菌有助于早期诊断。同时有文献报道MRI检查可显示关节腔的液体、关节软骨及骨髓腔的异常信号，有助于诊断早期感染性病变。

【问题3】　根据实验室及其他检查结果，应作出怎样的诊断？依据是什么？

【诊断】　左髋关节感染（结核性）。

诊断依据：①患者1个月前无明显诱因出现左髋关节疼痛，为持续性疼痛，以活动时为重，休息后可缓解，伴左髋关节活动受限，起病缓慢，左髋关节未及明显肿胀，压痛明显，可触及一直径约3cm×3cm大小的肿物，活动可，质软，左髋关节活动受限，Thomas试验（＋），左侧4字试验（＋）。CRP升高，PA减低，淋巴细胞低下，故考虑该诊断。②患者无明确外伤史，无大剂量激素服用史、无酗酒史等。③CT检查提示：左髋关节旁脓肿，关节腔内少量积液。MRI检查提示：考虑左髋关节感染性病变脓肿形成，结核不除外。

思路1：X线摄片检查对诊断髋关节结核十分重要，必须两髋关节同时摄片以资比较。进行性关节间隙变窄与边缘性骨破坏病灶为早期X线征象。以后可出现空洞、死骨、股骨头部变形、病理性后脱位等。结合X线资料：骨盆平片可见股骨头及髋臼轮廓严重破坏，股骨头不同程度吸收残缺，髋关节间隙狭窄、模糊不清，呈"虫蚀样"改变，且有死骨形成伴斑点样钙化影。早期滑膜结核：可见髋关节间隙明显狭窄，关节囊影饱满，髋臼及股骨头边缘不整，毛糙不清，软骨及软骨下组织均有不同程度破坏，伴头、颈部广泛骨质疏松。通过CT与MRI检查可早期诊断该病。

思路2：对临床表现不典型者，可进行血液学检查。在结核活动期通常会有淋巴细胞比例增高、血红蛋白减低以及血沉增快。血沉并不是结核活动期的特异性指标，但监测血沉有助于了解病情的变化。对血清进行结核抗体检测有助于关节结核的诊断，包括胶体金、蛋白芯片等方法，敏感度可达92.5%，特异性可达95%。近年来，应用酶联免疫斑点试验法（ELISPOT）定量检测受检者外周血单个核细胞对结核分枝杆菌抗原特异性IFN‐γ释放反应来诊断结核菌感染，开始被国内外应用于关节结核感染的诊断。

思路3：结核菌素试验应用已久。一般情况结核菌素反应越强，说明结核菌感染可能性越大，但是不能肯定疾病的存在。阴性反应则表明结核的可能性较小，但必须注意以下因素，即使是结核病也可以阴性，如老年人、严重或全身播散性结核病、营养不良、免疫缺陷及使用免疫抑制剂者，合并支原体肺炎、肿瘤、病毒感染、结节病等。

思路4：常规的结核病细菌学检查包括涂片抗酸染色和分离培养。涂片抗酸染色镜检简便而快速，是临床最常用的方法，但敏感性很差，特异性低，且易受检测环境的影响。结核分枝杆菌的分离培养困难，需要较高的检验条件与技术，耗时长，且只能检测活的结核分枝杆菌，易受抗结核治疗的影响，敏感性和阳性率低。近年来出现的快速培养系统BACTEC和BACTEC‐alert较传统方法提高了敏感性，骨关节结核的结核菌培养阳性率可达到42%～57.97%。聚合酶链反应（PCR）对于关节结核的早期快速诊断与鉴别诊断具有极其重要的临床价值，但并不能取代细菌培养。

思路5：应用骨关节结核病理组织学检查的阳性率据报道为72%～100%，表现为干酪样坏死、上皮样细胞肉芽肿和朗格汉斯细胞。如果患者已经进行长时间的抗结核治疗，则表现可能不典型。活检方法包括细针抽吸以及中心活检和切开活检。病理组织学检查对标本取材的位置、标本量和性质要求非常严格，取材不满意将导致检查结果不准确。关节镜检查及滑膜活检对滑膜结核的早期诊断具有重要价值。

骨与关节结核病是由结核杆菌经血液循环到达骨与关节部位所致。髋关节结核的确诊依赖于细菌学及组织学的检查。骨关节结核菌量低（10^3～10^4/ml），结核杆菌培养难度高且生长缓慢，仅有10%～30%的患者可以通过细菌学检查确诊，而患者经常没有典型的临床症状、体征及影像学表现，需要结合血清学、免疫学、分子及组织学的检查以获得早期的诊断，甚至有一部分患者需要借助试验性抗结核治疗获得早期诊断与治疗。

（贾天军）

第十六章
超敏反应性疾病检验案例分析

案例 16-1　支气管哮喘

【病史摘要】　女，16 岁，汉族。

主诉：咳嗽半月，喘息 10 天。

现病史：患儿半月前受凉后出现咳嗽，程度中等，呈阵发性，以夜间干咳为主，运动后加重。10 天前出现喘息，亦呈阵发性，无发热，无发绀、气促，在当地予以静滴抗生素和地塞米松，喘息稍减轻，但咳嗽仍然不见好转，遂来院就诊。

既往史：患儿既往有反复咳嗽、喘息史，尤以冬春季节多发。无药物过敏史，无毒物及放射物质接触史。

个人史：宁夏人，中学生，无烟酒嗜好，发病前无不洁饮食史。

家族史：其母亲有支气管哮喘病史，其父亲有过敏性鼻炎病史。否认其他遗传病史。

体格检查：T 37℃，P 80 次 / 分，R 28 次 / 分，呼吸稍急促，气管居中，胸廓对称，语颤正常，叩诊呈清音，两肺呼吸音粗，可闻及广泛呼气相哮鸣音，心率 80 次 / 分，律齐，未闻及杂音、期前收缩，肝、脾肋下未及。

实验室检查：胸部 X 线检查（正侧位）：两肺未见实质性病变。

【问题 1】　通过上述问诊与查体，该患者可能的诊断是什么？需与哪些疾病鉴别诊断？

思路 1：患儿咳嗽半月、喘息 10 天入院。以夜间干咳为主，运动后加重。10 天前出现喘息，予以静滴抗生素和地塞米松，喘息稍减轻。患儿既往有反复咳嗽、喘息史，尤以冬春季节多发。其母亲有支气管哮喘病史，其父亲有过敏性鼻炎病史。根据患者的主诉、年龄、性别、症状和病史特点，初步怀疑支气管哮喘。

思路 2：鉴别诊断：①左心衰竭引起的呼吸困难；②慢性阻塞性肺疾病；③变态反应性支气管肺曲菌病。

【问题 2】　为明确诊断，应进行哪些检查？

为进一步明确诊断，应检查：血清特异性 IgE 测定：尘螨特异性 IgE 测定值为 620U/L。支气管激发试验阳性。血 Tb-Ab 阴性，PPD 皮试阴性，血清肺炎支原体抗体及冷凝集试验阴性。

思路 1：支气管哮喘主要特征包括气道慢性炎症，气道对多种刺激因素呈现的高反应性，广泛多变的可逆性气流受限以及随病程延长导致的一系列气道结构改变。临床表现多为反复发作的喘息、气急、胸闷或咳嗽等症状，常在夜间及凌晨发作或加重。

思路 2：可根据患者典型的实验检查特点帮助诊断。

（1）痰涂片显微镜下可见较多嗜酸性粒细胞。

（2）肺功能检查：①通气功能检测：哮喘发作时呈阻塞性通气功能障碍表现，用力肺活量正常或下降，1 秒钟用力呼气容积（FEV_1）、1 秒率（$FEV_1/FVC\%$）以及最高呼气流量（PEF）均下降；残气量及残气量与肺总量比值增加。其中以 $FEV_1/FVC\% < 70\%$ 或 FEV_1 低于正常

预计值的 80% 为判断气流受限的重要指标。②支气管激发试验：通常以使 FEV_1 下降 20% 所需吸入乙酰甲胆碱或组胺累积剂量（$PD20-FEV_1$）或浓度（$PC20-FEV_1$）来表示，如 FEV_1 下降≥20%，判断结果为阳性，提示气道高反应性。③支气管舒张试验：当吸入支气管舒张剂 20 分钟后重复测定肺功能，FEV_1 较用药前增加≥12%，且其绝对值增加≥200ml，判断结果为阳性，提示存在可逆性的气道阻塞。④PEF 及其变异率测定：哮喘发作时 PEF 下降。

（3）特异性变应原检测：外周血变应原特异性 IgE 增高，结合病史有助于病因诊断。

【问题 3】 根据实验室及其他检查结果，应作出怎样的诊断？依据是什么？

思路 1：哮喘的诊断标准：

（1）反复发作喘息、气急、胸闷或咳嗽，多与接触变应原、冷空气、物理性刺激、化学性刺激、病毒性上呼吸道感染、运动等有关。

（2）发作时在双肺可闻及散在或弥漫性、以呼气相为主的哮鸣音，呼气相延长。

（3）上述症状可经平喘药物治疗后缓解或自行缓解。

（4）除外其他疾病所引起的喘息、气急、胸闷或咳嗽。

（5）临床表现不典型者（如无明显喘息或体征）应有下列三项中至少一项阳性：①支气管激发试验或运动试验阳性；②支气管舒张试验阳性；③昼夜 PEF 变异率≥20%。

符合（1）～（4）条或（4）（5）条者，可以诊断为哮喘。

思路 2：患儿咳嗽半月、喘息 10 天入院。以夜间干咳为主，运动后加重，10 天前出现喘息，予以静滴抗生素和地塞米松，喘息稍减轻。患儿既往有反复咳嗽、喘息史，尤以冬春季节多发。其母亲有支气管哮喘病史，其父亲有过敏性鼻炎病史。查体发现两肺呼吸音粗，可闻及广泛呼气相哮鸣音。实验室检查：支气管激发试验阳性。血清特异性 IgE 测定：尘螨特异性 IgE 测定值为 620U/L。血 Tb-Ab 阴性，PPD 皮试阴性，血清肺炎支原体抗体及冷凝集试验阴性。符合以上标准 4 项，并排除肺结核和支原体肺炎等，患者可以诊断为支气管哮喘。

【问题 4】 怎样进行哮喘的分期判断？

哮喘可分为急性发作期、非急性发作期。

1. 急性发作期 指喘息、气急、胸闷或咳嗽等症状突然发生或症状加重，伴有呼气流量降低，常因接触变应原等刺激物或治疗不当所致。喘息急性发作时其程度轻重不一，病情加重可在数小时或数天内出现，偶尔可在数分钟内即危及生命，故应对病情做出正确评估并及时治疗。急性发作时严重程度可分为轻度、中度、重度和危重 4 级。

（1）轻度：步行或上楼时气短，可有焦虑，呼吸频率轻度增加，闻及散在哮鸣音，肺通气量功能和血气检查正常。

（2）中度：稍事活动感气短，讲话常有中断，时有焦虑，呼吸频率增加，可有三凹征，闻及响亮、弥漫的哮鸣音，心率增快，可出现奇脉，使用支气管舒张剂后 PEF 占预计值 60%～80%，SaO_2 为 91%～95%。

（3）重度：休息时感气短，端坐呼吸，只能发单字表达，常有焦虑和烦躁，大汗淋漓，呼吸频率 >30 次/分，常有三凹征，闻及响亮、弥漫的哮鸣音，心率增快，常 >120 次/分，奇脉，使用支气管舒张剂后 PEF 占预计值 <60% 或绝对值 <100L/min，或作用时间 <2 小时，$PaO_2 < 60mmHg$，$PaCO_2 > 45mmHg$，$SaO_2 ≤ 90%$，pH 可降低。

（4）危重：患者不能讲话，嗜睡或意识模糊，胸腹矛盾运动，哮鸣音减弱甚至消失，脉率变慢或不规则，严重低氧血症或高二氧化碳血症，pH 降低。

2. 非急性发作期 亦称慢性持续期，指患者虽然没有哮喘急性发作，但在相当长时间内仍有不同频度和不同程度的喘息、咳嗽、胸闷等症状，可伴有肺通气功能下降。可根据白天、夜间哮喘症状出现的频率和肺功能检查结果，将慢性持续期哮喘病情严重程度分为间歇性、轻度持续、中度持续和重度持续 4 级，但这种分级方法在日常工作中已少采用，主要用于临床研究。目前应用最广的非急性发作期哮喘严重性评估方法为哮喘控制水平，这种评估方法包括了目前临床控制评估和未来风险评估，临床控制又可分为控制、部分控制和未控制 3 个等级，具体指标见表 16-1 所示。

表 16-1　非急性发作期哮喘控制水平的分级

A. 目前临床控制评估（最好 4 周以上）			
临床特征	控制（满足以下所有条件）	部分控制（出现以下任何 1 项临床特征）	未控制
白天症状	无（或≤2 次 / 周）	>2 次 / 周	出现≥3 项哮喘部分控制的表现※ #
活动受限	无	有	
夜间症状 / 憋醒	无	有	
需要使用缓解药或急救治疗	无（或≤2 次 / 周）	>2 次 / 周	
肺功能（PEF 或 FEV_1）*	正常	< 正常预计值或个人最佳值的 80%	
B. 未来风险评估（急性发作风险，病情不稳定，肺功能迅速下降，药物不良反应）			
与未来不良事件风险增加的相关因素包括：临床控制不佳；过去一年频繁急性发作；曾因严重哮喘而住院治疗；FEV_1 低；烟草暴露；高剂量药物治疗			

注：※ 患者出现急性发作后都必须对维持治疗方案进行分析回顾，以确保治疗方案的合理性

　　# 依照定义，任何 1 周出现 1 次哮喘急性发作，表明这周的哮喘没有得到控制

　　* 肺功能结果对 5 岁以下儿童的可靠性差

【问题 5】　支气管哮喘需与哪些疾病相鉴别？

以下疾病也可出现和支气管哮喘类似的临床表现，如咳嗽、喘息等，故需做出鉴别诊断。

思路 1：左心衰竭引起的呼吸困难：左心衰患者夜间阵发性呼吸困难，常称之为"心源性哮喘"。多见于器质性心脏病患者，发作时必须坐起，重症者肺部有干、湿啰音，甚至咳粉红色泡沫痰。测定血浆 BNP 水平对鉴别心源性和支气管哮喘有较大的参考价值。

思路 2：慢性阻塞性肺疾病：慢阻肺多为中年发病，症状缓慢进展，多有长期吸烟史。哮喘为早年（如儿童期）发病，每日症状变化快，夜间和清晨症状明显，也可有过敏史、鼻炎和（或）湿疹，可有哮喘家族史。大多数哮喘患者的气流受限具有显著的可逆性，合理使用吸入糖皮质激素等药物常能有效控制病情，是其与慢阻肺鉴别的一个关键特征。但是，部分哮喘患者随病程延长，可出现较明显的气道重塑，导致气流受限的可逆性明显减少，此时临床很难与慢阻肺相鉴别。慢阻肺和哮喘亦可同时存在于同一位患者。

思路 3：变态反应性支气管肺曲菌病：多由烟曲霉引起的气道高反应性疾病。对曲霉过敏者吸入大量孢子后，阻塞小支气管，引起短暂的肺不张和喘息发作，亦可引起肺部反复游走性浸润。患者喘息、畏寒、发热、乏力、刺激性咳嗽、咳棕黄色脓痰，偶带血。痰中大量嗜酸性粒细胞及曲霉丝，烟曲霉培养阳性。哮喘发作为突出的临床表现，一般解痉平喘药难以奏效。外周血嗜酸性粒细胞增多，血清 IgE > 1000IU/ml，曲霉速发性皮肤反应阳性，血清烟曲霉 IgG 抗体阳性，血清曲霉特异性 IgE 阳性。胸片或 CT 显示中央性支气管扩张和一过性肺浸润，表现为上叶一过性实变或不张，磨玻璃阴影伴马赛克征，黏液嵌塞，可发生于双侧。

（徐广贤　丁淑琴）

笔记

案例 16-2 新生儿溶血症

【病史摘要】 女,生后 3 小时,汉族。

主诉:发现皮肤黄染 2 小时。

现病史:患儿生后 1 小时发现皮肤黄染,经皮测胆红素 6.8mg/dl,2 小时经皮测胆红素 9mg/dl,因黄疸出现早、进展快,其母血型为 Rh 阴性 O 型血。故收住新生儿科。

个人史:患儿出生于宁夏,G_5P_3,孕 38 周 3 天,顺产,出生体重 3180g,羊水、脐带、胎盘无异常,Apgar 评分正常。

家族史:父母体健,无高血压,糖尿病,否认其他家族遗传病史。

体格检查:T 36.5℃,P 139 次 / 分,R 68 次 / 分,BP 81/53mmHg,SPO_2 96%。神志清楚,全身皮肤黄染,前囟张力不高,双侧瞳孔等大等圆,对光反应灵敏。三凹征阴性,呼吸较急促,心音有力,各瓣膜区未闻及杂音。四肢肌力正常,原始反射存在,足背动脉搏动有力,CRT 2 秒。

【问题 1】 通过上述问诊与查体,该患者可能的诊断是什么?需与哪些疾病鉴别诊断?

思路 1:患儿,女,生后 3 小时,主因"发现皮肤黄染 2 小时"收住。黄疸出现早,进展快,查体发现皮肤、黏膜中度黄染,呼吸较急促;患儿母亲为 Rh 阴性 O 型血,易发生母子血型不合溶血病,故初步考虑新生儿 Rh 溶血病。

思路 2:鉴别诊断:主要与 ABO 溶血病鉴别。

【问题 2】 为明确诊断,应进行哪些检查?

患儿血型为 Rh 阳性 B 型血;血常规:白细胞计数(WBC)28.17×10^9/L,血红蛋白(HGB)107g/L,血小板计数(PLT)253×10^9/L;肝功能检查:丙氨酸氨基转移酶(ALT)24.2U/L,天冬氨酸氨基转移酶(AST)60U/L,总胆红素(TBIL)159μmol/L,间接胆红素(IBIL)159μmol/L,白蛋白(ALB)31.8g/L。免疫血清学检查提示:直接抗人球蛋白试验阳性,抗体放散试验阳性。

思路 1:Rh 血型系统是仅次于 ABO 血型系统的重要的血型系统,具有高度的多态性和高度的免疫原性。Rh 抗原主要有 5 种,为 D、E、c、C、e,其中 D 抗原的免疫源性最强,是引起新生儿 Rh 溶血病的主原因之一。Rh 阴性血型发生率在不同种族中存在差异:美国白人约 15%,黑人约 5%,我国汉族约 0.34%,某些少数民族(如维吾尔族)中也可到 5% 以上。Rh 溶血病主要发生在 Rh 阴性母亲和 Rh 阳性的胎儿,但 Rh 溶血病也可发生在母亲和胎儿均为 Rh 阳性时,其中以抗 E 较为多见(母亲没有 E 抗原而胎儿的红细胞中有 E 抗原),因为在我国汉族人群中无 E 抗原者几乎占半数,其他如抗 C 或 e、c 也可引起新生儿溶血病。

思路 2:依据病史及典型临床体征考虑本病时,应进一步做以下相关检查。

(1)判断新生儿是否存在溶血:脐血或新生儿血红细胞及血红蛋白下降(脐血 <140g/L),网织红细胞增高(>6%),外周血有核红细胞增多(> 10/100 个白细胞)、非结合胆红素进行性升高等均提示患儿可能存在溶血,但确诊本病的主要依据是血清特异性免疫抗体检查。

(2)溶血是否由 Rh 血型不合所致:Rh 血型不合者 Coombs 试验直接法阳性即可确诊,并可做释放试验以了解是哪种 Rh 血型抗体,将婴儿血清与各种标准红细胞做 Coombs 间接试验,阳性结果表明有血型抗体存在,并可根据与标准红细胞的凝集反应推论抗体类型。

【问题 3】 根据实验室及其他检查结果,应作出怎样的诊断?依据是什么?

患者可以诊断为:新生儿 Rh 溶血病。

诊断依据:①患儿生后 1 小时即出现黄疸,且进展迅速;②其母血型为 Rh 阴性 O 型血,患儿为 Rh 阳性 B 型血,存在母子血型不合基础;③查体:皮肤、黏膜中度黄染,呼吸较急促;

④血红蛋白（HGB）107g/L；总胆红素（TBIL）159μmol/L，间接胆红素（IBIL）159μmol/L；⑤直接抗人球蛋白试验阳性，抗体放散试验阳性。

思路1：当同时存在ABO血型不合时，进入母体的胎儿红细胞很快被抗A、抗B抗体破坏，以致引起溶血的Rh阳性红细胞抗原不足，使Rh溶血病的发生率下降。Rh阴性经产妇与其Rh阳性胎儿ABO血型相合者，Rh溶血发生率16%，若ABO血型不相合，则Rh溶血发生率仅为1%～2%。

思路2：大多数孕妇血中的胎儿血量为0.1～0.3ml，进入母体的含Rh阳性红细胞的胎儿血量>0.3ml时才有可能引起Rh溶血病发生。进入母体的含Rh阳性红细胞的胎儿血量<0.1ml时，发生率约3%；进入母体的含Rh阳性红细胞的胎儿血量>0.1ml时，发病率约为22%。

思路3：Rh阴性的孕妇若与丈夫Rh血型不合，可作抗人球蛋白试验监测孕妇抗体。在妊娠第16周左右行第1次测定，于28～30周再次测定，以后隔2～4周重复1次，抗体效价持续上升者提示母儿Rh血型不合溶血病，常用的RhD溶血病的临界滴度为1∶16或1∶32。

【问题4】 新生儿溶血患者可能会发生哪些并发症？还需要做什么实验室检查确证？

常见的并发症有胆红素脑病、心功能衰竭。

思路1：胆红素脑病是由于血中胆红素增高，主要是未结合胆红素增高，后者进入中枢神经系统，在大脑基底节、视丘下核、苍白球等部位引起病变，血清胆红素>342μmol/L（20mg/dl）就有发生核黄疸的危险。主要表现为重度黄疸，肌张力过低或过高，嗜睡、拒奶、强直、角弓反张、惊厥等。Rh溶血病可致黄疸，严重时易并发胆红素脑病，如已出现胆红素脑病，后果严重，容易遗留智力低下、手足徐动、听觉障碍、抽搐等后遗症。可通过脑干听觉诱发电位及颅脑核磁协助诊断。

思路2：心功能衰竭：严重贫血可致心衰表现，如心动过速，晚期心率减慢，奔马律，呼吸增快、困难，喂养困难，水肿，尿少，肝脏肿大，心脏增大等，超声心动图可协助诊断。

【问题5】 Rh溶血病需与哪些疾病相鉴别？有哪些检查可协助诊断？

本病例根据患儿生后1小时即出现黄疸，且进展快，其母血型为Rh阴性O型血，患儿为Rh阳性B型血，皮肤、黏膜中度黄染，中度贫血，诊断为Rh溶血病。但本身存在母子ABO血型不合，尚需与ABO溶血病及遗传性球形红细胞增多症等鉴别。

思路1：孕妇血型为O型，患儿血型为A型或B型，产前检查母体血抗A-IgG或抗B-IgG效价>1∶64，提示胎儿可能发生ABO溶血病，当效价>1∶152时提示病情严重，结合病史应考虑终止妊娠。常见症状为贫血、黄疸，直接抗人球蛋白试验阴性或弱阳性，多数患儿红细胞胆碱酯酶活性降低，当实验室检查抗体释放试验、改良直接抗人球蛋白试验及游离抗体测定等三项中任何一项结果阳性，即可确诊为ABO血型不合溶血病。

ABO溶血病临床表现可轻可重，但多数明显轻于Rh溶血病，胎儿水肿少见。在大多数病例中，溶血通常是轻度的，贫血很轻，肝脾肿大不常见。但存在某种程度的高胆红素血症。因此，必须严密检测血清胆红素的水平。

思路2：遗传性球形红细胞增多症：常有家族史，球形红细胞终身存在，红细胞胆碱酯酶活性正常，红细胞渗透脆性试验可确诊。

（徐广贤　丁淑琴）

案例 16-3　系统性红斑狼疮

【病史摘要】 女，21岁，回族。

主诉：不规则发热1年余，颜面部红斑1个月，伴疲倦、膝关节疼痛、体重下降。

现病史：患者近1年来无明确诱发因素反复出现发热，伴疲倦、膝关节疼痛和体重下降。患者上述症状时而缓解，时而出现，曾多次就诊，均未能确诊。1 个月前开始出现颜面部红斑，以双颊明显，病人自认为是阳光照射所致，未就诊，面部红斑逐渐加重。

既往史：既往健康，病前未服过特殊药物。

个人史：患者宁夏人，大学生。无烟酒嗜好，发病前无不洁饮食史。近期无服用损肝药物史。

家族史：父母体健，否认其他家族遗传病史。

体格检查：T 38.1℃，P 90 次 / 分，R 20 次 / 分，Bp 110/70mmHg。一般状况良好。颜面部可见蝶形红斑，表面有鳞屑，略凸出于皮肤表面，边缘不清楚。肝大，右锁骨中线肋缘下可触及，脾未触及。膝关节未见明显肿胀。

实验室检查：血常规：红细胞计数（RBC）3.28×10^{12}/L，血红蛋白（Hb）96g/L，白细胞计数（WBC）4.63×10^{9}/L，血小板计数（PLT）94×10^{9}/L；血沉：70mm/h；肝功能检查：丙氨酸氨基转移酶（ALT）98U/L，天冬氨酸氨基转移酶（AST）58.5U/L，尿素（UREA）12.7mmol/L，肌酐（CR）220μmol/L；尿液检查：尿蛋白（++）。

【问题 1】　通过上述问诊与查体，该患者可能的诊断是什么？需与哪些疾病鉴别诊断？

思路 1：女，21 岁，不规则发热 1 年余，颜面部红斑 1 个月，伴疲倦、膝关节疼痛、体重下降。1 个月前开始出现颜面部红斑，以双颊明显，病人自认为是阳光照射所致，未就诊，面部红斑逐渐加重。查体：颜面部可见蝶形红斑，表面有鳞屑，略凸出于皮肤表面，边缘不清楚。根据患者的主诉、年龄、性别、症状和病史特点及查体，高度怀疑系统性红斑狼疮。

思路 2：SLE 存在多系统累及，每种临床表现均须与相应的各系统疾病相鉴别。SLE 可出现多种自身抗体及不典型临床表现，尚须与其他结缔组织病和系统性血管炎等鉴别。

【问题 2】　为明确诊断，应进行哪些检查？

免疫学检查：抗核抗体（ANA）阳性（均质性），抗脱氧核糖核酸（dsDNA）阳性，抗 Sm 抗体阳性，血清 C3 0.8g/L。

思路 1：SLE 是一种有多系统损害的慢性自身免疫性疾病，其血清具有以抗核抗体为代表的多种自身抗体。SLE 的患病率因人群而异，全球平均患病率为（12～39）/10 万，北欧大约为 40/10 万，黑人中患病率约为 100/10 万。我国患病率为（30.13～70.41）/10 万，以女性多见，尤其是 20～40 岁的育龄女性。在全世界的种族中，汉族人 SLE 发病率位居第二。

思路 2：可根据患者典型的实验检查特点帮助诊断。

（1）血、尿常规，肝肾功能：不同系统受累可出现相应的血、尿常规，肝肾功能异常。

（2）自身抗体：患者血清中可以查到多种自身抗体，它们的临床意义是 SLE 诊断的标记、疾病活动性的指标及提示有可能出现的临床亚型。常见的自身抗体依次为抗核抗体谱、抗磷脂抗体和抗组织细胞抗体。其中，抗核抗体谱包括抗核抗体（ANA）、抗双链 DNA（dsDNA）抗体、抗可提取核抗原（ENA）抗体。① ANA 见于几乎所有的 SLE 患者。②抗 dsDNA 抗体多出现在 SLE 的活动期。③抗 ENA 抗体谱是一组临床意义不相同的抗体：A. 抗 Sm 抗体：诊断 SLE 的标记抗体之一，特异性 90%，有助于早期和不典型患者的诊断或回顾性诊断。B. 抗 RNP 抗体：阳性率 40%，与 SLE 的雷诺现象和肌炎相关。C. 抗 SSA（Ro）抗体：与 SLE 中出现过敏、血管炎、皮损、白细胞减低、平滑肌受累、新生儿狼疮等相关。D. 抗 SSB（La）抗体：与抗 SSA 抗体相关联，与继发干燥综合征有关。E. 抗 rRNP 抗体：往往提示有 NP-SLE 或其他重要内脏的损害。

（3）补体：目前常用的有总补体（CH50）、C3、C4 的检测。补体低下，尤其是 C3 低下提示有 SLE 活动。

（4）肾活检病理：对狼疮肾炎的诊断、治疗和预后均有价值。

（5）X 线及影像学检查：有助于早期发现器官损害。如胸部高分辨 CT 有助于早期肺间质性病变的发现。超声心动图对心包积液、心肌病变、心瓣膜病变、肺动脉高压等有较高敏感性而有利于早期诊断。

【问题3】 根据实验室及其他检查结果,应作出怎样的诊断?依据是什么?

【诊断】 可诊断为SLE。

思路1:SLE分类标准见表16-2。

表16-2　美国风湿病学会(ACR)1997年推荐的SLE分类标准

1. 颊部红斑	固定红斑,扁平或高起,在两颧突出部位
2. 盘状红斑	片状高起于皮肤的红斑,黏附有角质脱屑和毛囊栓;陈旧病变可发生萎缩性瘢痕
3. 光过敏	对日光有明显的反应,引起皮疹,从病史中得知或医生观察到
4. 口腔溃疡	经医生观察到的口腔或鼻咽部溃疡,一般为无痛性
5. 关节炎	非侵蚀性关节炎,累及2个或更多的外周关节,有压痛、肿胀或积液
6. 浆膜炎	胸膜炎或心包炎
7. 肾脏病变	尿蛋白>0.5g/24h 或 +++,或管型(红细胞、血红蛋白、颗粒或混合管型)
8. 神经病变	癫痫发作或精神病,除外药物或已知的代谢紊乱
9. 血液学疾病	溶血性贫血,或白细胞减少,或淋巴细胞减少,或血小板减少
10. 免疫学异常	抗dsDNA抗体阳性,或抗Sm抗体阳性,或抗磷脂抗体阳性(包括抗心磷脂抗体,或狼疮抗凝物,或至少持续6个月的梅毒血清试验假阳性三者中具备一项阳性)
11. 抗核抗体	在任何时候和未用药物诱发"药物性狼疮"的情况下,抗核抗体滴度异常

(符合以上4项即可诊断)

思路2:病例特点:①女,21岁。不规则发热1年余,颜面部红斑1个月,伴疲倦、膝关节疼痛、体重下降。②查体:颜面部可见蝶形红斑,表面有鳞屑,略凸出于皮肤表面,边缘不清楚。肝大,右锁骨中线肋缘下可触及,脾未触及。膝关节未见明显肿胀。③实验室检查:抗核抗体(ANA)阳性(均质性)。抗脱氧核糖核酸(dsDNA)阳性。抗Sm抗体阳性。血清C3 0.8g/L。血小板计数(PLT)94×10^9/L;尿素(UREA)12.7mmol/L,肌酐(CR)220μmol/L;符合SLE以上诊断标准,并除外感染、肿瘤和其他结缔组织病,可诊断为SLE。

【问题4】 怎样进行系统性红斑狼疮病情判断?还需要做什么实验室检查确证?

思路1:SLE的活动性或急性发作的判定:有多种标准做这方面的评估。现用的标准有SLEDAI、SLAM、SIS、BILAG等。较为简明实用的为SLEDAI,内容如下:抽搐(8分)、精神异常(8分)、脑器质性症状(8分)、视觉异常(8分)、脑神经受累(8分)、狼疮性头痛(8分)、脑血管意外(8分)、血管炎(8分)、关节炎(4分)、肌炎(4分)、管型尿(4分)、血尿(4分)、蛋白尿(4分)、脓尿(4分)、新出现皮疹(2分)、脱发(2分)、发热(1分)、血小板减少(1分)、白细胞减少(1分)。根据患者前10天内是否出现上述症状而定分,凡总分在10分或10分以上者考虑疾病活动。

思路2:依据受累器官的部位和严重程度判断病情的严重性。例如出现脑受累表明病情严重;出现肾病变者,其严重性又高于仅有发热、皮疹者,有肾功能不全者较仅有蛋白尿的狼疮肾炎为严重。狼疮危象是指急性的危及生命的重症SLE,包括急进性狼疮性肾炎、严重的中枢神经系统损害、严重的溶血性贫血、血小板减少性紫癜、粒细胞缺乏症、严重心脏损害、严重狼疮性肺炎、严重狼疮性肝炎和严重的血管炎。

实验室检查:除抗dsDNA抗体、补体与SLE病情活动度相关外,仍有许多指标变化提示狼疮活动。包括症状反复的相应检查(新发皮疹、CSF变化、蛋白尿增大)和炎症指标升高,后者包括红细胞沉降速度(ESR)增快、血清C反应蛋白(CRP)升高、高γ球蛋白血症、类风湿因子阳性、血小板计数增加等。

(徐广贤　丁淑琴)

第十七章
移植排斥反应检验案例分析

案例 17-1　肺　移　植

【病史摘要】　男,65岁。

主诉:咳嗽、咳痰20余年,近年加重。

现病史:患者反复咳嗽、咳痰20余年,无明显活动后气促,多在天气变化或受凉后发作,有10年左右吸烟史,期间曾在当地医院住院治疗,诊断为肺气肿及肺部感染,给予抗感染、平喘、化痰等治疗好转后出院。近年来病情逐步加重,生活质量极差,今患者为求肺移植治疗来院就诊。

体格检查:体温36.5℃,脉搏100次/分,呼吸20次/分,血压141/78mmHg。发育正常,营养中等,神志清楚,呼吸平顺,自动体位,对答切题,检查合作。皮肤黏膜无黄染,全身浅表淋巴结未触及。头颅五官无畸形,双侧瞳孔等圆等大,对光反射存在。

专科检查:生命体征平稳,全身浅表淋巴结未及肿大,胸廓正常对称,呼吸平稳,双侧无胸壁肿块,触诊语颤正常,双肺叩诊呈清音,听诊双肺呼吸音清,未闻及干湿啰音,无心前区隆起,心脏冲动正常,无震颤,心律齐,无杂音。胸部CT提示慢支、肺气肿。心脏彩超提示:心内结构及血流未见明显异常,左室收缩功能未见异常。

【问题1】　通过上述问诊与查体,该患者可能的诊断是什么?

思路1:病史特点:65岁,男性,有10年吸烟史,反复咳嗽、咳痰20余年,有气促症状,曾在当地医院按肺气肿及肺部感染对症治疗。

思路2:专科检查主要发现:胸部CT提示慢支、肺气肿。

思路3:根据患者的主诉、年龄、性别、症状和病史特点,高度怀疑为慢性阻塞性肺疾病。

【问题2】　为明确诊断,还应进行哪些检查?

思路1:慢性阻塞性肺疾病(COPD)是一种慢性呼吸系统疾病,以不完全可逆的气流受限为特点,气流受限常呈进行性加重,并且多与肺部对有害颗粒或气体的异常炎症反应有关。虽然COPD累及肺,但也可以引起明显的全身反应。

思路2:COPD应与支气管哮喘、支气管扩张症、充血性心力衰竭、肺结核等鉴别。

思路3:肺功能检查与评估可用于呼吸系统疾病的早期诊断、呼吸困难的病因鉴别、病情严重程度的判断、药物等治疗效果的评估、胸腹部外科手术的危险度评估等。同时需要注意的是肺功能检查只能显示肺脏生理与病理生理的改变,而不能提示病原性诊断与病变发生的部位,只能显示相当广泛病变的病理生理改变,而不能对轻微的局限性病灶提示功能上的改变。因此不能代替病史、肺X射线检查、CT检查、实验室检查等,需要根据各项检查结果进行综合分析与判断。

(1)肺功能检查:①肺通气功能检查:肺总量(TLC)↓↓,肺活量(VC)↓↓,用力呼气量占用力肺活量比值(FEV$_1$/FVC)<70%,FEV$_1$<30%,支气管扩张试验:FEV$_1$上升<12%,绝对值增加<200ml(吸入硫酸沙丁胺醇气雾剂400μg)。②弥散功能检查:一氧化碳弥散量

（DLCO）占预计值 %<40%。

（2）影像学检查：胸部 CT：两肺透亮度增高，肺纹理增重、紊乱。

（3）肺通气 / 灌注显像：①双肺多发通气和灌注大致匹配性功能受损灶（以两上肺及两下肺背段为甚），符合两肺肺气肿改变。②分肺灌注功能的测定：左肺占全肺的 61.42%，右肺占全肺的 38.58%，提示右肺受损程度严重。③右下肺外基底段小结节，考虑炎性肉芽肿。④两肺散在少许炎症；右下肺背段小钙化灶。

（4）实验室检查：①血气分析：pH 值（测定）7.318↓，二氧化碳分压（测定）58.5mmHg↑，氧分压（测定）101.6mmHg，pH 值（体温）7.318↓，二氧化碳分压（体温）58.5mmHg↑，血红蛋白浓度（测定）135g/L，氧饱和度（测量）97.5%，氧合血红蛋白浓度（测定）95.1%，一氧化碳血红蛋白（测定）0.4%，高铁血红蛋白浓度（测定）2.1%↑，血细胞比容（计算）41.5%，还原血红蛋白浓度 2.4%，总氧浓度 18.2VOL%，毛细血管氧浓度 18.3g/L，肺泡动脉氧分压差率（估计）118.7%，肺内分流量（估计）−8.3%，碳酸氢根浓度 29.1mmol/L↑，实际碱剩余 2.1mmol/L，标准碱剩余 3.5mmol/L↑，标准碳酸氢根浓度 26.3mmol/L↑，总二氧化碳浓度（血浆）69.3mmol/L，总二氧化碳浓度（全血）59.0mmol/L。②生化检查：葡萄糖 4.06mmol/L，尿素氮 3.6mmol/L，肌酐 66.00μmol/L，钾 3.3mmol/L↓，钠 138.0mmol/L 氯 95.0mol/L↓，钙 2.22mmol/L，二氧化碳 30.7mmol/L↑。③痰涂片 / 培养：结核分枝杆菌阴性。④肿瘤标志物检测：癌胚抗原 3.5ng/ml，神经元特异性烯醇化酶 5.8ng/ml。

思路 4：肺通气功能检测提示患者 TLC、VC 均下降且 $FEV_1/FVC<70\%$，同时 $FEV_1<30\%$，提示患者存在混合性通气功能障碍。吸入支气管扩张试剂后，患者 FEV_1 上升 <12%，绝对值增加 <200ml，同时患者弥散功能重度下降，因此可与支气管哮喘相鉴别。同时，胸部 CT、肺通气、灌注显像均异常，提示患者多为气道受损所致的肺实质疾病，如慢性阻塞性肺病等。

血气检查提示患者呼吸性酸中毒合并代谢性碱中毒，同时生化检查提示患者 Cl^- 和 K^+ 偏低，符合 COPD 一般临床症状。

【诊断】　目前检查结果提示患者弥漫性双肺支气管扩张并感染，慢性肺功能不全，肺功能终末期，病变不可逆转，保守治疗效果差，患者有双肺移植术指征，可排除肿瘤和肺结核。

【问题3】　为评估能否行肺移植手术治疗，还应进行哪些检查？依据是什么？

思路 1：为提高肺移植的成功率，要对供者和受者分别进行术前评估。首先要确定患者的血型、HLA 类型，同时需要对心、肝、肾等重要脏器功能、凝血功能、免疫功能、有无感染性疾病、营养状况等方面都要进行详细检查与评估，其中 HLA 配型是否合适对移植后的排斥反应强度及发生的早晚起着关键作用。

实验室检查：①血型、HLA 分型和 HLA 抗体检测，血型分析：ABO 血型 B，Rh 血型阳性（+）；HLA 分型：HLA-A *02, *24；HLA-B *39, *40，HLA-DRB1 *09, *14；群体反应抗体检测：阴性。②生化、凝血功能及感染状态评估：总蛋白 47.9g/L，白蛋白 31.7g/L，球蛋白 16.2g/L，尿素氮 4.2mmol/L，肌酐 50.6μmol/L，尿素氮 / 肌酐：83，氯 93.7mmol/L，钾 4.08mmol/L，钠 133.4mmol/L，谷丙转氨酶 24U/L。白细胞 $11.77\times10^9/L$↑，中性粒细胞比率 79.8%↑，淋巴细胞比率 7.4%↓，单核细胞比率 10.6%↑，嗜酸性粒细胞比率 2.0%，嗜碱细胞比率 0.1%，中性粒细胞数 $9.4\times10^9/L$↑，淋巴细胞数 $0.9\times10^9/L$，单核细胞数 $1.2\times10^9/L$↑，嗜酸性粒细胞数 $0.23\times10^9/L$，嗜碱性粒细胞数 $0.01\times10^9/L$，红细胞 $4.29\times10^{12}/L$，血红蛋白 130g/L，血细胞比容 0.40，红细胞平均体积 92.2fL，红细胞平均 Hb 含量 30.4pg，红细胞平均 Hb 浓度 330g/L，红细胞分布宽度变异系数 13.4%，血小板 $2.58\times10^{11}/L$，血小板平均体积 8.8fL，血小板分布宽度 17fL，血小板压积 0.225%。凝血酶原时间 14.4 秒，纤维蛋白原 3.36g/L，活化部分凝血活酶时间 38.3 秒，D 二聚体（ELISA 法）：1477ng/ml；B 型钠尿肽前体 1208.00pg/ml。乙肝表

面抗原 0.02IU/ml, 乙肝表面抗体 7.06mIU/ml, 乙肝 e 抗原 0.28s/co, 丙肝抗体 0.11s/co, 梅毒抗体 0.20s/co, HIV 抗原 / 抗体 0.15s/co。EB 病毒（EBV-DNA）< 5.0E + 02copies/ml。巨细胞病毒（CMV-DNA）< 5.0E + 02copies/ml。③影像学检查：颈动脉超声：双侧颈动脉粥样硬化伴多发斑块声像。颈静脉彩超：双侧颈内静脉未见明显异常声像。泌尿系统彩超 + 肾血管彩超：①双肾大小正常，未见结石及积液，双肾血流未见明显异常。②双输尿管上段未见扩张。下肢静脉彩超：双侧股浅静脉远段血流缓慢，余双下肢深静脉未见明显异常声像。

思路 2：移植排斥反应主要有三类：超急性排斥反应、急性排斥反应和慢性排斥反应。超急性排斥反应是由受者体内预存的抗供者 ABO 血型抗体或抗 HLA 抗体引起，这些抗体在补体或 NK 细胞等参与下通过溶细胞作用和 ADCC 效应造成血管内皮细胞损伤。该类反应发生在血流再灌注后数分钟至数小时内，引起移植器官的血管呈斑块状，青紫色，移植物水肿，血流骤减，往往最终导致移植器官发生不可逆性缺血、变性和坏死，因此为预防超急性排斥反应，应选择 ABO 血型配合的供受者，还应检查受者血清中有无抗供者同种异型抗原的抗体。急性排斥反应多发生在移植术后数日至数月内，但移植术后多年亦可发生急性排斥反应，其出现的早晚和反应的轻重与供受者 HLA 相容程度有直接关系，相容性高则反应发生晚、症状轻。由于 HLA 基因存在着高度多态性，同时不同 HLA 基因产物对移植排斥反应的影响各异，目前临床多按照 HLA-A、B、DR 三位点 / 六抗原标准进行配型和供体筛选。慢性排斥反应一般在移植术后数月至数年发生，表现为进行性移植器官的功能减退直至丧失，目前对于慢性排斥反应仍是以预防为主，一旦发生则缺乏有效的治疗措施。因此为防止和降低排斥反应的发生及其强度，应寻找与患者 ABO 血型一致，主要 HLA 位点尽量匹配的供体，同时配合使用免疫抑制剂。另外在获得肺源后还应通过交叉配型的方法进一步评估供者 / 受者间组织相容性的程度。

思路 3：患者一旦同意接受肺移植之后，除了要寻找合适肺源外，还要对患者做进一步检查，以更好地评价其身体状况。血常规检查主要了解白细胞、血红蛋白以及血小板情况，反映患者有无感染、营养和造血状态。生化检查了解患者肝脏和肾脏功能。病毒感染状态检查、凝血功能检查和心血管检查进一步评估手术风险大小。

【问题 4】 移植术后还应注意哪些方面？还需要做什么实验室检查确证？

思路 1：HLA 主要位点配型成功往往仍无法避免移植术后排斥反应的发生，因此术后对受者免疫状态密切监视并采取抗排斥、抗感染预防治疗，同时检测血药浓度，肝、肾功能对提高移植成功率和病人术后生活质量至关重要。

实验室检查：T 细胞亚群：CD3$^+$ 细胞 / 淋巴细胞 76.7%，CD3$^+$CD4$^+$ 细胞 / 淋巴细胞 53.1↑%，CD3$^+$CD8$^+$ 细胞 / 淋巴细胞 23.4%，CD3$^+$CD4$^+$/CD3$^+$CD8$^+$ 2.27↑，免疫八项：免疫球蛋白 G 10.30g/L，免疫球蛋白 A 1.70g/L，免疫球蛋白 M 0.705g/L，补体 C3 0.677g/L↓，补体 C4 0.134g/L↓，CH50 44.6U/L，β_2- 微球蛋白 2.08mg/L，铜蓝蛋白 0.262g/L。群体反应抗体检测：阴性。他克莫司全血药物浓度测定 11.7ng/ml。万古霉素血清药物浓度测定 11.05μg/ml。伏立康唑血浆药物浓度测定 1.41μg/ml。EB 病毒核酸定量检测：EB 病毒（EBV-DNA）c < 5.0E + 02copies/ml。巨细胞病毒核酸定量检测：巨细胞病毒（CMV-DNA）c < 5.0E + 02copies/mL。

思路 2：纤支镜检查显示右肺支气管吻合口黏膜坏死，实验室检查提示补体水平下降，这有可能是由于排斥反应引起的。由于 HLA 系统的复杂性和多样性，同时受肺供体来源少的限制，在临床上无法找到 HLA 位点完全匹配甚至主要位点匹配的供体，术后免疫排斥反应发生的概率也很高。因此，及时采取抗排斥和抗感染治疗是移植术后面临的主要工作。此外，密切监视病人的免疫状态是必不可少的，可通过检测病人的免疫细胞类型和数量、免疫球蛋白含量、补体活性及群体反应抗体等来辅助临床诊断。同时，还应密切监视抗感染、抗排斥药物的血药浓度,肝脏、肾脏功能的改变,从而及时调整治疗方案,以降低对肝、肾功能的毒副作用。

(杜晶春)

案例 17-2 肾 移 植

【病史摘要】 男,40岁,汉族。

主诉:发现蛋白尿8年,乏力、纳差、少尿2年。

现病史:患者8年前体检时发现蛋白尿(+),于本院就诊,化验肾功能正常,行肾脏穿刺活检,提示"IgA肾病"。长期中医药治疗,不规律门诊复查,蛋白尿持续存在。4年前始,化验血肌酐进行性升高。2年前,患者出现乏力、纳差、少尿,再次于本院住院治疗,化验血肌酐867μmol/L。彩超提示:双肾弥漫性病变。明确"IgA肾病、慢性肾衰竭、尿毒症"诊断。行规律性血液透析治疗至今。患者要求肾移植治疗入院。

既往史:否认肝炎、结核、疟疾病史。有高血压病史8年,最高血压200/120mmHg,长期口服"硝苯地平控释片"控制血压。否认心脏病史。2年前行左前臂动静脉内瘘成形术。否认外伤史、输血史、药物过敏史。预防接种史不详。

体格检查:体温36.2℃,脉搏71次/分,呼吸17次/分,血压150/100mmHg。发育正常,营养中等,神志清楚,自动体位,对答切题,检查合作。皮肤黏膜无黄染,全身浅表淋巴结未触及。头颅五官无畸形,双侧瞳孔等圆等大,对光反射存在。睑结膜略苍白,球结膜无水肿。双肺呼吸音清,未闻及干湿啰音。无心前区隆起,心脏冲动正常,无震颤,心律齐,无杂音。全腹平软,未见胃肠型,未及包块,无压痛,肠鸣音正常。双下肢无水肿。

实验室检查:血常规:WBC 4.42×10^9/L,NEU% 68.5%,RBC 3.73×10^{12}/L,Hb 109g/L,HCT 32.3%,PLT 132×10^9/L;血型:B型,RH阳性;血生化:BUN 25.4mmol/L,Cr 975μmol/L,GLU 4.7mmol/L,K^+ 5.51mmol/L,Ca^{2+} 2.13mmol/L,CO_2CP 17.1mmol/L;凝血四项正常;肝功能转氨酶、胆红素结果正常;总蛋白、白蛋白正常;肝功免疫(甲肝、乙肝、丙肝、戊肝)正常;梅毒、艾滋病及结核抗体均为阴性;肿瘤标记物检查未见异常;尿常规:尿蛋白(++),尿白细胞阴性,尿隐血(++)。群体反应抗体(PRA)0%。HLA分型:A2,24(9);B46,62(15);DR4,12(5)。

【问题1】 通过病史与查体,该患者可能的诊断是什么?

思路:40岁,男性。8年前行肾脏穿刺活检,明确"IgA肾病"诊断。4年前化验血肌酐升高,提示肾功能失代偿。2年前化验血肌酐867μmol/L,彩超提示:双肾弥漫性病变。规律性血液透析治疗至今。IgA肾病、慢性肾衰竭、尿毒症期诊断明确。

【问题2】 为评估能否行肾脏移植手术治疗,还应进行哪些实验室检查?

(1)肾移植治疗适应证:几乎绝大部分的终末期肾衰竭的病人都可以成为肾脏移植的候选人。肾移植治疗禁忌证:未治疗的恶性肿瘤;进行性代谢性疾病(草酸盐沉积症);活动性结核;活动性艾滋病或肝炎;滥用药品(止痛药、毒品等);预期寿命小于5年;近期心肌梗死;持久性凝血障碍性疾病;其他器官终末病(心、肺、肝);顽固性心力衰竭;慢性呼吸功能衰竭;进行性肝脏疾病。相对禁忌证:过度肥胖或恶病质;复发、难控制尿路感染;周围血管病;难控性糖尿病;癌前期病变;原肾病术后高复发率者;年龄偏大或偏小;精神心理状态不稳定;精神发育迟缓;酗酒、药瘾。

(2)实验室检查:血常规、尿常规、便常规、血型、凝血试验、血糖、肾功、离子、血脂、肝功生化、肝功免疫(甲肝、乙肝、丙肝、戊肝)、艾滋病检测、梅毒检测、呼吸道病毒系列、尿培养、咽拭子、免疫球蛋白等。配型实验:HLA、PRA、供受者淋巴毒试验。辅助检查:胸腹

CT、各脏器超声、心电图、胃镜。选择检查：心功能、肺功能、各种窥镜、活检、妇科检查、乳腺检查等。

【问题3】 肾脏移植术前需要进行哪些免疫方面的检查？意义是什么？

（1）受者 ABO、Rh 血型测定，HLA（人类白细胞抗原）测定、PRA（群体反应性抗体）检测；供者 ABO、Rh 血型测定，HLA 测定；供受者交叉配型实验。

（2）供受者血型需要符合输血原则，如果供受者 ABO 血型不相合，则受者血清中的 ABO 血型抗体可与移植肾血管内皮细胞表面的 ABO 抗原结合，通过激活补体导致血管内皮细胞损伤及血管内凝血，导致超急性排斥反应。

人类主要组织相容性抗原是 HLA 抗原，可分为 HLA-Ⅰ类抗原（HLA-A、-B、-C）、HLA-Ⅱ类抗原（HLA-DP、-DQ、-DR）和 HLA-Ⅲ类抗原。HLA-Ⅰ类抗原存在于所有有核细胞表面，HLA-Ⅱ类抗原主要表达在 B 细胞、巨噬细胞和树突状细胞等表面，HLA 的这一分布特点确立了其在移植免疫中的重要性。供受者之间 HLA 抗原的差异是发生排斥反应的主要原因，直接关系到移植肾的长期存活。将供受者分别进行 HLA 测定，将其结果进行比对，按照 HLA 三个位点六个基因匹配原则或氨基酸残基配型原则，采用人工方法或配型软件，筛选出相匹配的供受者。

肾移植术前由于输血、妊娠、多次移植等原因可以造成尿毒症患者出现 HLA 体液致敏，产生大量预存抗体（PRA 阳性），此种状态是肾移植后出现体液性排斥反应（AMR）的重要原因，严重影响受者和移植肾的存活。

交叉配型实验即淋巴细胞毒交叉配型实验，采用补体依赖的淋巴细胞毒试验，原理是受者血清中的抗体与供者淋巴细胞膜表面的相应抗原结合，激活补体，在补体参与下，淋巴细胞被杀死。根据淋巴细胞死亡百分比判断结果。≤10% 为阴性。肾移植前交叉配型实验阳性被视为绝对禁忌证。

【问题4】 肾脏移植术后，不同时间段检测的重点是什么？

（1）围术期主要观察是否有外科并发症的发生，移植肾功能的恢复情况，是否有水、电解质、酸碱失衡，是否有感染出现。需要检测血常规、尿常规、凝血功能、肝肾功能、细菌及真菌培养、环孢素或他克莫司血药浓度，酌情检测 T 细胞亚群及细胞因子。

（2）肾移植患者出院后常规检查项目包括血常规、尿常规、肝肾功能、环孢素或他克莫司血药浓度。

（3）术后 3 个月内主要关注移植肾功能的恢复、排斥反应的发生、抗排斥药物的肝肾毒性以及外科并发症的发生。可以不定期地了解患者的免疫状态，包括淋巴细胞亚群、供者特异性抗体（DSA）的检测。

（4）术后 3～12 个月关注重点为急性排斥反应的早期发现及处理，各种感染的监测。尤其是感染的监测，包括巨细胞病毒性肺炎、卡氏肺囊虫性肺炎、真菌性肺炎、BK 病毒感染等。

（5）术后 1～5 年随访重点是移植肾功能、药物毒副作用，同时关注代谢性疾病的出现。注意监测血糖、胆固醇、甘油三酯、血尿酸。

（6）术后 5 年以上，增加对肿瘤的检测，行肿瘤标志物检查，如 CEA、AFP、CA19-9、CA15-3、CA125、PSA 等。增加影像学检查，如 CT、MR 等。

（刘 辉）

案例 17-3 骨 髓 移 植

【病史摘要】 男，12 岁。

主诉：全身乏力，约 20 天前发现颈部淋巴结肿大，有压痛感，并全身散在，最近 2 天上腹痛,无腹泻和尿频、尿急、尿痛,无黑便、血便,无明显头昏、头痛,无胸闷、心悸,无畏寒、发热,无咳嗽,无皮肤瘙痒和皮下出血表现。

既往史:既往体健,无肝炎等特殊病史。

体格检查:T 38.5℃,P 86 次/分,R 18 次/分,BP 120/75mmHg。发育正常,自主体位,精神可,无明显贫血貌,多处可触及大小不等淋巴结,轻度触痛,活动度欠佳。胸骨有轻微压痛,心、肺听诊无异常,腹软,脾肋下 4 指,质地中等,有压痛。下肢无水肿,关节无畸形。

【问题 1】 病人的病史特点是什么?体格检查主要发现是什么?初步诊断是什么?

思路 1:病史特点:男性,12 岁,全身乏力,最近无明显诱因下出现全身性淋巴结肿大,持续 20 天左右,局部有压痛感。

思路 2:体格检查发现:①广泛浅表淋巴结肿大,有低热,伴脾大;②无明显贫血、出血表现,胸骨有轻微压痛,心肺正常,下肢无水肿。

思路 3:根据患者的主诉、年龄、性别、症状和病史特点,初步高度怀疑为急性白血病/淋巴瘤。

【问题 2】 急性白血病和淋巴瘤的诊断标准是什么?为明确诊断,还应进行哪些检查?

思路 1:急性白血病属于造血系统的恶性肿瘤,好发于儿童和青壮年,其特点为造血组织中一系或多系细胞无限制地恶性增殖并浸润其他组织器官,其诊断和分型目前按照 MICM 标准进行。

思路 2:淋巴瘤常以无痛性淋巴结肿大起病,淋巴结活检病理结果是确诊依据,早期骨髓正常,除非到Ⅳ期累及骨髓,骨髓中才见到淋巴瘤细胞。

思路 3:为明确诊断,需要进一步做的实验室检查有:血常规、尿常规、血清电解质、肝功能、骨髓常规、免疫表型分析、PCR 检测、染色体检查、胸片 CT 检查等。

实验室检查:①血常规:Hb 130g/L,PLT 120×10^9/L,WBC 27.6×10^9/L,N 0.45,L 0.53,幼稚淋巴细胞 0.01。②尿常规:正常;血清电解质:正常。③肝功能:正常。④大便隐血:阴性。⑤骨髓常规:有核细胞增生极度活跃,原始淋巴细胞 0.271,幼稚淋巴细胞 0.387,POX 阴性,PAS 弱阳性。⑥流式分析:CD3 0.255,CD4 0.545,CD5 0.826,CD7 0.826,CD10 0,CD19 0.098,CD20 0.099,CD22 0.099,CD56 0.035。⑦ PCR 检查:TCRr 阳性。⑧染色体检查:正常。⑨胸片 CT 检查:纵隔增宽,伴少量胸腔积液。

【问题 3】 该病人实验室检测结果应如何分析?

思路 1:病人血常规 WBC 增高,外周血中可见幼稚淋巴细胞,Hb、PLT 正常;骨髓检查提示原幼淋 65.8%,POX 阴性,PAS 弱阳性。提示急性淋巴细胞白血病。

思路 2:免疫表型分析结果提示 CD3、CD4、CD5、CD7 等 T 淋巴细胞标记物呈高表达,同时 PCR-TCRr 结果阳性,进一步提示属于 T 淋巴细胞型急性白血病。

思路 3:胸片示纵隔增宽并伴少量胸腔积液,提示急性淋巴细胞白血病浸润。

【诊断】 急性 T 淋巴细胞型白血病,患者符合骨髓移植术指征。

【问题 4】 在行骨髓移植手术治疗前,还应进行哪些准备和检查?

思路 1:首先要对患者进行心、肺、肝、肾、免疫功能方面的检查和评估,进行病毒和微生物感染检查,并控制感染和清除感染灶,确定患者的 ABO 和 Rh 血型、HLA 类型,同时积极寻找合适骨髓供体。

思路 2:骨髓供体年龄一般在 8~60 岁为宜,身体健康,精神状态正常,无严重心、肺、肝、肾疾病及血液传播性疾病,无遗传性、先天性疾病,无严重或未经控制的感染,骨髓造血能力良好。另外供受者之间 HLA 的相容性程度是对供者最主要的一项要求。在骨髓移植过程中,HLA 6 个抗原位点对移植中免疫排斥和 GVHD 发生的影响大小有所不同,其中以 A、B 和 DR 位点最重要,其次是 C、DP 和 DQ 位点,一般要求无关供受者间的配型要尽量达到 A、B 和 DRB1 的 DNA 高分辨分型相同的相合程度。另外在 HLA 配型成功的情况下还需进一步行混合淋巴细胞培养和淋巴细胞毒交叉试验。

【问题 5】 最终该患者与其母亲 A、B 和 DR 三位点中有五抗原配型成功，并于骨髓完全缓解期行骨髓移植，术后还需要做什么实验室检查？

思路 1：术后主要涉及对骨髓移植效果的评估和对一些常见并发症如感染、GVHD、间质性肺炎等的监测。一般可通过血常规检查、流式细胞分析、生化常规检查、CT 检查等对患者的状态密切监视并采取抗排斥、抗感染预防治疗，同时检测血药浓度，肝、肾功能等。

思路 2：为确认供者骨髓植活，在术后 28 天行骨髓常规及染色体检查，并以患者移植前后血样标本和其母亲外周血为模板进行 DNA 短串联重复序列多态性分析，结果显示患者外周血细胞染色体核型由 46XY 变为 46XX，短串联重复序列多态性与供体一致，骨髓常规提示，骨髓增生活跃，各系统、阶段细胞形态和比例基本正常。

（杜晶春）

第十八章
输血不良反应与输血传播疾病检验案例分析

案例 18-1 成 分 输 血

【病史摘要】 男,25 岁。

主诉:被汽车撞伤后左季肋部疼痛,后扩散全腹,伴有口渴、头晕 1 小时。

现病史:患者下午 3 时左右骑自行车时被汽车撞伤,伤后感左季肋部疼痛并逐渐扩散全腹,伴有口渴、头晕、不能行走。站立时,头晕加剧,并有心悸、气短。1 小时后被汽车司机送到医院。受伤后,无呕血及血便,无明显呼吸困难,未排尿。

既往史:既往体健,否认肝炎、结核病史,否认手术、外伤史,否认药物及食物过敏史。

体格检查:T 35.8℃,P 120 次 / 分,R 23 次 / 分,BP 80/53mmHg,CVP 1cmH$_2$O,SPO$_2$ 92%。痛苦面容,表情淡漠,回答问题尚准确,面色苍白、贫血貌。气管居中,胸廓无畸形,双侧呼吸运动对称,左季肋皮肤有肿胀,胸廓无挤压痛,双肺呼吸音清,未闻及干、湿啰音。各瓣膜听诊区未闻及病理性杂音。腹略胀,腹式呼吸减弱,全腹压痛阳性,轻度肌紧张及反跳痛,肝脾肋下未及,肝上界在右锁骨中线第 5 肋间,移动浊音阳性,腹部听诊肠鸣音减弱,腹腔穿刺抽出不凝固血液 3ml。

急诊诊断为低血容量性休克,腹腔实质脏器破裂出血。抗休克治疗同时入手术室。手术前后共输乳酸林格氏液 2000ml,琥珀酰明胶液 800ml,红细胞 1400ml,输新鲜冰冻血浆 800ml。术前备血检查血型时,盐水介质中 ABO 血型正反定型结果见表 18-1。

表 18-1 盐水介质中 ABO 血型正反定型结果

正定型(细胞定型)			反定型(血清型)		
抗 A	抗 B	抗 AB	A1	B	O
4+	−	4+	1+	4+	−

【问题 1】 为何该患者急性失血后不急于输全血而是先输注晶体盐溶液和代血浆后输红细胞制品?红细胞制品有哪几种,各适应于哪些疾病的治疗?

思路 1:急性失血引起血容量不足时,机体启动自体输液机制代偿补充血容量,将组织液动员到循环血液中,血流动力学随之发生改变,为保证重要器官血液灌注,部分组织灌注不足。如果在没有晶体盐溶液充分扩容、恢复组织灌注或纠正组织细胞脱水的情况下,先输注白蛋白、代血浆或血浆提高血浆胶体渗透压,会加重部分组织灌注不足和组织脱水,甚至导致组织器官功能衰竭。

在补充血容量、止血和输血这三项主要抢救措施中,首先是输液恢复血容量,其次是用药物或手术止血,最后才考虑输血。通常的输血方法是:先输入晶体盐溶液以充分扩容恢复病人的循环血容量,再输入代血浆提高血浆胶体渗透压,后输入血液(主要是红细胞制品)恢复病人的血液携氧能力。若失血量过大或已输入一定量的红细胞制品,则需根据病情选用浓缩血小板、白蛋白、新鲜冰冻血浆及冷沉淀。急性大量失血患者也有输注部分全血的指征，最好选用保存期短的全血。

思路2：急性失血病人失掉的是全血，但补充的全血并不全而且有很多弊端。传统的输血方法是不管患者需要什么血液成分都输注全血。随着血液免疫学的深入研究和输血学临床实践，对于输注全血产生的弊端，已越来越深刻地被人们所认识。因而近年来临床输血基本上不再使用全血，成分输血已是临床输血的主要形式。

输注全血的缺点：①全血并不全：血液离开血循环，会发生"保存损害"，保存液是针对红细胞设计的，只对红细胞有保存作用。血小板需要在(22 ± 2)℃振荡条件下保存，(4 ± 2)℃保存对血小板有害；白细胞中的粒细胞是短命细胞，很难保存；凝血因子Ⅷ和Ⅴ不稳定，保存1~3天活性丧失。②大量输全血可使循环超负荷：因为全血中的血浆可扩充血容量，所以血容量正常的患者输血量过大或速度过快可发生急性肺水肿。③输入全血越多，代谢负担越重：由于全血中细胞碎片多，全血的血浆内乳酸、钠、钾、氨等成分含量高，故全血输入越多，患者的代谢负担越重。④输全血比任何血液成分更容易产生同种免疫和输血不良反应：因为人的血型十分复杂，同种异体输血，尤其是输全血，将有大量的抗原进入受血者体内产生相应抗体，导致输血不良反应或输血无效。

成分输血的优点：①血液成分制剂的容量小、浓度和纯度高，能够有效提供相关血液成分的生物功能，改善病情，患者需要什么成分，就补充什么成分。②成分输血为对各种血液成分制剂进行病毒灭活和白细胞去除创造了条件，可以有效降低经血液传播病毒的概率和避免了发热等同种免疫性输血不良反应的发生率。③避免需要改善缺氧时大量全血输注带来的循环血量过多、心脏负荷过重的系列并发症。④成分输血的治疗效果普遍好于全血的治疗效果，使用血液成分制剂治疗可以减低对血液输注数量的需求，实现最大限度地节约血液资源。

思路3：红细胞输血是现代成分输血的最主要标志之一。红细胞制品主要应用于各种急慢性贫血导致的各器官、组织缺氧，以保证组织供氧。

（1）悬浮红细胞：把采集到多联袋内的全血离心，将绝大部分血浆在全封闭的条件下分离出，然后向剩余的部分中加入红细胞添加剂，制成红细胞制品。添加剂的配方有多种，都是特别设计的红细胞保存液。它不仅能使红细胞很好地保存，而且红细胞被添加剂稀释后输注更流畅。这是目前国内外临床应用最广泛的一种红细胞制品。此制品主要适用：各种急性失血的输血，各种慢性贫血，高钾血症，肝、肾、心功能障碍者输血，小儿、老年人输血。

（2）浓缩红细胞：将采集到多联袋内的全血经离心沉淀后，将上层血浆移出，剩下的红细胞和少量血浆即为浓缩红细胞。适应证与悬浮红细胞相同。

（3）少白细胞红细胞：血液或血液成分中的白细胞可引起许多输血不良反应：非溶血性发热性输血反应（FNHTR）、HLA同种免疫、输血相关移植物抗宿主病（TA-GVHD）、成人呼吸窘迫综合征、亲白细胞性病毒传播、输血相关免疫抑制等。减除白细胞的方法有离心去白膜法、洗涤法、过滤法，后者为迄今最有效、最常用的清除白细胞的方法。

（4）洗涤红细胞：在无菌条件下，将保存期内的添加剂红细胞或浓缩红细胞等用生理盐水洗涤，以去除绝大部分的非红细胞成分，并将红细胞悬浮于生理盐水中制成的红细胞制品。洗涤方法有手工法和机器洗涤法，我国大多数单位采用前者。洗涤红细胞主要用于：输入全血或血浆后发生过敏反应（荨麻疹、血管神经性水肿、过敏性休克等）的病人；自身免疫性溶血性贫血的病人；高钾血症及肝、肾功能障碍需要输血的病人；由于反复输血或妊娠已产生白细胞或血小板抗体引起输血发热反应的病人也可试用本制品。

（5）冰冻红细胞：红细胞借助于冷冻保护剂（甘油）于低温保存即为冰冻红细胞。本制品主要用于稀有血型病人输血，用其自体血或稀有血型供血者长期保存，以备今后使用。

对输用少白细胞的红细胞仍有发热者亦可选用冰冻红细胞。

（6）辐照红细胞：对于有免疫缺陷或有免疫抑制病人输血，无论输用上述任何一种红细胞均需用 $25\sim30Gy$ γ 射线照射以杀灭有免疫活性的淋巴细胞，从而防止输血相关移植物抗宿主病（TA-GVHD）的发生。

（7）年轻红细胞：年轻红细胞大多为网织红细胞。由于其体积较大而比重较低，故可用某种型号的血细胞分离机加以分离收集。该制品主要用于需长期输血的病人，如重型地中海贫血、再生障碍性贫血等，以便延长输血的间隔时间，减少输血次数，从而延迟因输血过多所致继发性血色病的发生。我国少数血站能够制备本制品。

【问题2】 在 ABO 血型系统中，该患者最可能的血型是什么？ABO 血型正反定型不一致的原因有哪些？

思路1：ABO 血型鉴定的原理：根据红细胞膜表面有无 A 抗原和（或）B 抗原，将血型分为 A 型、B 型、AB 型及 O 型 4 种。试验原理：根据 IgM 类特异性血型抗体与红细胞膜上特异性抗原结合，能够出现肉眼可见凝集反应。用已知 IgM 类特异性标准抗 A 和抗 B 血清试剂来测定红细胞上有无相应的 A 抗原或（和）B 抗原，为正定型；用已知标准 A 型红细胞和 B 型红细胞来测定血清中有无相应的天然 IgM 类抗 A 或（和）抗 B，为反定型。

思路2：亚型是指属于同一血型抗原，但抗原结构和性能或抗原位点数有一定差异。ABO 血型系统中以 A 亚型最多见，A 亚型主要有 A_1 和 A_2，占全部 A 型血的 99.9%，中国人群 A_2 亚型频率约 0.5%（包括 A_2B），其他 A 亚型（A_3、A_x、A_m）为数较少。A_1 亚型的红细胞上具有 A_1 和 A 抗原且数量多，其血清中含有抗 B 抗体；A_2 亚型和其他 A 亚型的红细胞上只有 A 抗原且数量少（其他 A 亚型更少），其血清中除含抗 B 抗体外，1%～2% 的 A_2 型人血清中还有少量抗 A_1 抗体。在直接凝集反应中，A_1、A_2 亚型两种红细胞均能与抗 A 和抗 AB 试剂发生凝集反应。A_1、A_2 亚型血清都能与 B 型红细胞试剂发生凝集反应，血清中存在抗 A_1 抗体的 A_2 亚型人的血清能与 A_1 型红细胞试剂发生凝集反应，而不能与 O 型红细胞试剂发生凝集反应。如果血清中存在不规则抗体时可与 O 型红细胞试剂发生凝集反应。根据盐水介质中 ABO 血型正反定型结果提示：该患者最可能的 ABO 血型是 A_2 亚型，且此患者血浆中还存在抗 A_1 抗体。

思路3：ABO 血型鉴定的正反定型结果可互相验证，使血型鉴定结果更为准确。在血型鉴定过程中，有许多因素可导致错误结果，有些错误结果采用正定型不易发现，用反定型复查可弥补正定型的不足，在正反定型出现不一致时，易于发现和纠正血型错误，也可以发现亚型或疾病因素导致血型抗原或抗体的改变。

思路4：ABO 血型正反定型不一致的原因包括两方面：技术性问题、被检红细胞和（或）血清问题。ABO 血型正反定型不一致技术性问题方面的原因：①器材：应干燥清洁，避免交叉污染。②试剂：应符合合格试剂的要求。③标本：应新鲜，无污染，不溶血，无凝块；微柱凝胶卡封口应完整，凝胶卡液面应无干涸，凝胶中无气泡。④标记：应严格。⑤加标准抗血清：防漏加，用毕应尽快放回冰箱保存。⑥抗原抗体比例要适当。⑦离心时间和速度应准确。⑧观察凝集：防止冷凝集现象的干扰，试验温度一般为 20～24℃，防止假凝集的影响。⑨报告结果：应严格核对、记录，避免笔误。

ABO 血型正反定型不一致标本红细胞或血清问题方面的原因：①弱凝集：亚型的红细胞抗原性较弱；疾病因素导致抗原减弱；新生儿、老年人、丙种球蛋白缺乏症的血清中抗 A 及（或）抗 B 抗体水平较低；血浆中可溶性血型物质过多（如腹腔癌、胰腺癌、卵巢囊肿）。②假凝集：受检者血清中蛋白紊乱（巨球蛋白血症、纤维蛋白原增多等），常引起红细胞呈缗钱状排列。某些药物如右旋糖酐、静脉注射某些造影剂等，引起红细胞聚集而类似凝集。由细菌污染或遗传因素引起多凝聚或全凝聚；某些被肠道革兰阴性菌感染红细胞可获得

"类 B"的活性。③血清中存在不规则抗体，如自身抗 I、抗 M，常引起干扰。④其他：嵌合体血型、RBC 致敏、近期内进行大量血浆置换等。

【问题 3】　输血前还需要做什么实验室检查？鉴定方法有哪些？

思路 1：输血前还需要做 Rh 血型鉴定、交叉配血实验和不规则抗体的筛选与鉴定。红细胞血型是输血医学最重要的内容之一，目前已发现 30 个红细胞血型，300 多个血型抗原。其中 ABO 血型和 Rh 血型的血型抗原是免疫原性最强的，是临床上最重要的血型。因此对大多数患者来说，在输血前不仅要做 ABO 血型鉴定，也应做 Rh（D）血型鉴定。Rh（D）检测初筛一般采用盐水法，多使用 IgM＋IgG 混合抗 -D 单克隆抗体试剂，对初筛阴性样本还需采用间接抗球蛋白法进一步确认。

思路 2：受血者血清加供血者红细胞悬液，供血者血清加受血者红细胞悬液，同时进行凝集试验，称为交叉配血，前者称主侧管，后者称次侧管。其目的是验证供者与受者 ABO 血型鉴定是否正确，防范引起溶血性输血反应。此外也可检出不规则抗体。交叉配合试验不能只做盐水凝集试验，必须加做能检测出 IgG 血型抗体的检查，如凝聚胺法、抗人球蛋白法等。

思路 3：红细胞血型不规则抗体筛选试验主要目的是检出受血者体内是否存在可导致溶血的其他血型系统不规则抗体。不规则抗体是指血清中抗 -A、抗 -B 以外的其他血型抗体。在 37℃下有活性的不规则抗体会导致输血反应，轻者引起寒战、发热，影响治疗效果；重者破坏输入的不配合的红细胞或缩短其寿命，产生溶血性输血反应，危及病人生命。有输血史、妊娠史、Rh（D）阴性、短期内需要接受多次输血者，必须做不规抗体筛选试验。试验方法应包括完全抗体和不完全抗体的检测：盐水介质法和凝聚胺法、抗人球蛋白法或微柱凝胶法。不规抗体筛选阳性标本继续用相同的试验方法做不规则抗体鉴定。确定不规则抗体特异性后，应该确定患者的相应抗原为阴性，以便选择经过检测的相应抗原阴性的血液，确保输血安全有效。

（李玉云　武文娟）

案例 18-2　发热性非溶血性输血反应

【病史摘要】　男，52 岁。

主诉：确诊再生障碍性贫血 1 年，输血 25 分钟后寒战伴发热。

现病史：患者 1 年前因头晕、乏力确诊为慢性再生障碍性贫血，间断进行输血治疗，近 1 个月来症状加重，自觉无法坚持正常生活，来院就诊。给予红细胞 2 个单位，在输注 25 分钟后，患者突然出现寒战，随后出现头痛、发热，体温 39.5℃，无腰背酸痛，无酱油色尿。患者平素无鼻衄，无牙龈出血，下肢偶有出血点。无咯血、无呕血、无黑便，无血尿或酱油色尿，饮食、睡眠尚可。

既往史：否认高血压、糖尿病史，有输血史，否认肝炎、结核病史，否认手术、外伤史。

体格检查：T 39.5℃，P 110 次 / 分，R 20 次 / 分，BP 110/82mmHg；神志清楚、对答切题；贫血貌，自主体位，查体合作。全身皮肤无黄染，双下肢散在出血点，浅表淋巴结未触及。头颅无畸形，巩膜无黄染，双侧瞳孔等大等圆，直径 3mm，对光反射灵敏。鼻腔无异常分泌物，口部无充血，扁桃体无肿大。颈软，气管居中，胸廓无畸形，胸骨无压痛，双肺呼吸音轻，未闻及干、湿啰音。心率，110 次 / 分，律齐，各瓣膜层未闻及病理性杂音，腹平、软，无压痛，肝脾肋下未及。脊柱四肢无畸形，双下肢无水肿、活动自如，生理反射存在，病理反射未引出。

实验室检查：血红蛋白 40g/L；RBC 1.38×10^{12}/L；网织红细胞 0.1%；WBC 2.1×10^9/L，

分类：中性分叶核细胞 30%，淋巴细胞 65%，单核细胞 5%；PLT 45×10^9/L；红细胞形态无明显异常。尿常规（-），尿 Rous 试验阴性。

停止输血 1 小时后，症状逐渐减轻，6 小时后基本缓解。

【问题 1】　通过上述病例描述，该患者可能的初步诊断是什么？

思路：患者本身患有再生障碍性贫血，有输血史；本次输血后突然出现寒战、发热、头痛等症状，体温明显升高；患者咽部无红肿，心肺功能正常，血压正常，且无腰背酸痛，尿液常规检查结果正常；停止输血后症状缓解。据患者的临床症状和初步检查，高度怀疑发热性非溶血性输血反应（febrile non-hemolytic transfusion reaction，FNHTR）。

【问题 2】　为明确诊断，需进一步进行哪些检查？

思路 1：发热性非溶血性输血反应是发生频率较高的一种输血不良反应，其发生与很多因素有关，如输注的血液制品的种类、血液制品的保持时间、采血器材的质量、患者自身的身体情况等，其中血液制品的种类至关重要。有报道称，输注白细胞和血小板所引起的发热性非溶血性输血不良反应可达 20%～30%，而输注红细胞制品所引起约为 0.5%～1.0%，血浆中的某些因素如白介素、补体和肿瘤坏死因子等也可导致发热性非溶血性输血反应的发生。该患者病情较重，有既往输血史，更增加了患发热性非溶血性输血反应的风险。

思路 2：可根据患者典型的实验检查特点帮助诊断。

（1）细菌培养及细菌毒素（尤其是内毒素）试验：发热性非溶血性输血反应分为非免疫性发热性非溶血性输血反应和免疫性发热性非溶血性输血反应，非免疫性发热性非溶血性输血反应主要是热源反应，一般都有致热源的存在。常见的热源可分为细菌、蛋白质、非蛋白质（如药物中的杂质、有机或无机的杂质等），尤其以细菌最多见，而细菌的致热源有其分泌释放的有活性的蛋白质即外毒素和细菌死亡崩解而释放的内毒素，尤以内毒素的致热作用最强，而杆菌又比球菌的热源性强。因此对输注的血液进行细菌培养及检测细菌毒素，尤其是内毒素。如果细菌培养阳性，并伴有细菌毒素检查阳性，可能为热源性发热反应。

（2）免疫性发热性非溶血性输血反应实验室检查：在免疫性发热性非溶血性输血反应中，最常见和最重要的因素是多次接触或输入 HLA 不相合的白细胞，其次是接触或输入 HLA 不相合的血小板。这些患者常常是因为多次接受血液或血液制品输注，或有妊娠史以及接受过器官移植等。异体白细胞进入患者体内所产生的免疫性抗体，再次输血时会发生抗原抗体反应，刺激白细胞释放内源性热源物质，导致免疫性发热性非溶血性输血反应的发生。①受血者和供血者的 HLA 分型检测及组织配型试验：如受血者或供血者 HLA 配型不和，此溶血可能是由于 HLA 不相和的多次输血所导致。②内源性热源物质（细胞因子）检查，如白介素 1β（IL-1β）、白介素 6（IL-6）和肿瘤坏死因子（TNF）：如果其中某个或某些因子阳性，说明可能此为发热因素。③粒细胞抗体检查：如果受血者粒细胞抗体阳性，输注含有粒细胞的血液后会发生抗原抗体反应并激活补体所致；④血小板抗体检查：输注含有血小板的血液后会发生抗原抗体反应并激活补体所致；⑤ IL-8、C3a、C4a 检查：血液保存过程中，这些物质会随着保存时间的延长而增加，也可导致发热性非溶血性输血反应。

【问题 3】　发热性非溶血性输血反应需与哪些疾病相鉴别？

思路：FNHTR 与溶血性发热反应相鉴别，二者虽然都有发热，但后者与输注的血型及输血量有关，输血后也出现发冷、寒战、头痛、高热等症状，但该病还有血红蛋白尿、黄疸、腰背疼痛和呼吸困难等症状，严重者可发生急性肾衰竭、休克、DIC。溶血性发热反应通常须重新鉴定献血者及受血者的红细胞 ABO 血型，并重做交叉配血试验；对输血前、后标本重复进行意外抗体筛查，抗体鉴定谱细胞分别与输血前、后标本进行反应；直接抗人球蛋白试验检测红细胞表面的抗体，而间接抗人球蛋白试验检测血清中的抗体；输血后 6 小时左右检查患者血清胆红素、血浆游离血红蛋白含量均有增加，血浆结合珠蛋白水平下降；患者尿液颜色呈酱油色或葡萄酒色,尿胆原定性实验呈阳性。

　　FNHTR 与细菌污染性输血反应也都有发热,但前者停止输血,经对症处理病情很快缓解,血压多无变化;后者多有高热、休克、皮肤充血三大特征,停止输血并经对症处理无效。当高度怀疑受血者有脓毒血症时,血袋及受血者输血后的血样需进行血培养。同时必须联合应用大剂量抗生素,积极抗休克治疗,才有望抢救成功。

　　另外,尚须排除药物反应、输液反应或与输血无关的其他因素所致的炎症反应。

(李玉云　武文娟)

案例 18-3　急性丙型病毒性肝炎

【病史摘要】　女,49 岁。

主诉:纳差、厌油、乏力 1 周。

现病史:患者 1 周前无明显诱因出现食欲减退、厌油、进食后感恶心,伴全身乏力、右季肋部隐痛、大小便正常。

既往史:身体健康,无肝炎病史,无肝炎密切接触史和家族史,16 周前因车祸输入 1600ml 全血。否认其他手术、外伤史,否认药物及食物过敏史。

体格检查:体温 36.5℃,脉搏 82 次/分,呼吸 16 次/分,血压 120/80mmHg。神志清、语言流畅,巩膜无黄染,双手无"扑翼样"震颤。全身浅表淋巴结无肿大。心肺检查未见异常,腹部平坦、软,肝区叩击痛,脾肋下未触及,移动性浊音(-),肠鸣音正常,双下肢无水肿,双肾区无叩击痛。

实验室检查:TP 71g/L, Alb 40g/L, G 31g/L, ALT 122U/L, AST 98U/L, GGT 49U/L, ALP 82U/L,肝炎病毒标志物的检查结果见表 18-2。

表 18-2　肝炎病毒标志物的检查结果

NO	项目名称	结果	参考区间
1	甲型肝炎抗体(定性)(anti-HAVIgM)	阴性(-)	阴性
2	丙型肝炎抗体(定性)(anti-HCV)	初筛(+)	阴性
3	戊型肝炎抗体(定性)(anti-HEVIgM)	阴性(-)	阴性
4	乙型肝炎表面抗原(HBsAg)	阴性(-)	阴性
5	乙型肝炎表面抗体(HBsAb)	阴性(-)	阴性或阳性
6	乙型肝炎 e 抗原(HbeAg)	阴性(-)	阴性
7	乙型肝炎 e 抗体(HbeAb)	阴性(-)	阴性
8	乙型肝炎 c 抗体	阳性(+)	阴性

【问题 1】　根据检验报告结果分析并结合患者的临床表现,初步考虑该患者最可能的诊断是什么?其诊断依据是什么?

思路:最可能的诊断是急性丙型病毒性肝炎。诊断依据是:①丙型肝炎是 RNA 病毒,对外界环境的抵抗力低,其传播途径局限,常通过输血及血液制品、注射、针刺、器官移植、血液透析、生活密切接触、性传播和母婴传播等途径,该患者有输血史;②乏力、厌油、恶心、食欲减退、全身不适、右季肋部叩击痛等临床表现;③肝功能检查结果显示 ALT、AST均轻度升高,是反映肝细胞受损的指标;④抗 HCV 抗体阳性,是 HCV 感染的标志。

【问题 2】　丙型病毒性肝炎常用的实验室检测指标有哪些?

思路:丙型病毒性肝炎常用的实验室检测指标主要有血清生物化学检测、抗-HCV 检测、HCV RNA 检测、HCV 基因分型。

（1）血清生化学检测：ALT、AST 水平变化可反映肝细胞损害程度，但 ALT、AST 水平与 HCV 感染引起的肝组织炎症分度和病情的严重程度不一定平行；急性丙型肝炎患者的 ALT 和 AST 水平一般较低，但也有较高者。急性丙型肝炎患者的血清白蛋白、凝血酶原活动度和胆碱酯酶活性降低较少，但在病程较长的慢性肝炎、肝硬化或重型肝炎时可明显降低，其降低程度与疾病的严重程度成正比。

慢性丙型肝炎患者中，约 30% ALT 水平正常，约 40% ALT 水平低于 2 倍正常值上限。虽然大多数此类患者只有轻度肝损伤，但有部分患者可发展为肝硬化。ALT 水平下降是抗病毒治疗中出现应答的重要指标之一。凝血酶原时间可作为慢性丙型肝炎患者病情进展的监测指标，但迄今尚无一个或一组血清学标志可对肝纤维化进行准确分期。

（2）抗 -HCV 检测：抗 -HCV 酶免疫法（EIA）适用于高危人群筛查，也可用于 HCV 感染者的初筛。但抗 -HCV 阴转与否不能作为抗病毒疗效的指标。用新一代 EIA 法检测丙型肝炎患者，其敏感度和特异度可达 99%，但一些透析、免疫功能缺陷和自身免疫性疾病患者可出现抗 -HCV 假阳性，因此，HCV RNA 检测有助于确诊这些患者是否合并感染 HCV。

（3）HCV RNA 检测：在 HCV 急性感染期，在血浆或血清中的病毒基因组水平可达到 $10^5 \sim 10^7$ 拷贝 /ml。在 HCV 慢性感染者中，HCV RNA 水平在不同个体之间存在很大差异，变化范围在 $5 \times 10^4 \sim 5 \times 10^6$ 拷贝 /ml 之间，但同一名患者的血液中 HCV RNA 水平相对稳定。实时荧光定量 PCR 法、分枝 DNA（bDNA）等均可检测 HCV 病毒载量。HCV 病毒载量的高低与疾病的严重程度及疾病的进展并无绝对相关性，但可作为抗病毒疗效评估的观察指标。

（4）HCV 基因分型：HCV RNA 基因分型方法较多，国内外在抗病毒疗效考核研究中，应用 Simmonds 等 1～6 型分型法最为广泛。HCV RNA 基因分型结果有助于判定治疗的难易程度及制订抗病毒治疗的个体化方案。

【问题 3】 为明确诊断，还应进行哪些检查？

思路：为明确诊断，还可进行的检查包括：① B 超、CT 或 MRI 检查：部分患者可显示肝、脾轻度肿大；②实时荧光定量 PCR 法检测 HCV 病毒载量，观察 HCV 在患者体内的复制繁殖情况。

【问题 4】 丙型肝炎患者肝细胞可能会发生哪些病理性损伤？其预后怎样？

思路 1：HCV 对肝细胞的损伤主要表现在以下几个方面：① HCV 对肝细胞的杀伤作用：HCV 在肝细胞内复制，可以干扰肝细胞的大分子合成功能，增加溶酶体膜的通透性，从而引起细胞病变，HCV 分泌产物对肝细胞的毒性作用；②患者肝组织中特异性细胞毒性 T 淋巴细胞对 HCV 感染肝细胞的攻击；③ HCV 感染者常伴有自身免疫性改变，可产生多种自身抗体，损伤自体细胞；④ HCV 感染细胞的 Fas 表达增加，HCV 可激活细胞毒性 T 淋巴细胞表达 FasL，Fas 和 FasL 结合诱导肝细胞凋亡。

思路 2：丙型肝炎患者一般临床表现较轻，很少出现重型肝炎，而且随着 ALT 的下降病情更隐匿，易发展成为慢性肝炎（约 55%～85%），自发痊愈病例很少。发展为肝硬化的比例较高。感染 HCV 30 年后发展为 HCV 相关肝细胞癌的比例约为 1%～3%。

【问题 5】 丙型肝炎为什么容易慢性化？

思路：① HCV 病毒免疫原性弱，机体对其免疫应答水平低，甚至出现免疫耐受，导致肝细胞的持续感染；② HCV 易变异，其高度的变异性逃避了人体的免疫监视，导致慢性化；③ HCV 对肝外细胞具有乏嗜性，所以存留在外周血尤其是单核细胞内的病毒会反复感染肝细胞，致其慢性化。

（李玉云　武文娟）

第十九章
风湿性疾病检验案例分析

案例 19-1　类风湿关节炎

【病史摘要】　女，50 岁，汉族。

主诉：间断多关节肿痛半年，加重 2 周

现病史：患者半年前无明显诱因出现多关节痛，累及双侧近端指间关节、掌指关节、腕关节、肘关节、膝关节和踝关节，伴间断关节肿、关节活动受限，多于劳累后加重。伴晨僵，持续约 30～60 分钟。自服中药治疗，未见明显好转。2 周前劳累后上述症状加重，以双腕关节肿痛为著。当地医院查血沉 56mm/h，RF（+）。为进一步诊治来院就诊。

既往史：既往体健。否认结核病史，否认高血压、心脏病史，否认糖尿病史，无手术及输血史，无药物过敏史，无毒物及放射物质接触史。

个人史：生于天津市河西区，干部，无烟酒嗜好。

家族史：家庭成员健康。无家族遗传病史。

体格检查：T 36.2℃，P 76 次 / 分，R 16 次 / 分，BP 120/80mmHg。神志清楚，自动体位。双侧第 2～5 近端指间关节梭形肿胀、压痛（+），双侧第 2～4 掌指关节肿，压痛（+），伸直受限，双侧腕关节红肿，皮温高，压痛（+），活动受限，双膝关节红肿，局部皮温高，压痛（+），双踝关节压痛（+）。

实验室检查：血常规：WBC 4.6×10^9/L，Hb 82g/L，PLT 443×10^9/L。RF 803IU/ml，ANA（−），CRP 5.4mg/dl，抗 CCP 抗体 893.5U/ml，抗 MCV 抗体 382.9U/ml，抗角蛋白抗体（+），抗核周因子抗体（+）。

【问题 1】　根据病人情况，高度怀疑的临床诊断是什么？

思路：患者老年女性，对称性多关节肿痛，累及掌指关节、近端指间关节、腕关节、肘关节、膝关节、踝关节，伴晨僵，病程半年，实验室检查提示血沉增快，RF（+），诊断首先考虑类风湿关节炎。

【问题 2】　为明确类风湿关节炎诊断，应进行哪些检查？

思路 1：为了明确风湿关节炎诊断，需要进行相应的实验室检查和影像学检查。具体检查项目如下：

（1）实验室检查：类风湿因子，抗 CCP 抗体，CRP，抗 MCV 抗体，抗角蛋白抗体，抗核周因子抗体，抗核抗体，血常规，肝、肾功能等。

（2）影像学检查：胸片，关节超声，双手磁共振成像（MRI）及 X 线检查。

思路 2：RA 是一种以侵蚀性关节炎为主要表现的全身性自身免疫病。女性多发。本病表现小关节受累为主的对称性、持续性多关节炎。病理表现为关节滑膜慢性炎症，血管翳形成，关节软骨和骨破坏，最后可导致关节畸形和功能丧失。

思路 3：RA 多以缓慢隐匿的方式起病，在出现明显关节症状前可有数周低热，关节表现包括：①晨僵：出现在 95% 以上的 RA 患者；②关节痛与关节压痛：往往是最早出现的症状,最常出现的部位为腕、掌指等,呈对称性、持续性。③关节肿;④关节畸形及功能障碍:见于晚期患者。关节外表现有类风湿结节、类血管炎及肺受累等。

思路4:RA的影像学表现:① X线:早期可见关节周围软组织肿胀及骨质疏松,随病情进展可出现关节面破坏、关节间隙狭窄、关节融合。② MRI:提示炎症反应初期的滑膜增厚、骨髓水肿和轻度关节面侵蚀,有助于RA的早期诊断。

【问题3】　根据实验室及其他检查结果,应作出怎样的诊断?诊断依据是什么?如何评价病情?

【诊断】　患者可诊断为:类风湿关节炎。

患者中老年女性,多关节肿痛半年,累及掌指关节、近端指间关节、腕关节、肘关节、膝关节、踝关节,受累小关节数大于10个,血清学检查RF和抗CCP抗体均高滴度阳性,急性时相反应物CRP及ESR均增高,根据ACR/EULAR 2010年RA分类标准,符合RA诊断。

思路1:RA的诊断主要依靠临床表现、实验室检查及影像学检查。2010年ACR和EULAR提出了新的RA分类标准,即:至少一个关节肿痛,并有滑膜炎的证据(临床或超声或MRI);同时排除其他疾病引起的关节炎,并有典型的常规放射学RA骨破坏的改变,可诊断为RA。该标准对关节受累、血清学指标、滑膜炎持续时间和急性时相反应物4个部分进行评分,总分6分以上可诊断RA。

表19-1　2010年ACR/EULAR标准

适用人群		
至少有一个关节明确表现为滑膜炎		
滑膜炎无法用其他疾病解释		
RA分类标准的评分系统(各项评分总和≥6分可以诊断RA)		
关节受累	1个大关节	0
	2～10个大关节	1
	1～3个小关节	2
	4～10个小关节	3
	>10关节	5
血清学	RF和ACPA均为阴性	0
(确诊至少需要1条)	RF和(或)ACPA低滴度阳性	2
	RF和(或)ACPA高滴度阳性	3
急性期反应物	CRP和ESR均正常	0
(确诊至少需要1条)	CRP和ESR异常	1
症状持续时间	<6周	0
	≥6周	1

思路2:RA活动性的指标包括疲劳程度、晨僵持续时间、关节疼痛和肿胀的数目和程度以及炎性指标(如ESR、CRP)等。临床上可采用DAS28等标准判断病情活动程度。

【问题4】　RA需要与哪些疾病鉴别?

思路:需要进行鉴别诊断的疾病有:

(1)骨关节炎:中老人多发,主要累及膝、髋等负重关节。活动时关节痛加重,很少出现对称性近端指间关节、腕关节受累。晨僵时间短,血沉增快,RF阴性。X线显示关节边缘增生或骨赘形成,晚期可出现关节间隙狭窄。

(2)痛风性关节炎:多见于中年男性,常表现为关节炎急性反复发作。好发部位为第一跖趾关节或跗骨关节。血清自身抗体阴性,血尿酸水平大多增高。慢性重症患者可在关节周围及耳郭等部位出现痛风石。

(3)银屑病关节炎:以手指或足趾远端关节受累更为常见,发病前或过程中出现银屑病的皮肤或指甲改变,可有关节畸形,但对称性指间关节炎较少,RF 阴性。

(4)强直性脊柱炎:青年男性多发,主要侵犯骶髂关节及脊柱,部分患者可出现膝、踝关节的非对称性下肢大关节肿痛。常伴有肌腱端炎,HLA-B27 阳性而 RF 阴性。骶髂关节炎及脊柱的 X 线改变对诊断有重要意义。

(5)其他结缔组织病所致关节炎:SLE 等结缔组织病可有关节受累,但这些疾病多有相应的临床表现和特征性自身抗体,一般无骨侵蚀。

(郑　芳)

案例 19-2　系统性红斑狼疮

【病史摘要】　女,20 岁,汉族。

主诉:多关节痛 3 个月,发热伴面部皮疹 1 周。

现病史:患者 3 个月前无明显诱因出现多关节肿痛,累及双手近端指间关节、双腕、双肩、双踝关节,未就诊。1 周前露天游泳后出现面部红斑,发热,体温最高 38℃,伴口腔溃疡,脱发,关节痛较前加重,双膝关节肿、活动受限。就诊于当地医院,血常规:WBC 2.53×10^9/L,Hb 123g/L,PLT 85×10^9/L。无咳嗽、咳痰,无尿频、尿急、尿痛,无腹痛、腹泻,无头晕、头痛。

既往史:既往体健。否认既往感染性疾病史、高血压、心脏病史及糖尿病史,无输血及使用血制品史。无药物、食物过敏史,无特殊服药史,无严重外伤史。无毒物及放射物质接触史。

个人史:生于天津市南开区,无烟酒嗜好。

家族史:否认家族感染性疾病史、高血压、心脏病史及糖尿病史。

体格检查:T 38.2℃,P 96 次/分,R 18 次/分,BP 110/70mmHg。神志清楚,自动体位。面部深红色皮疹,分布于双侧面颊及鼻翼,略高出皮面,边界清晰。双膝关节红肿,压痛(+),皮温稍高,活动受限。

实验室检查:尿常规:蛋白(++),潜血(++);24 小时尿蛋白定量 820mg;尿相差镜检:RBC 216/μl,95% 肾小球源红细胞;补体 C3 21.5mg/dl、C4 9.8mg/dl;ANA 1∶1600 均质型,抗dsDNA 抗体(+),抗 nRNP 抗体(+),抗 SSA 抗体(+),抗核小体抗体(+),RF(−),ANCA(−)。抗 dsDNA 抗体定量 320IU/ml。肝肾功能、血脂、血糖、电解质均(−)。超声心动:提示少量心包积液。胸部 CT:提示双侧胸腔积液(少量)。腹部 B 超未见异常。

【问题 1】　该患者可能的诊断是什么?需与哪些疾病鉴别诊断?

思路 1:患者青年女性,先后出现关节肿痛、面部可疑蝶形红斑、发热、口腔溃疡、脱发,有日光照射的诱因,血常规提示白细胞、血小板减少。根据患者的主诉、年龄、性别、病史及临床表现特点,高度怀疑系统性红斑狼疮(SLE)。

思路 2:鉴别诊断:①感染性发热;②原发性血小板减少性紫癜;③类风湿关节炎;④药疹。

【问题 2】　为明确诊断,应进行哪些检查?

思路 1:应进行如下检查:

(1)实验室检查:尿常规,24 小时尿蛋白定量,尿相差镜检。自身抗体,补体,血沉,肝、肾功能,血脂,血糖,电解质。

(2)病理学检查:皮肤活检,必要时肾活检。

(3)影像学检查:根据患者临床表现可酌情安排,包括头颅 MRI、胸部 CT、心脏超声及腹部超声等。

(4)病原学检查:患者同时伴有发热,需在发热时留取血培养,必要时行细菌、病毒学检查除外感染性发热。

　　思路 2：系统性红斑狼疮是自身免疫介导的、以免疫性炎症为突出表现的弥漫性结缔组织病。血清中出现以抗核抗体为代表的多种自身抗体和多系统受累是 SLE 的两个主要临床特征。SLE 好发于生育年龄女性，多见于 15～45 岁年龄段，（女∶男）为（7～9）∶1。SLE 临床表现复杂多样。多数呈隐匿起病，开始仅表现轻度的关节炎、皮疹、隐匿性肾炎、血小板减少性紫癜等，部分患者长期稳定在亚临床状态或轻型狼疮，部分患者可由轻型突变为重型狼疮，更多的则由轻型逐渐出现多系统损害。也有一些患者起病时就累及多个系统，甚至表现为狼疮危象。

　　思路 3：SLE 的常见临床表现：鼻梁和双颧颊部呈蝶形分布的红斑是 SLE 特征性的改变；SLE 皮肤损害包括光过敏、脱发、手足掌面和甲周红斑、盘状红斑、结节性红斑、脂膜炎、网状青斑、雷诺现象等。SLE 患者口或鼻黏膜溃疡常见。对称性多关节疼痛、肿胀。发热、疲乏是 SLE 常见的全身症状。

　　思路 4：狼疮肾炎：50%～70% 的 SLE 患者病程中会出现临床肾脏受累，肾活检显示几乎所有 SLE 均有肾脏病理学改变。LN 对 SLE 预后影响甚大，肾衰竭是 SLE 的主要死亡原因之一。WHO 将 LN 病例分为 6 型：Ⅰ型为正常或微小病变；Ⅱ型为系膜增殖性；Ⅲ型为局灶节段增殖性；Ⅳ型为系膜增殖性；Ⅴ型为膜形；Ⅵ型为肾小球硬化性。病理分型对于估计预后和指导治疗有积极的意义。

　　【问题 3】 根据实验室及其他检查结果，应作出怎样的诊断？依据是什么？

　　【诊断】 患者可以诊断为系统性红斑狼疮。

　　思路 1：诊断依据：患者青年女性，先后出现关节肿痛、面部蝶形红斑、发热、口腔溃疡、脱发、光过敏，白细胞、血小板减少，血尿、蛋白尿。符合系统性红斑狼疮诊断。

　　对 SLE 的诊断目前普遍采用美国风湿病学会 1997 年推荐的 SLE 分类标准。

表 19-2　1997 年美国风湿病学会修订版 SLE 分类标准

标准	定义
1. 颧部红斑	遍及颧部的扁平或高出皮肤固定性红斑，常不累及鼻唇沟部位
2. 盘状红斑	隆起红斑上覆有角质性鳞屑和毛囊栓塞，旧病灶可有皮肤萎缩性瘢痕
3. 光敏感	对日光有明显的反应，引起皮疹[依据病史和（或）医师观察]
4. 口腔溃疡	口腔或鼻部无痛性溃疡
5. 关节炎	非侵蚀性关节炎，累及≥2 个周围关节，特征为关节肿、痛或渗液
6. 浆膜腔炎	（1）胸膜炎：胸痛、胸膜摩擦音或胸膜腔渗液或 （2）心包炎：心电图异常、心包摩擦音或心包渗液
7. 肾脏疾病	（1）蛋白尿定量 >0.5g/24h 或尿常规蛋白 >(+++) （2）管型：可为红细胞、血红蛋白、颗粒、小管上皮细胞管型或混合管型
8. 神经系统异常	（1）抽搐：非药物或代谢紊乱（如尿毒症、酮症酸中毒、电解质紊乱）所致 （2）精神病：非药物或代谢紊乱（如尿毒症、酮症酸中毒、电解质紊乱）所致
9. 血液学异常	（1）溶血性贫血伴网织红细胞增多（或） （2）白细胞减少 <4×10^9/L，至少 2 次（或） （3）淋巴细胞减少 <1.5×10^9/L，至少 2 次（或） （4）血小板减少 <100×10^9/L（药物影响除外）
10. 免疫学异常	（1）抗 ds-DNA 抗体阳性（或） （2）抗 Sm 抗体阳性（或） （3）抗磷脂抗体阳性（包括抗心磷脂抗体 IgG 或 IgM 水平异常、狼疮抗凝物阳性或梅毒血清试验假阳性，至少持续 6 月，并经梅毒螺旋体固定试验或梅毒抗体吸收试验证实）
11. 抗核抗体	未用药物诱发"药物性狼疮"情况下，免疫荧光或相当于该法的其他试验抗核抗体滴度异常

该分类标准的 11 项中,符合 4 项或 4 项以上者,在除外感染、肿瘤和其他结缔组织病后,可诊断 SLE。敏感性 95%,特异性 85%。

思路 2:需要强调指出的是,患者病情的初始或许不具备分类标准中的 4 条,随着病情的进展方出现其他项目的表现。在 11 条分类标准中,免疫学异常和高低度抗核抗体更具有诊断意义。一旦患者免疫学异常,即使临床诊断不够条件,也应密切随访,以便尽早作出诊断和及时治疗。

【问题 4】 如何评价患者病情?

思路 1:患者目前 SLEDAI 积分:发热(1 分),面部皮疹(2 分),脱发(2 分),白细胞减少(1 分),血小板减少(1 分),蛋白尿(4 分),血尿(4 分),低补体(2 分),抗 dsDNA 抗体升高(2 分),合计 19 分。

思路 2:SLE 明确诊断后需判定患者的病情以便采取相应治疗。SLE 病情的评估包括以下三个方面:①评估 SLE 疾病活动性;②病情的严重性;③有无并发症。

思路 3:SLE 疾病活动性的评估,较为实用的为 SLEDAI 标准:抽搐(8 分)、精神异常(8 分)、脑器质性症状(8 分)、视觉异常(8 分)、脑神经受累(8 分)、狼疮性头痛(8 分)、脑血管意外(8 分)、血管炎(8 分)、关节炎(4 分)、肌炎(4 分)、管型尿(4 分)、血尿(4 分)、蛋白尿(4 分)、脓尿(4 分)、新出现皮疹(2 分)、脱发(2 分)、发热(1 分)、血小板减少(1 分)、白细胞减少(1 分)。根据患者前 10 天内是否出现上述症状而定分,总分在 10 分或 10 分以上者考虑疾病活动。

思路 4:SLE 病情的严重性评估依据于受累器官的部位和程度。例如出现脑受累表明病变严重;出现肾病变者其严重性又高于发热、皮疹者,有肾功能不全者仅有蛋白尿的狼疮肾炎为严重。狼疮危象指急性的危及生命的重症 SLE,包括急进性狼疮性肾炎、严重的中枢神经系统损害、严重的溶血性贫血、血小板减少性紫癜、粒细胞缺乏症、严重心脏损害、严重狼疮性肺炎、肝炎和严重的血管炎。

思路 5:SLE 并发症的评估:有肺部或其他部位感染、高血压、糖尿病等往往使病情加重。

(郑 芳)

案例 19-3 强直性脊柱炎

【病史摘要】 男,23 岁,汉族。

主诉:间歇性臀区及腰背部疼痛 2 年多,脊柱活动受限半年,加重 1 月多。

现病史:患者 2 年多前无明显诱因出现两侧臀区及腰背部间歇性疼痛,左侧为重,伴腰骶部酸胀、僵硬感,疼痛多于夜间、久坐久站或休息后加重,活动后减轻。曾间断自服"布洛芬"等抗炎镇痛药物,症状有所减轻。近半年再次复发,脊柱前屈、后伸及侧弯活动受限,近 1 个多月加重,且再次服用"布洛芬"效果不佳,遂至医院就诊。

既往史:既往体健,否认肝炎、结核等传染病史,否认高血压、心脏病、糖尿病及肾病史,无手术、外伤及输血史,无药物过敏史,无生物危害物品、化学毒物及放射物质接触史,预防接种史不详。

个人史:生于四川广安,在校大学生,无烟酒嗜好,无外地长期居住史,无疫区居住史,未婚未育。

家族史:其哥哥患有强直性脊柱炎,其余家族成员体健,且无其他遗传病史。

查体:脊柱前屈、后伸及侧弯活动受限,胸廓活动度 2cm,枕墙距 2.5cm。骶髂关节处压痛(+),骨盆挤压分离试验(+),双下肢 4 字试验(+),Schober 试验 3cm,指地距 45cm。

实验室检查:①血常规:白细胞 7.5×10^9/L,红细胞 4.2×10^{12}/L,血小板 315×10^9/L,血

红蛋白 135g/L；②血沉 56mm/h；③免疫学指标：HLA-B27（+），RF（−），ANA（−），ASO（−），CRP 33.1mg/L。

【问题1】　通过上述问诊、查体和实验室检查，该患者可能的诊断是什么？

思路1：患者的年龄、性别、主诉、症状及病史符合强直性脊柱炎的特点，推断其可能是强直性脊柱炎。患者 23 岁，男性，与 AS 好发于 20～30 岁男性一致；骶髂关节常常是 AS 开始起病的部位，以下腰部疼痛、间歇性加重为主要表现，本例患者有两侧臀区及腰背部间歇性疼痛的症状；AS 晨起时后背部僵硬，此症状在静止、休息时加重，活动后可缓解，而该患者的疼痛症状也是久坐久站或休息后加重，活动后减轻。随着病情的进展（2 年多），脊柱关节的症状加重，逐渐发展到腰骶部僵硬，脊柱活动受限。

思路2：经查体，患者胸廓活动度 2cm，符合 AS 国际分类（诊断）标准中临床标准的第三条；枕墙距 2.5cm、双下肢 4 字试验（+）、Schober 试验 3cm、指地距 45cm 等表现说明患者有腰椎前屈、后伸、侧弯三个方向活动受限，符合临床标准的第一条。

思路3：实验室检查发现 HLA-B27 阳性，对诊断 AS 有重要参考价值；同时 RF 和 ANA 阴性，符合 AS 为血清阴性脊柱关节炎的特点；本例患者白细胞、红细胞和血红蛋白均正常，血小板 315×10^9/L 稍增高。这些结果均与 AS 检验的特点相符。

思路4：患者血沉和 C- 反应蛋白均增高，说明患者正处于疾病的活动期，需进行积极治疗。

【问题2】　为进一步明确诊断，需做哪些检查？

思路1：影像学检查中 X 线表现是 AS 诊断标准之一，要求双侧骶髂关节炎Ⅱ级及以上或单侧骶髂关节炎Ⅲ～Ⅳ级才能诊断。所以，需对患者做 X 线和 CT 检查，根据骶髂关节 X 线和 CT 表现进行分级。

思路2：通过进一步的实验室检查可明确该患者有没有外周关节损害和关节外损害。①免疫球蛋白和补体：免疫球蛋白 IgA 水平与疾病活动性相关，IgG、IgM 和补体 C3、C4 升高提示有外周关节受累。②关节液检查：可以鉴别关节病变表现是 AS 还是 RA，典型的 AS 滑膜可见吞噬了变性多形核白细胞的巨噬细胞，而类风湿细胞（吞噬了免疫球蛋白和补体的巨噬细胞）少见。③关节外病变检测：眼部病变是 AS 最常见的关节外表现，观察患者有无眼部受累，并进行心血管、肾、肝等相关检查，可尽早发现和治疗系统损害。

【问题3】　强直性脊柱炎需与哪些疾病相鉴别？有哪些检查可协助诊断？

本病需与骨关节炎、类风湿关节炎、感染性关节炎等疾病相鉴别。

思路1：类风湿关节炎 RA 主要表现为慢性、进行性、对称性外周关节破坏，尤以腕关节、掌指关节受累最具特征。早期表现为关节痛、肿胀和晨僵，晚期出现关节畸形。关节软骨和软骨下骨破坏，滑液呈炎性改变。可见皮下结节、贫血等关节外表现，ESR、CRP 和 RF 明显升高。约 40% AS 患者虽有外周关节受累，但多为大关节如髋、膝、踝关节的破坏。本例患者无外周关节受累表现，与 RA 相关的实验室指标如 RF、抗瓜氨酸多肽抗体、抗核周因子抗体、抗角蛋白抗体等水平均无异常。

思路2：骨关节炎（OA）是一种以关节软骨损害为主，常累及整个关节组织如软骨下骨、韧带、关节囊、滑膜和周围肌肉，导致关节软骨退变、纤维化、断裂、溃疡及全关节破坏，主要表现为关节疼痛、僵硬、肥大及活动受限，一般好发于手掌、膝关节、髋关节、足趾关节和脊柱。但 OA 患者 ESR 和 CRP 大多正常，RF 和自身抗体均为阴性。

思路3：感染性关节炎是由细菌、病毒等微生物入侵关节腔导致的关节炎症，患者多为抵抗力较弱的儿童和老人，最常见的病因是败血症，外伤、手术、关节附近软组织感染也是发病的重要原因。主要表现为关节肿胀、热痛，关节腔内积聚大量浆液性、纤维素性或脓性渗出液，关节囊膨胀，并可出现晨僵、RF 阳性等类风湿关节炎相似的表现，但病程为自限性。由于本例患者发病前没有明显诱因，且病程较长，为非自限性，因此诊断为此病的可能性不大。另外，还可通过关节液的微生物学检查予以证实。

（邢　艳）

案例 19-4　干燥综合征

【病史摘要】　女，41 岁，汉族。

主诉：口干 7 年多，反复四肢无力不到 1 年，关节痛 5 个多月。以口干为首发表现，需频繁饮水。部分牙齿呈小片状脱落，反复口腔感染，表现为牙龈炎、牙周脓肿。皮肤干燥，反复腮腺肿大。近 1 年来无明显诱因出现四肢无力，可自发缓解。8 个月前再次出现四肢无力，不能起床、翻身及抬头。遂到当地医院就诊，诊断为低钾血症，经静脉补钾治疗后症状缓解，未作进一步检查治疗。5 个月前再次出现上述症状，且逐渐出现眼干涩、肩关节疼痛，严重时双肩不能上举。1 个月前无明显诱因下肢成批出现皮疹（米粒状红斑），轻微瘙痒，近日前往医院就诊。

既往史：既往体健，否认心血管病、糖尿病及肾病病史，否认肝炎、结核等传染病史，无外伤、手术及输血史，无药物过敏史，近期无毒物及放射物质接触史。

个人史：生于四川南充，纺织厂职工，无外地长期居住史，无疫区居住史，无烟酒嗜好，适龄婚配，育有一子一女，配偶及子女体健。

家族史：家族成员健康，家中其他人无干燥综合征病史，无家族遗传病史。

查体：下肢散在紫癜样皮疹（米粒状红斑、高于皮面、压之不褪色），皮肤表面温度略高，浅表淋巴结未扪及肿大。舌面干燥，心、肺、腹（−），双下肢无水肿。

实验室检查：①血气及电解质：pH 7.34，K^+ 2.7mmol/L，Ca^{2+} 2.18mmol/L，Cl^- 117mmol/L，HCO_3^- 15.1mmol/L，剩余碱 −9.4mmol/L；②肾功能：血肌酐 99.9μmol/L；③尿液常规：pH 7.5，尿比重 1.005，尿蛋白 0.25g/L；④氯化铵负荷试验（+）；⑤ESR 增快；⑥自身抗体：ANA（1∶320+），抗 SSA（+++），U1RNP（++）。

【问题 1】　通过上述问诊与查体，该患者可能的诊断是什么？

思路 1：干燥综合征起病多隐匿，病程长，该患者病程长达 7^+ 年与之吻合。SS 的典型症状是由唾液腺和泪腺受累而导致的口腔干燥症，还可累及其他多个器官和系统。因唾液腺病变继而引起如下症状：①口干：患者需频繁饮水。②口腔病变：患者出现多处严重龋齿，牙齿逐渐变黑进而小片脱落；口腔黏膜可出现溃疡或继发感染。③腮腺炎：约 50% 患者有间歇性单侧或双侧腮腺肿痛。该患者有口干、部分牙齿小片脱落、反复口腔感染、反复腮腺肿大的表现，符合 SS 口腔干燥症的局部表现。患者五个多月前出现眼干涩，是泪腺受累后分泌的黏蛋白减少所致。

思路 2：患者下肢有紫癜样皮疹、米粒状红斑、轻微瘙痒，符合 SS 皮肤黏膜损害的表现；四肢无力、肩关节疼痛，不能起床、翻身及抬头，符合关节肌肉损害的表现。

【问题 2】　为明确诊断，应进行哪些检查？

思路 1：前述自身抗体检查结果显示 ANA（1∶320+）、抗 SSA（+++），符合 SS 的自身抗体谱特点；肌酐浓度增高、尿液 pH 增高、尿比重降低、尿蛋白阳性等显示患者有肾脏损害，主要是肾小管浓缩稀释功能障碍和泌 H^+ 功能障碍；K^+ 2.7mmol/L，小于参考区间下限 3.5mmol/L，说明患者有低钾血症，系肾小管性酸中毒导致肾小管对 H^+ 排泌减少而对 K^+ 排出增多。这些实验室检查结果支持 SS 诊断。

思路 2：SS 可累及其他多个器官和系统，需进一步评价患者有无呼吸、消化、血液和神经系统的损害，以其早期发现和尽早治疗。①生化：肝功能检验和血清清蛋白测定用以评估肝脏有无损害；②体液免疫：检测免疫球蛋白 IgG、IgA 和 IgM，分析患者有无高球蛋白血症；③血常规：计数白细胞、红细胞和血小板，测定血红蛋白浓度，分析患者有无血液系统损害；④测定 ESR 和 CRP，判断疾病的活动度。⑤唾液电解质：SS 主要累及唾液腺、泪腺等外分泌腺，患者唾液中 K^+ 分泌总量显著降低，Na^+/K^+ 比值明显升高，该比值可将 SS 与其他自身免疫性疾病、单纯性口干鉴别开来。⑥唇腺病理活检：查找淋巴细胞灶，若 ≥1 个 /4mm^2 则可支持 SS 的诊断。

【问题3】　根据实验室及其他检查结果，应做出怎样的诊断？依据是什么？

根据患者存在四肢无力、关节痛、口干、猖獗性龋齿、反复口腔感染，皮肤干燥，反复腮腺肿大、眼干涩、颜面部皮疹、米粒状红斑。考虑本病例诊断为干燥综合征，合并低钾血症和肾小管性酸中毒。

【诊断】　干燥综合征。

思路1：诊断依据：①口干及眼干持续 3 个月以上：本例患者口干 7 年多；②典型的猖獗龋齿表现（牙齿呈小片状脱落）：本例患者部分牙齿呈小片状脱落，反复口腔感染；③反复发作性腮腺炎：该患者反复腮腺肿大，并出现眼干涩；④皮肤分批出现紫癜样皮疹（米粒状红斑）：该患者下肢出现皮疹；⑤多种 SS 相关自身抗体阳性：该患者 ANA（1：320+），抗 SSA 抗体（+++），抗 U1RNP 抗体（++）。

思路2：肾小管性酸中毒（远端型）和低钾血症的诊断依据：①患者电解质检测有低血钾、低血钙及高血氯（K^+ 2.7mmol/L，Ca^{2+} 2.18mmol/L，Cl^- 117mmol/L）。②患者尿常规显示碱性尿（pH 7.5），尿比重降低（尿比重 1.005）；肾小管泌酸功能下降：氯化铵负荷试验阳性。

【问题4】　干燥综合征需与哪些疾病相鉴别？有哪些检查可协助诊断？

干燥综合征尚需与以下疾病鉴别：

思路1：与其他结缔组织病鉴别。虽然患者 ANA 阳性，但无雷诺现象，无手指肿硬，无明显尿蛋白、尿白细胞或血尿，无补体降低。除抗 SSA、抗 U1RNP 抗体阳性外，其他自身抗体为阴性，因此，不支持 SLE、RA 等常见结缔组织病的诊断。

思路2：与多发性肌炎鉴别。多发性肌炎（polymyositis，PM）是一种以肌无力、肌痛为主要表现的自身免疫性疾病，发病年龄一般在 30～60 岁之间，常有感染的诱因，多亚急性起病，短期内出现对称性的四肢近端肌肉乏力，在数周至数月内逐渐出现肩胛带和骨盆带及四肢无力，常伴有肌肉关节部疼痛、酸痛和压痛，颈肌无力者表现抬头困难，可伴有肺、消化道、心脏、肾脏等骨骼肌外组织病变。抗 Jo-1 抗体在 PM 患者的阳性率约为 10%～30%，可对该患者检测抗 Jo-1，如果阴性可通过肌肉活检证实横纹肌结构是否存在肌纤维大小不一、变性、坏死，组化染色证实有无肌细胞 MHC-Ⅰ分子表达上调、CD8$^+$T 淋巴细胞浸润等 PM 特征性病理改变。本例患者病程长，不符合亚急性起病，表现为四肢近端和远端肌力均下降，而 PM 主要表现为对称性的四肢近端无力。

思路3：甲状腺功能减退。患者虽有肢体乏力，但无典型的甲状腺功能减退临床症状（如明显的黏液性水肿，肩部、骨盆带和肢体近端区域的肌肉受累为主）。为鉴别诊断，可加做甲状腺功能相关的实验室检查，如 T_3、T_4、TSH、甲状腺球蛋白抗体（thyroglobulin antibody，Tg-Ab）或甲状腺过氧化物酶抗体（thyroid peroxidase antibody，TPO-Ab）等指标，若无异常可排除。

思路4：低血钾周期性瘫痪。是一种常染色体显性遗传病，以骨骼肌反复发作弛缓性麻痹及发作时血钾降低为主要特征，典型发作多在夜间或清晨醒来时，数小时达到高峰，表现为四肢及躯干弛缓性瘫痪，四肢肌肉受累早且重。由于本例患者四肢无力发病过程持续时间较长，并可自发缓解，且本例患者还存在原发性肾小管酸中毒、血氯增高和多种自身抗体阳性，因此不予考虑低血钾周期性瘫痪。

（邢　艳）

第二十章
感染性疾病检验案例分析

案例20-1 发　　热

【病史摘要】　男，34岁。

主诉：间断发热3个月。

现病史：患者于3个月前无明显诱因出现发热，最高体温达41.8℃，伴寒战，偶咳嗽，咳少量白色稀痰，诉咽痛，自服抗生素3天效果不佳（具体名称、剂量不详），后就诊于社区医院，以"急性化脓性扁桃体炎"收住入院治疗，给予青霉素抗感染治疗1周后体温正常，好转出院。约15天后该患者再次发热，症状同上，并伴有胸闷、乏力，此次到当地一所三甲医院住院详查。住院期间持续发热，体温37.8～41.2℃。WBC 6.8×10^9/L，N 74%，M 16.4%，Hb 112g/L，PLT 136×10^9/L。血培养（−），结核抗体（−），巨细胞病毒、柯萨奇病毒、EB病毒、疱疹病毒IgM抗体（−），HIV抗体（−）。肝功能：ALT 64U/L，AST 106U/L，TBIL 36.8μmol/L。肾功能及心肌酶检测正常。血免疫球蛋白、补体及电解质均正常。胸部X线：双下肺纹理多。胸部CT：无异常。超声心动示左室舒张功能下降。腹部彩超：肝实质轻度弥漫性损伤并脾大。骨髓涂片细胞学检查未发现异常。骨髓细菌培养（+）。诊断"败血症"，抗菌治疗后体温正常，但两天后又出现发热，外周血疟原虫检查（−），氯喹试验治疗后体温正常，但3天后再次升高。转至我院，该患者有轻微咳嗽，无咯血，无明显消瘦与腹泻。我院以"发热待查，怀疑疟疾"收住入院，经一系列检查，给予以青蒿素为基础的联合抗疟原虫治疗药物正规足量足疗程治疗后病人治愈出院，并未见复发。

既往史：患者无高血压、糖尿病、肝炎、结核，否认手术、外伤及输血史，否认药物过敏史，无家族遗传病史。4年前去过非洲并罹患疟疾，服奎宁治愈。

体格检查：体温39.5℃，血压120/75mmHg，营养中等，查体合作。无头颅畸形、结膜充血、巩膜黄染及甲状腺肿大，双侧瞳孔等大正圆。伸舌居中，咽红，双侧扁桃体Ⅱ度肿大，颈软无抵抗。皮肤、黏膜无黄染，无皮下出血、皮疹等。心前区无隆起，律齐，各瓣膜未闻及病理性杂音。腹平坦，腹壁软，全腹无压痛，腹肌不紧，无反跳痛，肝、脾肋下2指，边缘钝，质韧，压痛阳性，全身浅表淋巴结无肿大。胸廓对称无畸形，胸骨无压痛。脊柱、四肢无畸形，双下肢无水肿。生理反射正常，病理反射未引出。

实验室检查：血常规：WBC 5.6×10^9/L，N 73%，M 12%，L 15%，Hb 142g/L，PLT 153×10^9/L。外周血涂片：单核细胞和中性粒细胞稍多，中性粒细胞中有中毒颗粒，未见疟原虫。ESR 25mm/h，CRP 5.47mg/dl。肝功能：ALT 54U/L，AST 71U/L，TBIL 31.6μmol/L。肾功能及心肌酶检测正常。胸部X线：双下肺纹理多。

【问题1】　通过上述病史、查体、实验室及其他检查，该患者的初步诊断是什么？有何依据？若想明确诊断，还需做哪些检查？

【诊断】　初步诊断为恶性疟疾。

思路1：诊断依据：①青年男性，间断发热、寒战，伴头痛、胸闷3个月；②曾到过非洲，并患疟疾，服奎宁治愈；③肝功能轻度异常、脾大；④多种抗菌药物治疗效果不佳；⑤白细胞总数正常，但分类单核细胞增加。

思路2：本病例流行病学资料、既往病史、临床表现、实验室检查及查体等均支持疟疾，但若想明确诊断，还需制备血液涂片（薄片或厚片）染色查疟原虫，并可由此鉴别疟原虫的种类。骨髓涂片染色查疟原虫，阳性率较血涂片更高。

思路3：本病例按恶性疟疾治疗后取得良好疗效，痊愈后未见复发，进一步支持诊断。

【问题2】　本病例出现多次误诊误治，延误病情，为什么？

思路1：本病例有明确到过非洲的流行病学资料和曾患疟疾治愈史，结合间断寒战、发热临床表现，不难考虑疟原虫感染，但临床医生没有足够详细地询问病史，以至于没有了解到患者曾到过非洲并曾患疟疾的重要流行病学和病史资料，使诊断难度加大，最终误诊。

思路2：目前临床上存在过分依靠实验室和其他辅助检查结果的现象。本病例有发热、轻咳、扁桃体肿大，就误诊为"急性化脓性扁桃体炎"；X线胸片报告双下肺纹理多，就认为是上呼吸道感染；骨髓细菌培养（+），就诊断为"败血症"。多次采用大量广谱抗菌药物治疗，不仅延误了病情，给病人造成不必要的身体、精神和经济上的损失，而且还滥用抗菌药，导致耐药菌株的产生。

思路3：扁桃体肿大有生理性和病理性肿大，儿童时期反复感染可引起扁桃体持续肿大。本病例发病3个月期间扁桃体持续肿大，根据病人在病程中病情多次反复的情况可知其并非急性细菌性炎症所致。临床医生应根据病情的起伏变化动态观察各指标。

思路4：疟疾的主要临床特点是发热、寒战及肝、脾肿大，许多其他疾病也有类似特征，应注意与有此特征的其他常见疾病鉴别诊断。①败血症：也有畏寒或寒战、高热及肝、脾肿大，但白细胞总数和中性粒细胞比例均明显增高，败血症绝大多数继发于各种感染，因此一般可有感染史。血细菌培养阳性。②伤寒：可见胃肠道症状和全身中毒症状，出现玫瑰疹，血、尿、粪、骨髓细菌培养阳性，肥达反应阳性。③血吸虫病：有曾到过血吸虫病流行地接触疫水或有尾蚴皮炎等既往史。除发热和肝、脾肿大外，还有腹泻、黏血便等消化道症状，常见嗜酸性粒细胞增多，相应抗体、抗原检测均为阳性。④阿米巴肝脓肿：不规则发热，肝明显肿大并有明显压痛，白细胞总数、中性粒细胞比例均增高，超声波检查显示肝区液平面。⑤布鲁菌病：弛张热、脾大而且有压痛。血清凝集试验或ELISA试验测相应抗体阳性。

【问题3】　从本病例的分析中，可以吸取哪些经验教训？

思路1：本病例骨髓细菌培养（+），诊断为败血症，多种抗菌药物治疗无效。是因为临床症状、实验室检查、治疗史均不支持血液细菌感染，结合血培养（-），骨髓细菌培养（+）仅一次，考虑本次阳性系污染的可能性较大。此例表明临床病原体检验必须注意，细菌培养阳性不一定就是病原菌，一定要结合临床症状、实验室检查结果综合分析。

思路2：本病例在就诊过程中，多次考虑到可疑疟疾，但多次外周血疟原虫检查（-），甚至试用抗疟原虫药物治疗效果不佳，进而给诊断和治疗带来很大的难度。多次外周血疟原虫检查（-）是因为：①疟疾时血涂片可找到疟原虫，但阳性检出率受许多因素影响，易误检或漏检；②疟疾血涂片查疟原虫必须在寒战、高热时采集血液标本，才可能提高其阳性检出率；③患者进行过抗疟原虫治疗，使血液中疟原虫浓度降低，进而降低其阳性检出率；④临床实验室多使用快速染色法，不适合疟原虫的检查，易漏诊；⑤也受检验人员检验技术水平和责任心的影响。因此，为了提高疟原虫的阳性检出率，应加强临床与检验科室的有效沟通，对像疟原虫这样容易误检或漏检的病原体，应用合适的方法染色，高清晰的显微镜查找，尤其要反复多次涂片复检，即便这样，阴性仍不能排除。

思路3：本病例曲折的诊治过程再一次提醒我们：①临床医生一定要足够详细地询问病史，关键问题用多种方法询问；②临床医生不能过分依靠实验室和其他辅助检查结果，一定要结合临床综合分析；③临床医生要熟悉各检验项目，充分了解其影响因素与敏感性和特异性等；④临床与检验科要加强相互之间的交流与沟通，以保证各检验项目发挥最大的作用，更好地服务于临床。

案例 20-2　感染性腹泻

【病史摘要】　女，8岁。

主诉：发热伴腹痛、腹泻1天。

现病史：患者1天前起无明显诱因出现发热，最高体温达39.6℃，自服退热药（具体名称、剂量不详），效不佳，仍发热，伴腹痛、腹泻。以脐周痛明显，排黏液脓血便，量少，约10次/日，伴里急后重。到附近诊所就诊，诊断为"肠炎"，给予抗感染与对症治疗未见好转。我院以"发热待查：细菌性痢疾？"收住入院，病程中患者有恶心，未吐，精神萎靡、食少、睡眠差，小便量少，色黄。

既往史：患者否认手术、外伤及输血史，否认药物过敏史，无家族遗传病史。已按小儿计划免疫程序接种疫苗，其母亲近日患痢疾。

体格检查：体温39.3℃，脉搏102次/分，呼吸27次/分，神志清楚，营养中等，急性病容，表情痛苦，呼吸急促，皮肤、黏膜无黄染、皮疹及皮下出血，弹性正常，咽红，全身浅表淋巴结无肿大，无头颅畸形、结膜充血，腹平坦，腹壁软，左下腹有压痛，腹肌不紧，无反跳痛。肝、脾肋下未触及，神经系统无明显阳性反应。未见其他异常。

实验室检查：血常规：WBC 16.3×10^9/L，N 86%，L 13%，Hb 126g/L，大便常规：黏液脓性便，WBC多数/HP，RBC 3～5/HP；尿常规（-）。

【问题1】　通过上述病史、查体、实验室及其他检查，该患者的初步诊断是什么？有何依据？若想明确诊断，还需做哪些检查？

【诊断】　初步诊断为细菌性痢疾。

思路1：诊断依据：①女童，急性起病；②其母亲患痢疾；③发热、腹痛、腹泻；④黏液脓性便，伴里急后重；⑤查体：体温39.3℃，急性热病容；⑥实验室检查：血常规，白细胞总数和中性粒细胞比例均增高；大便常规，黏液脓性便，WBC多数/HP，RBC 3～5/HP。

思路2：本病例若想明确诊断，还有赖于大便标本中培养出痢疾杆菌。大便细菌培养也有利于细菌性痢疾与其他感染性腹泻的鉴别。此外，对慢性菌痢患者，进行乙状结肠镜检查，可直接观察肠黏膜病变，并可采集标本做培养，有助于菌痢的诊断。

【问题2】　本病例在诊所被误诊为肠炎，延误病情，为什么？

思路1：本病例开始被诊所误诊为肠炎，是因为菌痢与肠炎的临床表现有许多相似之处，例如发热、腹痛、腹泻、每日大便次数较多等。但本病例黏液脓性便，伴里急后重为菌痢的典型临床表现，而不同病原菌引起的肠炎临床表现及大便特点多样化，很难与菌痢鉴别，为准确诊断，还应及时进行常规检验。

思路2：细菌性痢疾的主要临床特点是起病急、畏寒、发热、腹痛、腹泻，易与肠炎、阿米巴痢疾、病毒性腹泻、大叶性肺炎、流行性乙型脑炎、流行性脑脊髓膜炎混淆，鉴别如下：①肠炎：如大肠埃希菌肠炎、空肠弯曲菌肠炎及沙门菌肠炎，临床症状与细菌性痢疾很相似，鉴别主要依据大便培养发现致菌。②阿米巴痢疾：起病一般缓慢，少有发热；腹胀、腹痛轻微，右下腹轻度压痛，有里急后重感；大便次数不多、多呈暗红或紫红色，新鲜大便可查到阿米巴滋养体或包囊。③病毒性腹泻：以轮状病毒、诺罗病毒感染性腹泻最为常见。一般起病急，呕吐、发热与腹泻为其主要临床特点。大便呈水样、米汤样或黄绿色稀便。用电镜或免疫学方法直接查大便标本中的病毒或病毒抗原可明确诊断，取双份血清检测特异性抗体,亦可确诊。④大叶性肺炎:主要与中毒型菌痢鉴别,有呼吸急促、咳嗽、发绀,外周血白细胞总数与中性粒细胞比例显著增高,X线检查肺部可有炎性病变。⑤流行性乙型脑炎(乙脑):与中毒型菌痢鉴别。中枢神经系统症状较中毒性菌痢为晚。粪便(包括肛拭与灌肠)镜检无异常,细菌培养阴性。脑脊液检查呈病毒性脑膜炎改变,乙脑病毒特异性抗体IgM阳性有诊断价值。而中毒型菌痢患者的灌肠液中有黏液,涂片镜检有大量红、白细胞。⑥流行性脑脊髓膜炎(流脑):与中毒型菌痢鉴别。多发于冬末春初,可有皮肤、黏膜出血点及瘀斑,常伴头痛、颈强直等中枢神经系统症状,流脑疫苗接种史有助于鉴别。

案例20-3　生殖泌尿道感染

【病史摘要】　女,36岁。

主诉:持续下腹疼痛3天。

现病史:患者于3天前出现无明显诱因的持续性下腹疼痛,为间歇性钝痛,无放散,1天前下腹痛进行性加重,伴发热,体温最高达39.3℃。无恶心、呕吐、腹泻,无尿频、尿急、尿痛。今日下腹痛加重,伴肛门憋坠感,来我院就诊,妇科检查见阴道内有较多黄白色分泌物,宫颈举痛(+),子宫压痛明显,双侧宫旁增厚且压痛明显,以"急性盆腔炎"收住入院。

经实验室及其他检查初步诊断急性盆腔炎,抗感染治疗12天后腹痛消失,宫颈举痛(−),子宫体无压痛,但子宫两侧囊实性肿物无缩小。经患者同意,开腹探查,行左侧肿物切除、右卵巢剖视活检及右输卵管切除术。术后抗感染、支持治疗1周后患者痊愈出院。

既往史:患者否认药物过敏史、家族遗传病史。孕2产1,6年前因左侧输卵管妊娠破裂行腹腔镜左侧输卵管切除术。

体格检查:体温38.7℃,血压125/75mmHg,脉搏89次/分,呼吸23次/分,神志清楚,营养中等,查体合作。全身表浅淋巴结无肿大,腹平坦,下腹轻度肌紧张,有压痛、反跳痛,左下腹更明显。肝、脾肋下未触及,肠鸣音活跃,双下肢无水肿,未见其他异常。

妇科检查:外阴已婚经产型,阴道通畅,内有较多黄白色分泌物,无异味。宫颈肥大,重度糜烂,触之易出血,宫颈举痛(+),子宫体大小正常,活动差,压痛明显,双侧宫旁增厚,压痛明显。

实验室检查:血常规:WBC 16.7×10^9/L,N 87%,PLT 132×10^9/L,Hb 116g/L。阴道分泌物培养:需氧培养见大肠埃希菌,厌氧菌培养(−),支原体(−),衣原体(−)。胸部X线检查:心、肺、膈未见异常。B超检查:子宫体5.1cm×4.3cm×3.7cm,子宫左后方囊实性肿物,大小6.0cm×4.6cm×4.2cm,子宫右侧囊实性肿物,大小4.0cm×3.6cm×2.4cm。见盆腔内小的液性暗区。未见其他脏器异常。术后病理显示:左卵巢单纯性囊肿伴感染,右卵巢急慢性炎伴高度水肿,右输卵管积水伴慢性炎症。

【问题1】　通过上述病史、查体、实验室及其他检查,该患者初步诊断急性盆腔炎有何依据?给予抗感染治疗取得较好效果,为何要行开腹探查术?

【诊断】　初步诊断为急性盆腔炎。

思路1:诊断依据:①中年妇女,持续性下腹痛伴发热,体温38.7℃;②黄白色阴道分泌物增多;③宫颈举痛(+),子宫体压痛明显,双侧宫旁增厚,压痛明显;④血常规白细胞总数、中性粒细胞比例均增高;⑤阴道分泌物培养见大肠埃希菌;⑥B超检查发现子宫两侧囊实性肿物,见盆腔内小的液性暗区。

思路2:本病例给予抗感染治疗虽然取得较好效果,但子宫两侧囊实性肿物始终存在,且未见缩小,行开腹探查术治疗不仅可以明确囊实性肿物的性质,而且还可以切除感染病灶,减少临床应用抗生素的总量,缩短病程。

【问题2】　本病例易与哪些疾病相混淆？如何鉴别？

思路：急性盆腔炎易与急性阑尾炎、卵巢囊肿蒂扭转、输卵管妊娠流产或破裂等急腹症相混淆，鉴别如下：①急性阑尾炎：右侧急性输卵管卵巢炎易与急性阑尾炎混淆，右侧急性输卵管卵巢炎无明显诱因出现持续性下腹痛，多在麦氏点以下压痛明显，子宫颈常有触痛，双侧附件均有触痛。急性阑尾炎起病前常有胃肠道症状，例如恶心、呕吐、腹泻等，初期腹痛多发生于中上腹与脐周围，数小时后逐渐向右侧下腹部转移并固定，检查时仅麦氏点有压痛，体温与白细胞增高的程度均不及急性输卵管卵巢炎。②卵巢囊肿蒂扭转：多出现在活动性包块之后，突发一侧下腹剧痛，常伴有恶心、呕吐或休克。卵巢肿物扭转后静脉回流受阻，囊腔内极度充血或血管破裂导致出血，致使肿物迅速增大，常伴有发热，询问病史及B超检查有助于诊断。③输卵管妊娠流产或破裂：可有停经史及阴道流血，急性下腹痛，腹腔内有出血，患者面色苍白，急性病容，甚至休克，阴道后穹隆穿刺可抽出暗红色不凝固血液，尿HCG阳性，腹腔镜检查可明确诊断。

案例 20-4　皮肤和软组织感染

【病史摘要】　女，65岁。

主诉：发热伴左侧小腿皮肤红肿疼痛2天。

现病史：患者于2天前无明显诱因左下肢肿胀、皮肤发红、界线清楚、不高出皮面，局部皮温升高、表面紧张灼热，诉疼痛，同时伴全身酸痛无力。曾到诊所就诊，诊断为"接触性皮炎"，予以3%硼酸溶液湿敷治疗，效果欠佳。皮疹迅速向四周扩散，水肿明显且疼痛加重，伴发热，最高体温达39.2℃。患者有"足癣"病史数年，并反复发作，曾外用多种足癣药膏治疗。患者发病以来精神尚可，食欲差，睡眠不佳，大小便正常，体重未见明显下降。患者至我院就诊，我院以"丹毒"收住入院。

结合实验室及其他检查结果，予以阿奇霉素静脉滴注抗感染，外用炉甘石洗剂，口服罗红霉素巩固治疗，同时调整降糖药用量。治疗5天后患者体温恢复正常，左下肢红肿消退，留下暗红色斑片，停止阿奇霉素静脉滴注，单独口服罗红霉素，予以出院。

既往史：患者否认传染病史，无高血压，无手术、外伤及输血史，否认药物过敏史，无家族遗传病史。糖尿病史4年，长期口服降糖药，血糖控制尚可。

体格检查：体温38.1℃，血压125/75mmHg，脉搏75次/分，神志清楚，言语流利，营养中等，查体合作，左侧腹股沟及腘窝可触及肿大的淋巴结，全身其余浅表淋巴结无肿大，无头颅畸形、结膜充血、巩膜黄染及甲状腺肿大。双侧瞳孔等大等圆。颈软无抵抗。双肺呼吸音清晰，未闻及干、湿性啰音；胸廓对称无畸形，胸骨无压痛。腹平坦，腹壁软，全腹无压痛，肝、脾肋下未触及，肝、肾脏无叩击痛。肌力正常，生理反射正常，病理反射未引出。左下肢可见大片水肿性红斑，境界清楚，不高出皮面，皮损处皮温增高，有明显压痛，表面紧张灼热，左足指缝间可见浸渍糜烂。

实验室检验：血常规：WBC 13.8×10^9/L，N 83%，血糖8.6mmol/L。

【问题1】　本病例以"丹毒"收住入院，有何依据？入院后采取了哪些措施？有何意义？

【诊断】　初步诊断为"丹毒"。

思路1：诊断依据是：①有"足癣"病史数年；②有糖尿病史4年（因糖尿病可成为本病促发因素）；③老年女性，起病急，下肢皮损；④皮损表现为肿胀，皮肤发热、发红，疼痛，不高出皮面，境界清楚，表面紧张灼热，伴全身酸痛无力；⑤自觉疼痛，伴发热，最高体温达39.2℃。

思路2：本病例入院后进一步采取的措施：①查血常规；②查体；③予以阿奇霉素静脉滴注抗感染，外用炉甘石洗剂，口服罗红霉素巩固治疗，同时调整降糖药用量。其意义：

① WBC 13.8×10⁹/L，N 83%，血糖 8.6mmol/L，支持"丹毒"诊断；②查体体温 38.1℃，左侧腹股沟及腘窝可触及肿大的淋巴结，支持"丹毒"诊断；③治疗 5 天后患者体温恢复正常，左下肢红肿消退，进一步支持"丹毒"诊断。

【问题2】　通过上述病史与查体，若想明确丹毒诊断，还需进行哪些检查？通过本病例的分析，给了我们什么启示？对于丹毒，应该注意哪些问题？

思路 1：一般白细胞总数、中性粒细胞比例增高，结合临床特征性皮损表现可初步诊断丹毒。若想明确诊断，需要进行以下检查：①在伤口及破损处取拭子标本进行细菌分离培养与鉴定，引起本病的主要致病菌为 A 组 β 溶血性链球菌；②行组织病理学检查，本病可见真皮高度水肿，毛细血管和淋巴管扩张，结缔组织肿胀，中、小动脉的内皮细胞肿胀。管腔有纤维蛋白栓塞，真皮与扩张的淋巴管中有炎性细胞浸润（中性粒细胞为主），有时可见链球菌。③行足趾间皮屑真菌学检查，因足癣、趾甲真菌病可诱发本病。

思路 2：通过本病例的分析，提示我们：①根据发病部位及红、肿、热、痛的临床特点，不难诊断丹毒；②治疗上以抗感染为主；③足癣、趾甲真菌病可诱发本病，因此对于反复发作的足癣需积极治疗；④糖尿病可成为本病诱发因素。对于丹毒，须注意下肢丹毒易复发，反复发作可引起象皮肿，所以应积极彻底治疗。

【问题3】　本患者就医过程遇到什么困难？为什么？

思路 1：本患者在就医过程中先去就近诊所就医，被误诊为"接触性皮炎"，只予以 3% 硼酸溶液湿敷治疗，效果欠佳，皮疹迅速向四周扩散，水肿明显且疼痛加重，伴发热，最高体温达 39.2℃。说明本病容易与接触性皮炎混淆，应注意鉴别诊断。

思路 2：丹毒应注意与以下疾病鉴别：①接触性皮炎：有接触史。局部红斑、肿胀，皮炎的部位及范围与接触物接触部位一致，或呈弥漫性而无一定的界限，但多发生在身体暴露部位。皮疹主要为丘疹、水疱，有时为大疱、渗液、糜烂、结痂等。白细胞计数正常。②蜂窝织炎：发病部位较深，为皮下组织发炎。患处有触痛并呈弥漫性红肿，境界不清，炎症迅速扩展和加重，以中央炎症明显，可有显著的凹陷性水肿，开始为硬块，后中央变软、破溃化脓，排出脓汁及坏死组织，形成溃疡，最终结痂而愈。③类丹毒：有接触鱼、肉并有小外伤史或屠宰工作中受伤史，损害多发生于手部，为边界清楚的局限性肿胀，边际稍隆起，中间稍下陷，红或紫红色，不化脓，不易发生水疱，无触痛，多无明显的全身症状。偶有水疱、坏死，局部痛、痒，伴淋巴结肿大。全身型少见。猪丹毒杆菌培养及接种试验阳性。④癣菌疹：多发于躯干、手掌及指侧，损害大多为水疱样，剧痒，有压痛。发于小腿部的癣菌疹，多呈红斑样，水肿不明显，随足癣症状减轻或治愈后症状消失。

案例 20-5　社区获得性肺炎

【病史摘要】　男，72 岁。

主诉：发热伴咳嗽、咳痰 6 天。

现病史：患者于 6 天前外出受凉后出现发热、头痛、畏寒等症状，最高体温达 39.3℃，全身乏力，肌肉酸痛，同时伴有咳嗽、咳痰，痰量多，易咳出，为黄色黏痰，无鼻塞、流涕、咽痛，无痰中带血、咯血、盗汗，无恶心、呕吐，无胸痛、喘憋及呼吸困难，无厌油、腹痛、腹泻。于就近诊所就诊，给予口服阿莫西林、维 C 银翘片等药物治疗，效果不佳，诊所又给予瑞普欣（注射用头孢哌酮钠舒巴坦钠）肌内注射治疗 4 天，体温有所下降，但仍在 37.6～38.4℃ 之间，咳嗽未见好转，而且咳痰加重，为进一步有效治疗住入我院。

既往史：患者否认传染病史，无高血压，无手术、外伤及输血史，否认药物过敏史，无家族遗传病史。偶有胃痛，吃药可缓解。

体格检查:体温 37.8℃,血压 125/80mmHg,脉搏 80 次 / 分,神志清楚,言语流利,营养中等,查体合作。无头颅畸形、结膜充血、巩膜黄染及甲状腺肿大,双侧瞳孔等大等圆。伸舌居中,咽部充血,扁桃体无肿大,颈软无抵抗。皮肤黏膜无黄染,无皮下出血、皮疹等。全身浅表淋巴结无肿大,双肺呼吸音粗,右肺底可闻及湿性啰音。胸廓对称、无畸形,胸骨无压痛。心前区无隆起,心律齐,各瓣膜未闻及病理性杂音。腹平坦,腹壁软,全腹无压痛、反跳痛,腹肌不紧张,肝、脾肋下未触及,无异常包块,肝、肾脏无叩击痛。脊柱、四肢无畸形,肌力正常,双下肢无水肿。生理反射正常,病理反射未引出。

实验室检验:血常规:WBC 11.0×10^9/L,N 78%。胸部 CT:右肺大片阴影。

【问题 1】 通过上述病史与查体,该患者可能的诊断是什么?诊断依据是什么?为进一步明确诊断,调整合理的治疗方案,本案例还需进行哪些检查?

【诊断】 初步诊断为社区获得性肺炎。

思路 1:诊断依据:①患者系院外肺部感染;②患者 72 岁,男性,起病急,受凉诱因;③主诉咳嗽、咳痰;④发热,最高体温 39.3℃;⑤双肺呼吸音粗,右肺底可闻及湿性啰音;⑥ WBC 11.0×10^9/L,N 78%;⑦胸部 CT:右肺大片阴影。

思路 2:本病例来我院前已先后使用阿莫西林、维 C 银翘片、瑞普欣等药物治疗,效果不佳,因此,不排除特殊菌感染,需进一步检查。患者入院后积极给予抗感染、止咳祛痰治疗的同时,取痰标本涂片查抗酸杆菌和真菌、痰培养;结核菌素纯蛋白衍生物(PPD)试验;查支原体抗体;测 ESR、CRP。

思路 3:痰涂片未找到抗酸杆菌和真菌,见草绿色链球菌,痰培养为正常菌群(+++),PPD 试验阴性,支原体抗体阴性,ESR 67mm/h,CRP 106mg/L。结合病人实际情况,排除支原体、真菌、结核杆菌感染,调整治疗方案,改为抗球菌治疗为主,病人病情缓解,8 天后症状基本得到控制,办理出院。

【问题 2】 本案例易与哪些疾病相混淆?如何鉴别?

思路 1:社区获得性肺炎易与肺结核、肺肿瘤相混淆,应予以鉴别。因为三者均在临床上常见,且临床表现与胸部 X 线表现常常很相似,不易区别,但它们的治疗方案却完全不同。①肺结核:肺结核一般起病较慢,病程较长,病变好发于肺下叶背段及上叶尖后段,病灶不均匀,新旧不一,可有钙化点或播散病灶,PPD 试验常呈阳性或强阳性,痰中结核菌检查与纤维支气管镜检查有助于鉴别诊断,抗感染治疗常无效。但肺结核有时会有结构性破坏,此时可合并细菌性感染,抗感染治疗有一定效果,应予注意。②肺癌:肺癌并发阻塞性肺炎时,其 X 线表现很容易与肺炎相混淆。同时,球形肺炎也易与肺癌相混淆,需鉴别。一般来说,肺癌患者年龄偏大,有刺激性咳嗽,痰中带血,胸痛明显,胸部 X 线片显示块状影,边缘清楚、有切迹,或毛刺、分叶,胸部 CT 检查有助于肺门、纵隔及膈肌等隐蔽部位肿瘤及较小块影的及时发现。常无毒血症状。痰脱落细胞检查、病理活检以及纤维支气管镜检查有助于明确诊断与鉴别诊断。必要时在检查的同时行经验性抗感染药物治疗,并随访胸部影像学检查。

思路 2:社区获得性肺炎尚需与肺水肿、肺梗死、肺血管炎、肺嗜酸性粒细胞浸润症、狼疮性肺炎、肺间质纤维化、肺尘埃沉着病及类风湿疾病等鉴别。

思路 3:社区获得性肺炎与医院获得性肺炎鉴别要点:①前者肺感染不是在住院期间获得的,因此,处于潜伏期入院,住院后发生的肺炎属社区获得性肺炎;后者肺感染是在住院期间获得的,在医院里获得出院后才发生的肺炎亦属医院获得性肺炎。考虑多数细菌性感染的平均潜伏期一般不超过 48 小时,因此住院 48 小时后发生的肺炎则认为是医院获得性肺炎。②前者多发生于健康人,而后者多发生于有基础疾病者。③前者病原体以 G^+ 球菌多见,如肺炎链球菌最常见;后者病原体以 G^- 杆菌多见,如铜绿假单胞菌、肺炎克雷伯菌、肠杆菌属等。④前者临床表现常较典型,后者临床表现常不典型。

案例20-6 医院内获得性肺炎

【病史摘要】 男，69岁。

主诉：咳嗽、咳痰、活动后喘憋15年，加重3天。

现病史：患者于15年无明显诱因出现咳嗽、咳痰，晨起明显，活动后喘憋，自行口服抗感染、止咳平喘药物（具体名称、剂量不详）后病情得到有效控制，但以上情况在15年间多次反复出现，一般冬季好发且病情较重，未进行过系统检查和治疗。3天前患者外出受凉后再次出现咳嗽、咳痰，咳白色黏痰，偶有黄痰，痰中未见血丝、血块，活动后胸闷气喘，无发热、鼻塞、流涕，无腹痛、腹泻，无尿频、尿急，到就近诊所就诊，给予地塞米松、青霉素治疗，效果差，到我院就诊，以"慢性阻塞性肺疾病急性加重"收住入院。

给予抗感染、止咳平喘、祛痰治疗3天后病情好转，咳嗽、咳痰减轻，晨起不明显，活动后喘憋轻；治疗6天后病情明显好转，偶有咳嗽、咳痰，喘憋明显好转。但住院治疗8天后患者突然病情加重，痰量增加，黄色，低热，双肺呼吸音低，肺底可闻及少量湿性啰音，散在哮鸣音。维持治疗，病情未见减轻，变黄绿色脓性痰，治疗第11天体温上升至39.2℃，咳黄色黏痰，查WBC 12.1×10^9/L，胸部CT双肺感染，3次痰培养均检出铜绿假单胞菌。G试验、GM试验阴性。

既往史：患者否认传染病史，无高血压、冠心病、糖尿病，无手术、外伤及输血史，否认药物过敏史，无家族遗传病史。吸烟30余年（近3年因吸烟后喘憋加重而戒烟）。

体格检查：体温36.5℃，血压140/80mmHg，脉搏85次/分，神志清楚，言语流利，营养中等，查体合作，轻度喘憋貌。无头颅畸形、结膜充血、巩膜黄染及甲状腺肿大，双侧瞳孔等大等圆。伸舌居中，咽部无充血，扁桃体无肿大，颈软无抵抗，口唇轻度发绀。皮肤、黏膜无黄染，无皮下出血、皮疹等，全身浅表淋巴结无肿大。胸廓对称无畸形，胸骨无压痛，双肺呼吸音清，可闻及广泛性哮鸣音。心前区无隆起，心率115次/分，心律齐，各瓣膜未闻及病理性杂音。腹部微隆起，无肌紧张，无压痛、反跳痛，肝脾肋下未触及，无异常包块，肝、肾脏无叩击痛。脊柱、四肢无畸形，肌力正常，双下肢无水肿。生理反射正常，病理反射未引出。

实验室检验：入院血常规：WBC 9.3×10^9/L，N 72%，Hb 115g/L。入院胸部CT：慢性支气管炎、肺气肿。

【问题1】 通过上述病史与查体，该患者诊断为慢性阻塞性肺疾病是否正确？诊断依据？治疗方案是否合理？

【诊断】 该患者诊断为慢性阻塞性肺疾病。

思路1：诊断依据：①患者69岁，男性，长期吸烟，受凉诱因；②多年反复出现的咳嗽、咳痰，晨起明显，活动后喘憋；③轻度喘憋貌、口唇轻度发绀；④双肺呼吸音清，可闻及广泛性哮鸣音；⑤胸部CT：慢支、肺气肿；⑥无发热、白细胞总数及中性粒细胞比例增高等；⑦相应治疗方案治疗后疗效显著。

思路2：该患者诊断为慢性阻塞性肺疾病后给予抗感染、止咳平喘、祛痰的治疗方案是合理的，这是因为：①治疗3天后病情好转，咳嗽、咳痰减轻，晨起不明显，活动后喘憋轻；②治疗6天后病情明显好转，偶有咳嗽、咳痰，喘憋明显好转；③治疗8天后病情加重考虑医院内感染。

【问题2】 本病例住院治疗期间明显好转的病情突然加重，为什么？

思路1：本病例住院治疗期间明显好转的病情突然加重，考虑患者为医院内获得性肺炎，并证实，其依据：①老年男性患者，住院8天后发生肺部感染，伴发热，体温39.2℃；②咳嗽、咳黄绿色痰；③双肺呼吸音低，肺底可闻及少量湿性啰音，散在哮鸣音；④查血常规：WBC

$12.1 \times 10^9/L$,升高;⑤胸部 CT 示双肺感染;⑥三次痰培养均检出铜绿假单胞菌,$1,3-\beta-D$ 葡聚糖检测（G 试验）阴性、半乳糖甘露醇聚糖抗原检测（GM 试验）阴性。

思路 2:该患者最终诊断:慢性阻塞性肺疾病,医院内获得性肺炎。因此重新调整治疗方案后病情很快得到控制。

案例 20-7　人畜共患疾病

【病史摘要】　男,48 岁。

主诉:高热伴腰腿疼痛 1 月余。

现病史:患者于 1 个月前无明显诱因出现发热,体温 39℃左右,最高达 42℃,以午后、夜间发热为著,伴头痛、寒战、多汗,诉腰痛,可放射至下肢,偶有膝、腕关节疼痛,无咽痛、咳嗽、胸痛、呼吸困难、恶心、呕吐、腹痛及腹泻,有轻度尿频、尿急,尿常规显示:WBC 1～2/HP,PRO（+～++）。社区医院诊断为感冒,给予口服感冒、退热药治疗（具体名称、剂量不详）,服药后体温、头痛症状可在短时间内（2～3 天）缓解,仍间断发热,后静脉滴注左氧氟沙星 0.4g/d 治疗 10 余天病情无明显缓解。后尿频、尿急症状消失,复查尿常规正常。发病以来乏力,饮食、睡眠均不佳,大便正常,体重减轻约 5kg。发热、腰痛症状一直未见缓解,且有加重趋势,并出现行走困难,因腰痛进行脊柱 MRI 检查,显示轻度椎间盘突出。

既往史:患者在某事业单位工作,2 个月前被狗咬伤,并注射狂犬病疫苗。无高血压、糖尿病史,无手术、外伤及输血史,无药物过敏史,无家族遗传病史。

体格检查:体温 39.0℃,血压 135/80mmHg,脉搏 78 次/分,神志清楚,言语流利,精神可,略显虚弱,消瘦,因腰痛行走不便。皮肤潮湿、多汗,未见皮疹或出血点,浅表淋巴结未触及明显肿大。咽充血,扁桃体不大,颈软无抵抗,双肺呼吸音略粗,肝、脾肋下未及,腹软无压痛。无畸形,双下肢未见水肿。腰椎 3～4 压痛（+）。

实验室检查:血常规:WBC $6 \times 10^9/L$,N 70%,PLT $300 \times 10^9/L$。胸片:右上肺结节钙化影,双肺纹理增粗。腹部 B 超（-）。肾功能正常。肝功能;ALT 43IU/L,ALP 180IU/L,GGT 178IU/L,TBIL 4.5μmol/L。外周血涂片:白细胞减少,杆状核白细胞、淋巴细胞增多,ESR 80mm/h,自身抗体均为阴性,CRP 67.6mg/L,Anti-HIV（-）,血培养阴性。

【问题 1】　通过上述案例摘要,该患者可能的诊断是什么?需与哪些疾病鉴别诊断?

思路 1:初步诊断:发热待查,可疑腰椎间盘突出、泌尿系感染、狂犬病及结核病。

患者腰痛明显,MRI 检查轻度椎间盘突出,考虑腰椎间盘突出。发热伴轻度尿频、尿急等膀胱刺激症状,考虑泌尿系感染。患者发热伴狗咬伤史,考虑狂犬病。患者发热伴 ESR、CRP 异常,并侵犯肺或骨骼,考虑结核病。

思路 2:鉴别诊断:①腰椎间盘突出虽会引起腰痛,但很少有高热不退 1 月余;②泌尿系感染有发热并伴尿频、尿急等膀胱刺激症状,而且膀胱刺激症状明显,慢性肾盂肾炎时膀胱刺激症状可较轻微,但腰痛也不明显,而且只有低热,肾脏的浓缩功能减退,这些与本病膀胱刺激症状较轻,且为一过性,腰痛明显、高热,肾功能正常等临床资料不符;③本病例虽有动物咬伤史,但已注射疫苗,且无神经系统症状,白细胞计数、中性粒细胞所占比例也不高,不支持狂犬病;④结核病有高热、ESR 加快、CRP 升高等,但本病例无呼吸道感染症状,胸片、脊柱 MRI 亦无活动性结核病特征。

【问题 2】　为明确诊断,还需要做哪些工作?通过本病例的分析,给了我们什么启示?

【诊断】　本病例诊断为布鲁菌病。

思路 1:为明确诊断,再一次详细询问病史,收集更多的流行病学资料。此次得知患者父母住在城郊,专营牛、羊屠宰生意,患者几乎每个周末都回父母家帮忙家中的生意,宰、杀、分、割样样都会。了解此信息后,虎红平板凝集试验与试管凝集试验检测布鲁菌抗体,结果阳性。结合出现持续数周发热(高热 39.0℃),多汗、乏力、饮食、睡眠不佳,腰痛不缓解等,明确诊断为布鲁菌病。

思路 2:本病例诊断为布鲁菌病的要点:①中年男性,多汗、乏力,高热 1 月余,伴头痛、腰痛、大关节痛;②有尿路刺激症状,但尿常规未见明显异常;③有牛、羊屠宰接触史;④外周血白细胞不高,血培养阴性;⑤虎红平板凝集试验与试管凝集试验检测布鲁菌抗体阳性。

思路 3:通过本病例的分析,提示我们临床表现的第一手资料和感染的流行病学资料往往是许多疾病诊断的基础和关键,极其重要。如果我们早期详细、准确地了解该患者长期参与屠宰牲畜的工作,就不会走这么多的弯路,可减少不必要的检验费用,在很大程度上减轻患者经济负担和疾病痛苦。

(孙连桃　刘永华)

第二十一章
寄生虫病检验案例分析

案例 21-1 疟 疾

【病史摘要】 男，34 岁。

主诉：恶寒、发热 8 天。

现病史：患者于 20 天前出现每天恶寒、发热，伴头痛、全身酸痛等感冒症状。自行服用感冒药无效后入院治疗。入院后体检：体温 39.8℃，贫血貌，脾肋下 3cm。红细胞 $2.10 \times 10^{12}/L$，血涂片检查发现红细胞内有恶性疟原虫环状体及配子体。用氯喹治疗 3 天后，症状很快缓解，患者自我感觉良好，家属要求出院。11 月中下旬，患者又出现上述症状，并伴有恶心、呕吐、剧烈头痛，连续 3 天后，因患者神志不清、抽搐入我院治疗。

既往史：平素健康，夏天常露天乘凉睡觉。

体格检查：体温 40℃，贫血貌，瞳孔对光反射迟钝，颈强直。

化验检查：RBC $1.50 \times 10^{12}/L$，血涂片可见红细胞内有某种寄生虫。

经抗寄生虫治疗及抢救两天无效死亡。

【问题 1】 通过上述病史与查体，该患者可能的诊断是什么？

【诊断】 诊断为恶性疟疾、脑型疟疾。

思路：患者首次入院的临床症状及体征符合疟疾的临床表现，并且在血涂片中检查到恶性疟原虫环状体及配子体，可以确诊。加上之后用氯喹治疗患者症状很快消失，可以判断恶性疟疾的诊断是正确的。

【问题 2】 患者死亡原因是什么？应从中吸取什么经验教训？

思路 1：患者死亡原因是脑型疟疾。恶性疟疾发作周期间隔时间短，引起脑型疟疾的概率高，患者前一次住院前就有头痛症状，应警惕脑型疟疾，但患者只治疗 3 天即要求出院，没有进行彻底治疗，最终因脑型疟疾而死亡。

思路 2：对恶性疟疾患者，不仅应进行彻底治疗，出院后还应该告诉患者警惕再燃的可能性，出现类似症状应立即就医。

案例 21-2 溶组织内阿米巴病

【病史摘要】 女，22 岁。

主诉：发热、乏力、消瘦、黄疸进行性加重两个月。

现病史：患者于 2 个月前出现发热、乏力、消瘦、黄疸进行性加重，右上腹出现压痛，经县医院检查发现有较大的占位性病变，诊断为肝癌，遂收入我院接受治疗。

既往史：3 年前有痢疾史。患者长期居住于西藏地区，有生食牛羊肉以及喝生水的习惯。

体格检查：体温 37.8℃，脉搏 90 次／分，消瘦、皮肤黄染，右上腹压痛明显，肝肋下 2 指可触及。腹部 B 超可见肝区中部有一 3cm×4cm×2.5cm 的囊肿，可见液平。初步诊断为肝脓肿。为明确诊断，患者又进行了一系列检查。确诊后经两个疗程的甲硝唑治疗病情明显好转，症状逐渐消失，肝脓肿腔消失，黄疸消退，痊愈后出院。

【问题1】 通过上述病史与查体，患者为明确诊断还需进行哪些检查？

思路：为明确诊断，患者还需进行的检查包括：①病原学检验：如生理盐水涂片法、碘液涂片法、浓集法、肝组织穿刺等；②免疫学检验：如酶联免疫吸附测定（enzyme-linked immuno sorbent assay，ELISA）等；③核酸检验：PCR结合特异性引物对来自患者脓肿穿刺物提取的DNA进行扩增反应，再对扩增产物电泳分析，予以鉴别。④其他检验：肝阿米巴病行超声检验，并且可在超声波的监控下行脓肿穿刺、减压，与治疗同步进行，作为辅助诊断手段，影像技术必须结合病原学检验，才能对阿米巴病做出准确的诊断。

【问题2】 本案例是什么病？诊断依据有哪些？

【诊断】 阿米巴肝脓肿。

思路：诊断依据：①有接触史（饮生水）；②3年前有痢疾病史；③肝区炎症性病变；④肝区占位性囊肿病灶，并见液平；⑤甲硝唑治疗效果明显。

案例 21-3   利 什 曼 病

【病史摘要】 女，25岁，于宁夏某林区工作。

主诉：左上腹部包块两个月。

现病史：患者左上腹部两个月前无原因出现包块，后出现乏力、全身不适、畏寒发热、纳差等。

既往史：家族无特殊遗传病史。

体格检查：体温39℃，脉搏105次/分，贫血貌，巩膜无黄染，牙龈少量出血，两侧腋窝及腹股沟淋巴结肿大为黄豆大小，无压痛，肝脏肋下2cm，脾肋下12cm。

实验室检查：Hb 45g/L，RBC 1.80×10^{12}/L，WBC 1.6×10^9/L，PLT 46×10^9/L。髂骨穿刺及淋巴穿刺均检出同一种寄生虫。

经五价锑剂葡萄糖酸锑钠治疗效果明显，症状好转后痊愈出院。

【问题1】 通过上述病史与查体，可初步诊断患者为哪种寄生虫感染疾病？诊断依据是什么？

【诊断】 本病例诊断为利什曼病。

思路：诊断依据为：①宁夏为利什曼病散发区，患者在林区工作，此类地区存在传染源和媒介白蛉；②有发热、肝脾肿大、淋巴结肿大、贫血、牙龈出血等症状和体征；③髂骨穿刺和淋巴结穿刺检查到同一种寄生虫；④用葡萄糖酸锑钠治疗效果明显等。

【问题2】 本病例需与哪些寄生虫病相混淆？如何鉴别？

思路：本病发热、肝脾肿大、淋巴结肿大、贫血等症状易与疟疾、弓形虫病等寄生虫病相混淆，主要鉴别方法如下：①病原体接触史；②病原学检查，此部分为鉴别诊断的关键；③诊断性治疗，利什曼病、疟疾、弓形虫病、血吸虫病等各有其不同的特效药；④流行区不同，可与血吸虫病区别。

案例 21-4   华支睾吸虫病

【病史摘要】 男，47岁，广东渔民。

主诉：上腹胀痛，食欲下降，厌油腻6个月，黄疸15天。

现病史：6个月前患者逐渐出现上腹胀痛，食欲下降，厌油腻，15天前又出现黄疸，在当地医院检查，按病毒性肝炎给予治疗，但效果不佳。有经常生食鱼肉的习惯。

既往史：既往体健。

体格检查：体温 37.4℃，脉搏 72 次 / 分，一般情况尚可，皮肤、巩膜黄染，心、肺（－），腹软，肝脏肋下 1cm，剑突下 3.5cm，有轻微压痛，脾未触及。

实验室检查：胸部 X 线检查正常，血常规 WBC 7.2×10^9/L，中性粒细胞 56%，淋巴细胞 19%，嗜酸性粒细胞 25%，肝功能检查正常。粪便检查发现华支睾吸虫卵。

应用吡喹酮和阿苯达唑治疗效果明显，症状明显缓解，患者出院。

【问题】　通过上述病史与查体及实验室检查结果，可确定诊断患者为哪种寄生虫感染疾病？诊断依据是什么？

【诊断】　确诊为华支睾吸虫病。

思路：诊断依据主要有：患者来自流行区，家乡有生吃鱼肉的习惯；嗜酸性粒细胞增高是对诊断的有力启示；在粪便中查出华支睾吸虫卵是确诊华支睾吸虫病的关键依据。检查方法中粪便直接涂片法易于漏检，故必要时采取十二指肠引流液进行离心沉淀检查。

案例 21-5　钩　虫　病

【病史摘要】　男，43 岁，山东农民。

主诉：上腹不适 2 年，全身无力、劳动后心慌气短半年，下肢水肿 1 个月，排黑便 3 日。

现病史：患者近两年来常有上腹不适，加压或进食后缓解，食欲尚可，发病无规律。近半年全身无力，劳动后心慌、气短，下肢水肿 1 个月，趾间、足背部奇痒，有红疹，次日呈水疱、脓疱，伴咳嗽、发热，数日后红肿消退。排黑便 3 日。

既往史：既往体健，经常在地里赤脚劳作。

体格检查：体温 37℃，脉搏 85 次 / 分，心率 25 次 / 分，营养欠佳，消瘦面容，面苍黄，心肺（－），腹部无异常，两下肢凹陷性水肿。

实验室检验：Hb 4.5g/L，血常规 RBC 1.29×10^{12}/L，WBC 10.3×10^9/L，出凝血时间正常。尿常规正常。大便潜血（＋），涂片发现某种寄生虫卵。

应用甲苯达唑治疗效果显著，患者症状缓解并消失，痊愈后出院。

【问题】　通过上述病史与查体及实验室检查结果，可初步诊断患者为哪种寄生虫感染疾病？诊断依据是什么？

【诊断】　确诊为钩虫病。

思路：诊断依据：患者在地里赤脚劳作后，趾间与足背有钩蚴性皮炎，数日后消退。数日后当钩蚴经过肺部时候产生咳嗽等症状。1 个月以后虫体在肠道生长成熟后就出现黑便与贫血的症状。在患者血涂片中查出钩虫卵是确诊的关键因素。

（伦永志）

第二十二章

神经精神疾病检验案例分析

案例 22-1　结核性脑膜炎

【病史摘要】　男,52 岁,工人。

主诉:发热及头痛 1 个月,加重 2 周,意识模糊 1 周。

现病史:患者于 1 个月前无明显诱因出现发热,起初为间断性,体温 37.5℃左右,伴轻度头痛,前额、双颞部疼痛为主。2 周前发热转为持续性,最高体温达 38.5℃;头痛加重,转为全头痛,伴呕吐胃内容物 2 次,抗生素治疗症状无明显好转。1 周前出现意识模糊,无肢体抽搐。患者自发病以来食欲减退,体重明显下降约 10kg。

既往史:既往体健,无不良嗜好,其妻 6 年前患肺结核,治愈。家族史无特殊。

体格检查:T 38.2℃,P 97 次 / 分,R 22 次 / 分,BP 130/80mmHg。意识模糊,查体欠配合,言语尚流利,智能检查不配合。双侧瞳体等大正圆,直径约 3mm,对光反射灵敏,眼底可见视乳头,边界不清,中央凹陷消失。右眼内收位,外展不能。双侧面部感觉对称存在,张口下颌不偏。双侧面纹对称,口角无歪斜。听力粗测正常。腭垂居中,双侧咽反射存在。双侧转头耸肩有力。伸舌居中。四肢肌力 5 级,肌张力正常,指鼻试验稳准。感觉检查不配合。双侧腱反射对称,双侧 Babinski 征(+)。颈强直,距胸 3 横指,双侧 Kernig 征(+)。

实验室检查:血常规 WBC 10.5×10^9/L,白细胞分类,中性粒细胞 62%,淋巴细胞 25%,RBC 及血红蛋白含量未见异常。尿常规正常。血清生化 Na^+ 120mmol/L。脑脊液检查压力 $230mmH_2O$,外观清亮,其中白细胞数 $22\,000 \times 10^6$/L,细胞分类单个核细胞 80%,多核细胞 20%;脑脊液蛋白质 4g/L,葡萄糖 1.8mmol/L,氯化物 102mmol/L;脑脊液革兰染色阴性,抗酸染色阳性,墨汁染色阴性。

EEG 示弥漫性慢波。头 CT 未见明显异常。头 MRI 平扫未见异常,增强扫描显示基底部脑干周围脑膜增厚及强化。

【问题 1】　通过上述问诊与查体,该患者可能的诊断是什么?需与哪些疾病鉴别诊断?

思路 1:根据患者颈强直,双侧 Kernig 征(+),右眼内收位,外展不能,意识模糊,考虑定位于上行网状激活系统或广泛大脑皮质受损;双侧 Babinski 征(+),考虑定位于双侧皮质脊髓束。综合临床表现考虑脑神经、脑膜及脑实质受损。

思路 2:鉴别诊断:需要与化脓性脑膜炎、急性脱髓鞘脑病、隐球菌性脑膜炎疾病进行鉴别。

【问题 2】　为明确诊断,应进行哪些检查?

患者有结核接触史,亚急性起病,出现中枢神经系统感染的症状、体征,且颅底脑膜受累明显,需要进行的检查包括:①脑脊液常规;②脑脊液生化;③脑脊液抗酸染色和结核菌培养或 PCR 检测。

思路 1:患者出现持续加重的头痛、发热,临床出现脑膜刺激征和颅内高压的症状、体征,脑脊液检查示炎性改变,患者有结核密切接触史,亚急性起病,颅底脑膜和神经受累明显,脑脊液白细胞数百个,以单个核细胞为主,蛋白增高,葡萄糖、氯化物水平降低明显,高度怀疑结核性脑膜炎。

思路2:依据临床表现、上述临床检测结果,结合脑脊液抗酸染色阳性,可诊断为结核性脑膜炎。

【问题3】 根据实验室及其他检查结果,应作出怎样的诊断?依据是什么?

【诊断】 可诊断为结核性脑膜炎。

思路1:典型的结核性脑膜炎与其他颅内感染性疾病,如化脓性脑膜炎、隐球菌性脑膜炎、病毒性脑膜炎以及脑膜癌病相鉴别,然而脑脊液中抗酸染色及结核菌培养的阳性率较低,且近年来不典型的结核性脑膜炎增多,给结核性脑膜炎确诊带来一定的困难,有时需要反复脑脊液检查,寻找结核病原学的证据。

思路2:结核性脑膜炎预后与早期诊断以及早期抗结核治疗密切相关,因此一旦临床症状及脑脊液检查提示结核性脑膜炎,应立即开始抗结核治疗,并遵循早期给药、合理选药、联合用药及系统治疗给药的治疗原则。

(孙续国)

案例 22-2 病毒性脑膜炎

【病史摘要】 男,32岁。

主诉:发热、头痛20天,昏迷2周。

现病史:患者20天前受凉后出现低热、咽痛,体温37.8℃,无其他不适,按上呼吸道感染处理。3天后头痛逐渐加重,伴恶心、呕吐,且家人发现其精神情绪异常,出现恐怖、幻觉、奇异等行为及口周不自主抽动。1周后病情进行性加重,很快昏迷。头颅CT及胸片检查未见异常,腰穿提示颅内感染,予头孢曲松治疗1周无好转,高热40℃左右,并持续昏迷,故转入院。

既往史:既往身体健康。

体格检查:T 39.4℃,P 100次/分,R 20次/分,BP 120/90mmHg。咽喉及心肺查体未见异常。神志浅~重度昏迷,瞳孔直径3mm,等大等圆,对光反射灵敏,双眼底视乳头水肿。四肢痛觉刺激可动,侧面纹对称,口角无歪斜,四肢肌张力低,感觉及共济运动查体不配合。双侧腱反射对称,双侧Babinski征(−)。颈抵抗,Kernig征(+),Brudzinski征(+)。

实验室检查:血常规示血WBC $11.5×10^9$/L,白细胞分类,粒细胞85%,淋巴细胞15%,RBC数及Hb量无异常;肝功能、肾功能、电解质及凝血正常;血培养阴性;脑脊液检查:压力230mmH$_2$O;脑脊液白细胞 $77×10^6$/L,RBC少量;脑脊液生化:蛋白7.4g/L,葡萄糖、氯化物正常范围;脑脊液细菌培养阴性,墨汁及抗酸染色阴性;脑脊液HSV-1病毒IgM抗体阳性。

EEG检查示颞区周期性棘波伴高波幅慢波。头颅MRI图像示内侧颞叶和岛叶病变,左侧严重。

【问题1】 通过上述问诊与查体,该患者可能的诊断是什么?需与哪些疾病鉴别诊断?

思路1:患者急性起病,有发热、头痛、精神及情绪异常,伴口周不自主抽动表现,主要阳性体征为意识障碍、颅高压症状和脑膜刺激征;脑电图检查显示重度异常:MRI Flair像表现为左侧额叶、岛叶高信号,伴轻度占位效应,病灶不符合血管分布。

思路2:诊断和鉴别诊断需要与化脓性脑膜炎、急性脱髓鞘脑病、结核性脑膜炎、隐球菌性脑膜炎疾病进行鉴别。

【问题2】 为明确诊断,应进行哪些检查?

思路：①血常规；②脑脊液压力；③脑脊液常规；④脑脊液生化；⑤脑脊液抗酸及墨汁染；⑥单纯疱疹病毒抗体及基因。

【问题 3】　根据实验室及其他检查结果，应作出怎样的诊断？依据是什么？

【诊断】　病毒性脑膜炎。

患者血常规结果显示感染像、脑脊液压力增高，细胞总数和蛋白含量轻度增高，并出现红细胞，细菌培养、抗酸及墨汁染色阴性。根据临床表现高度怀疑为单纯疱疹病毒性脑膜炎。进一步脑脊液病毒免疫学检查 HSV-1 病毒 IgM 抗体或 PCR 基因扩增检查病毒基因。

思路 1：本例患者起病急，出现发热、脑膜和脑实质受累症状、体征，脑脊液检查各项指标轻度异常，患者症状和影像学符合单纯疱疹病毒脑炎特征，需进一步检查脑脊液 HSE-1 的 IgM 抗体。

思路 2：诊断依据：①化脓性脑膜炎：通常起病更急，全身感染症状重，脑脊液外观浑浊或呈脓性，脑脊液细胞总数明显升高，以中性粒细胞为主，通常（1000～10 000）× 10^6/L，蛋白质明显升高，葡萄糖、氧化物水平降低，细菌涂片或细菌培养可阳性。本患者脑脊液检查结果与上述检查不符，细菌培养阴性，单纯抗菌治疗不见好转，考虑排除本病的诊断。②急性脱髓鞘脑病：病变主要在脑白质，影像学显示皮质下白质多发病灶，多在脑室周围，分布不均，大小不一，新旧并存，脱髓鞘斑块有强化效应。免疫抑制治疗有效，病毒学与相关检查阴性。本患者病变位于皮质，脑脊液标本 HSV-1 病毒 IgM 抗体阳性，不支持本病的诊断。③结核性脑膜炎：常亚急性起病，病程较长，多有结核接触史，临床颅内高压更明显，脑神经常受累，脑脊液中细胞总数中度升高（10～500）× 10^6/L，以淋巴细胞为主，脑脊液生化检查蛋白多升高，葡萄糖、氧化物多降低，抗酸染色阳性。本者急性起病，无结核接触史，无免疫缺陷相关疾病，脑脊液压力轻度升高，检查无糖、氧化物降低，抗酸染色阴性，不支持结核性脑膜炎的诊断。

（孙续国）

案例 22-3　隐球菌脑膜炎

【病史摘要】　男，62 岁。

主诉：发热、头痛、食欲缺乏、记忆力减退 40 天。

现病史：患者于入院前 40 天受凉后出现发热，以中低度发热为主，无畏寒及寒战，无明显规律性，伴有头痛及食欲缺乏。头痛以双颞及头顶部为主，持续性跳痛，后逐渐转为夜间疼痛为主，与发热无明显相关，热退后仍有头痛。并自诉有记忆力减退、健忘等症状。肝功及血生化指标示未见异常。头颅 CT 示未见异常。经颅多普勒超声检查示"脑动脉硬化改变"。脑电图示"轻 - 中度异常"。患者自发病以来无头晕、视物模糊、抽搐及意识障碍，无恶心、呕吐、腹痛及腹泻，无咳嗽、咳痰、盗汗，无四肢关节疼痛，无明显性格行为改变。

既往史：既往体健，否认外伤史，否认烟酒嗜好。家中养有鸽子。家族史无特殊。

体格检查：T 38℃，P 85 次 / 分，R 22 次 / 分，BP 140/80mmHg。体形偏瘦，神志清楚，精神弱。查体合作，自动体位，扶入病房。心肺及腹部未见明显异常。言语流利，近记忆力减退，判断力、计算力及认知力尚可。双侧瞳孔等大正圆，直径约 3mm，对光反射灵敏，眼底视乳头边界欠清。双眼球各向活动正常，无眼震及复视。双侧面部感觉对称存在，张口下颌不偏。额纹对称，鼻唇沟等深。听力粗测正常。腭垂居中，双侧软腭上抬有力，双侧咽反射正常。双侧转头耸肩有力。伸舌居中。四肢肌力及肌张力正常。感觉及共济查体未见异常。双侧腱反射对称，双侧病理征未引出。颈抵抗，距胸约 2 横指，kernig 征（+），Brudzinski 征（+）。

实验室检查：脑脊液无色透明，压力 310mmH$_2$O，白细胞总数 180×10^6 个 /L，单个核细胞为主，蛋白质含量 1.2g/L，葡萄糖 1.1mmol/L，氯化物 100mmol/L。脑脊液涂片墨汁染色可见新型隐球菌；脑脊液抗酸染色及结核抗体检查阴性。

胸片示右下肺小片状模糊影，考虑为炎症。

脑电图示轻、中度异常。头颅 CT 平扫及增强未见明确颅内炎性改变。

【问题1】 通过上述问诊与查体，该患者可能的诊断是什么？需与哪些疾病鉴别诊断？

思路1：患者慢性起病，家中有养鸽子史；主要表现为发热、头痛、食欲缺乏、记忆力减退，发热为中低热，无规律，头痛为持续性，与发热无关；主要阳性体征为近记忆力减退，视乳头边界欠清，脑膜刺激征阳性。可考虑脑膜损害。

思路2：需要与化脓性脑膜炎、急性脱髓鞘脑病、结核性脑膜炎、病毒性脑膜炎鉴别诊断。

【问题2】 为明确诊断，应进行哪些检查？

思路1：诊断本病需要的辅助检查包括：①血液常规；②脑脊液常规；③脑脊液生化；④脑脊液涂片染色及细菌培养。

思路2：同时也需要胸片检查及头颅 CT 检查。

【问题3】 根据辅助检查结果，给出怎样的诊断？依据是什么？

【诊断】 隐球菌脑膜炎。

思路1：腰穿示脑脊液压力增高，蛋白质含量和白细胞数高，葡萄糖、氯化物水平降低，脑脊液墨汁染色阳性；胸片示右下肺小片状模糊影，考虑为炎症；头颅 CT 未见明确病变。高度怀疑本病。

思路2：隐球菌脑膜炎诊断要点：①脑膜刺激征阳性可定位于脑膜；②患者表现为持续加重的发热、头痛，临床出现脑膜刺激征和颅内高压的症状体征，脑脊液检查显示有炎性改变，考虑中枢神经系统感染；③患者有养鸽史，慢性起病，脑脊液白细胞数 180×10^6 个 /L，以单个核细胞为主，蛋白质含量增高，葡萄糖、氯化物水平降低，符合新型隐球菌脑膜炎的表现；④脑脊液抗酸染色阴性，墨汁染色阳性，可以排除结核性脑膜炎，确诊隐球菌脑膜炎。

思路3：鉴别诊断：①结核性脑膜炎：结核性脑膜炎和隐球菌性脑膜炎的主要区别在于病原学证据，包括抗酸染色、墨汁染色、结核或隐球菌的抗原抗体等。本患者脑脊液涂片墨汁染色（+），并且脑脊液结核抗酸染色及抗体检查阴性，可以除外诊断。②急性化脓性脑膜炎：急性或暴发起病，通常脑脊液白细胞数明显升高，一般为（1000～10 000）× 10^6/L，细菌涂片或培养可检测出致病菌。此患者慢性起病，脑脊液病原学检查不符，可以排除诊断。③病毒性脑膜炎：多急性起病，主要表现为脑膜刺激征及体征，脑脊液糖、氯化物通常正常或稍低，蛋白和细胞稍高或正常，病程2～3周左右。此患者慢性起病，结合脑脊液生化特点及病原学检查可鉴别诊断。

（孙续国）

案例 22-4　帕 金 森 病

【病史摘要】 男，62岁。

主诉：右手颤抖、动作迟缓2年，头晕、下肢痉挛2月余。

现病史：患者在2年前出现右手偶有颤抖，多在情绪紧张时出现。后来颤抖在劳累和休息时均可以出现，同时逐渐出现动作变缓、乏力、下肢酸胀沉重。在当地医院按照神经衰弱和脑动脉硬化治疗6个月，效果不佳。后按帕金森病治疗，给予美多巴、艾司唑仑等治疗，震颤和动作迟缓有所缓解，但其他症状没有明显改善。2个月前出现头晕、失眠、情绪低落、下肢痉挛等表现。

既往史：既往有高血压史 10 余年。

体格检查：体温 36.4℃，血压 105/65mmHg，呼吸 19 次 / 分，脉搏 70 次 / 分。神志清楚，表情淡漠，语言流利，颈部无抵抗但转头变慢。双手呈静止性震颤，右上肢肌张力呈齿轮样，双下肢肌张力呈铅管样增高。全身深浅感觉正常，双上肢腱反射（+），双下肢深腱反射（+++），日常生活动作变缓，尤以右侧上肢明显，行走时右臂无摆动，不能正常转身。

实验室检查：血常规、生化指标无明显异常，颅脑 CT 和 MRI 正常。颈椎 X 线平片显示生理弯曲消失，椎间隙变窄。CT 示颈椎间盘脱出。

【问题 1】　通过上述问诊与查体，该患者可能的诊断是什么？需与哪些疾病鉴别诊断？

思路 1：患者男性，62 岁。2 年前出现右手颤抖，逐渐加重并出现动作迟缓、乏力、下肢酸胀沉重。2 个月前出现头晕、失眠、情绪低落、下肢痉挛等表现。根据患者的主诉、年龄、性别、症状和病史特点，可以诊断帕金森病。

思路 2：鉴别诊断：①脑动脉硬化；②神经衰弱；③颈椎病。

【问题 2】　为明确诊断，应进行哪些检查？

【诊断】　可以明确诊断帕金森病。

思路 1：根据患者出现的静止性震颤，动作缓慢，单侧上肢肌张力齿轮样增高和缓慢性进展及下肢病变，一般可以明确诊断帕金森病，但同时需要关注脑脊液中相应神经递质的变化。

实验室检查：CSF 检查提示 GABA、HVA 等含量明显下降，同时尿液检测也提示 DA 和 HVA 降低。

思路 2：根据实验室检查结果，基本可以判断患者的症状。应该给予对症治疗。但是需要关注该患者有失眠、情绪低落、头晕、血压低等表现，同时 CT 显示颈椎椎间盘突出，说明还有颈椎压迫和自主神经功能障碍的表现，因此在诊断治疗的时候要注意其他并发症的治疗。

【问题 3】　该患者应该给予什么治疗？

思路 1：针对帕金森病的症状，给予口服美多巴 1/2 片，一日 3 次，金刚烷胺 0.1g，一日 2 次，另外加营养支持疗法，症状明显好转，要注意用药从小剂量开始。

思路 2：针对患者自主神经功能障碍及颈椎的问题，给予适当的多塞平和百忧解，另外静脉滴注吡拉西坦及中药生脉散等处理。

（程　凯）

案例 22-5　阿尔茨海默病

【病史摘要】　女，74 岁。

主诉：渐进性记忆力障碍 5 年余，加重 3 个月。

现病史：患者在 5 年前出现记忆力下降，如出门忘记拿钥匙，放下东西找不到。后逐渐出现辨别方向障碍，找不到家门，分不清子女，情绪低落，自言自语。最近 3 个月多次与去世多年老伴"聊天"，看到有陌生的人等，因为并发高血压、糖尿病加重收治入院。

体格检查：体温 36.4℃，血压 160/100mmHg，呼吸 18 次 / 分，脉搏 80 次 / 分。痴呆面容，答非所问，查体无明显异常。

实验室检查：血糖 7.8mmol/L，其余正常。颅脑 CT 显示脑萎缩。

【问题 1】　该患者可能的诊断是什么？需要与哪些疾病做鉴别诊断？

思路 1：患者女性，69 岁发病，最初表现为记忆力减退，病情逐渐加重，出现定向力障碍，认知障碍，并且出现幻视、幻听，符合 AD 的诊断标准。

思路2：鉴别诊断：①老年性健忘；②血管性痴呆等其他原因引起的痴呆。

【问题2】 为明确诊断，入院后还应该采取什么检查？

思路：患者有明确的症状，为了鉴别其他类型的痴呆，主要需要通过 CT 或 MRI 确认患者出现普遍性脑萎缩，并排除脑积水、血肿、脑瘤和脑梗死等有可能发生 AD 样痴呆的问题。

【问题3】 该患者应该用什么样的治疗方法？

思路1：根据患者的表现，给予静脉点滴促代谢和改善循环的药物，如吡拉西坦（脑复康）、盐酸丁洛地尔，口服维生素 E 烟酸酯、盐酸多奈哌齐（安理申）。

思路2：根据患者高血压和糖尿病的病史和症状，给予相应的降压、降糖治疗，并要求家属每天监测患者血糖、血压情况。

（程　凯）

案例 22-6　多发性硬化症

【病史摘要】 女，45 岁。

主诉：肢体麻木无力 3 月余，加重 3 天。

现病史：患者于 3 个月前因感冒出现双上下肢无力、麻木，翻身起床均觉得吃力，逐渐出现语言不清、眼球震颤表现。在社区医院按"中风"输液治疗效果不佳，逐渐出现面瘫、伸舌右偏、视物模糊、吞咽呛咳等表现。转入某三甲医院，用激素冲击疗法治疗约 2 周后好转出院。3 天前，因受凉病情加重，说话不清、饮水反呛、四肢麻木、下肢发硬、不能正常行走入院。

体格检查：体温、脉搏、呼吸正常，嗜睡，言语不清，双眼向左看时有震颤，伸舌右偏，咽反射消失。双侧肢体肌张力均增高，双巴氏征阳性。

实验室检查：无明显异常。

【问题1】 患者考虑什么疾病？应与哪些病做鉴别诊断？

思路1：患者有典型的感染后神经症状，并呈进行性加重，用激素疗法好转，但后来症状持续加重，综合考虑应诊断为多发性硬化症。

思路2：鉴别诊断：①动脉粥样硬化引起的脑梗死；②脊髓压迫。

【问题2】 患者应该怎么处理？预后如何？

思路1：根据典型症状，应该予地塞米松等大剂量治疗，如果明显缓解后可减量，最多使用不超过 3 周。

思路2：多发性硬化症患者出现进行性脱髓鞘，神经症状越来越重，应该在治疗同时给予支持疗法，注意各种并发症的出现。但本病患者一般预后较差，常常发病后数月死亡，应向患者或家属说明病的发展和用药注意事项。

（程　凯）

案例 22-7　精神分裂症

【病史摘要】 男，42 岁。

主诉：心情烦躁 1 年余，加重半年。

现病史：患者 1 年前因工作不顺，心情不佳，牢骚较多。半年前，患者发现对面楼里有灯光照到自己的房间。此后渐渐感觉街坊邻里常常对他指指点点，背着说他坏话，内容多涉及患者的隐私，后来发现被人录音、摄像。3 个月前，患者听到有一个自称"国安局"的人同自己讲话，声称他已成为"一号嫌犯"，正在对他实施全面监控。后又出现一个自称是"老书记"的女声为患者辩解,说患者是一个好同志。"国安局"与"书记"经常争论患者是否存在犯罪事实,令患者不胜其烦。半个月前,患者多次走访各个政府部门,要求"澄清事实""洗脱罪名",并计划给党报党刊写信,申诉自己"受人迫害"的经过。

【问题】 该患者应诊断什么病?属于哪个分型?

思路1:患者起病年龄较晚,病程发展缓慢,以妄想为主要表现,常伴有幻觉,因此诊断精神分裂症。

思路2:患者出现幻听、幻视,伴随被害妄想,因此属于偏执型精神分裂症。

(程 凯)

案例22-8 脑 梗 死

【病史摘要】 男,63岁。

主诉:高血压4年余,突发昏迷1小时。

现病史:患者1小时前在家突然感觉头痛、头晕,问话不答、流口水、右半身活动不灵,出现昏迷,急送我院就诊。

既往史:询问家属,患者有高血压史4年,糖尿病史2年,血脂水平高。

体格检查:血压180/100mmHg,双眼向右凝视,瞳孔变小,鼻唇沟变浅、四肢僵硬,双侧巴氏征阳性。

实验室检查:血糖7.82mmol/L,总胆固醇6.45mmol/L。颅脑CT未发现出血灶。

【问题1】 该患者作何诊断?需要与哪些病鉴别诊断?

思路1:患者有高血压、糖尿病、高血脂,急性起病,症状明显,可以诊断为脑梗死。

思路2:症状应该与出血性脑病鉴别,用CT证实没有出血灶。

【问题2】 患者应作何处理?应该注意哪些问题?

思路1:重症脑血管疾病基础护理,包括吸氧、禁食、心电、血压、呼吸监控,静脉滴注尿激酶或其他克栓酶,同时滴注甘露醇防止出现脑水肿。

思路2:患者有高血压、糖尿病、高血脂等表现,故应注意降糖、控制血压、降血脂处理,同时注意补充营养成分,并检测重要脏器功能,检测血气防止出现酸碱平衡紊乱。

(程 凯)

第二十三章

妊娠疾病检验案例分析

案例 23-1　异位妊娠

【病史摘要】　女,35 岁,汉族。

主诉:停经 35 天,阴道出血 3 天。

现病史:患者已婚,停经 35 天,3 天前无明显诱因有阴道出血,量少,暗红,自以为月经来潮。上午出现下腹痛,呈持续性闷痛,就诊外院诊所,考虑"阑尾炎",给予静脉点滴(用药不祥),疗效不佳,下午遂到我院急诊就诊。患者无恶心、呕吐,无头晕、口干,无尿频、尿急、尿痛等不适。

既往史:平素体健,否认高血压,否认冠心病,否认糖尿病,否认肝炎,否认结核病。否认有"伤寒、痢疾"等传染病病史。无手术、输血史,无过敏史。预防接种按当地进行,具体不详,否认心理疾病史。

个人史:出生并成长于原籍,无地方病区及疫区居住史,无疫水接触史,无放射性物质及有毒物质接触史,无吸烟史、饮酒史。否认不洁性生活史,无毒品接触史,无宗教信仰,文化程度高中,经济收入水平中等。

家族史:父母健在,兄妹体健。家族中无"糖尿病、冠心病"等遗传性疾病病史。无"病毒性肝炎、结核、伤寒、痢疾"等传染病病史。

体格检查:T 37.2℃,P 98 次/分,BP 125/65mmHg。发育正常,营养中等,神志清。妇科检查:阴道有少量血性分泌物,宫颈光滑、宫口闭、无明显举痛,右下腹触及一肿块,有反跳痛,移动性浊音阴性。

实验室检查:尿妊娠试验阳性。血常规:Hb 102g/L;WBC 11.58×10^9/L,分类:LY 9.8%,NE 82.8%;PLT 242.0×10^9/L。尿隐血(+)。

B 超检查:右侧卵巢外侧方见一大小约 8.1mm×4.2mm×4.5mm 混合性回声包块,边界清,宫腔积液,双侧卵巢未见明显增大(考虑输卵管异位妊娠可能)。

【问题 1】　通过上述问诊与查体,该患者可能的诊断是什么?需要与哪些疾病鉴别?

思路 1:该患者,已婚,停经 35 天,阴道出血 3 天(病史证据),右下腹持续性闷痛 1 天,右下腹触及一肿块,有反跳痛,阴道少量血性分泌物,宫颈光滑、宫口闭、无明显举痛(症状证据)。尿妊娠试验阳性(实验室证据)。B 超检查右侧卵巢外侧方见一大小约 8.1mm×4.2mm×4.5mm 混合性回声包块(影像学证据),根据患者的主诉、症状和查体特点及尿妊娠试验结果,高度怀疑是异位妊娠。

思路 2:需要进行鉴别诊断的疾病有:

(1)急性阑尾炎:急性阑尾炎无停经史及妊娠征象,常表现为发热、转移性右下腹痛伴恶心、呕吐;腹部检查发现麦氏点压痛、反跳痛和腹肌紧张;血常规提示白细胞、中性粒细胞升高;妇科检查无阳性体征,尿妊娠试验阴性。

(2)卵巢肿瘤破裂:卵巢肿瘤破裂可为自发性或外伤引起,小囊肿破裂时可有轻微腹痛,大囊肿尤其是畸胎瘤破裂时,常有剧烈的下腹痛,伴恶心、呕吐,甚至出现休克;体格检查腹部有明显的腹膜刺激征;妇科检查见原附件的囊性肿物缩小或消失;患者一般无停经史,无阴道流血,尿妊娠试验阴性。

(3)卵巢肿瘤蒂扭转:常有卵巢肿瘤病史,无停经史,无阴道流血;突然出现一侧下腹剧烈疼痛;常伴有恶心、呕吐;腹部检查腹肌较紧张,下腹部有局限压痛,有时可扪及包块;妇科检查两侧或一侧附件区可扪及包块,压痛局限;B超检查发现盆腔包块;尿妊娠试验阴性。

(4)黄体破裂:黄体破裂造成的盆腔急性出血与宫外孕在症状、体征、腹部 B 超检查方面极为相似。但黄体破裂多在月经中期或后半期出现,一般不伴有停经史,且症状较轻,不伴阴道流血,尿妊娠试验阴性。

(5)妊娠流产:有停经史,尿 HCG 阳性,可有下腹阵发性坠痛,阴道出血量较多,出血量与临床体征相符,无急腹症的表现;妇科检查宫口扩张,有时可见妊娠物堵于宫口,排出的组织中有绒毛和蜕膜组织。但本病例妇科检查,阴道有少量血性分泌物,宫颈光滑、口闭、无明显举痛。

【问题 2】 实验室检测在异位妊娠诊疗中的作用有哪些?为确定诊断,应进一步做哪些实验室检查?

思路 1:异位妊娠未发生流产或破裂时,临床表现不明显,诊断困难,需采用辅助检查,实验室检测有助于临床诊断,并可用于评价治疗效果。

思路 2:为了明确诊断,需要进行的检查有:①血常规检测;②血 β-HCG、PROG 检测;③出凝血检测;④肝肾功能和肝炎病毒血清标志物检测;⑤肿瘤标志物,包括 AFP、CEA、CA199、CA125 等。

实验室检查:血 β-HCG:289.6mIU/ml,PROG 5.73ng/ml,血常规,凝血功能,肝肾功能,病毒肝炎血清标志物,AFP、CEA、CA199、CA125 等肿瘤标志物均正常。

隔日复查血 β-HCG、PROG:血 β-HCG 208.83mIU/ml,PROG 7.86ng/ml。

4 天后复查血 β-HCG、PROG:血 β-HCG 206.78mIU/ml,PROG 7.89ng/ml。

【问题 3】 如何解读上述实验室检查结果?

【诊断】 右输卵管异位妊娠。

病人入院后,要求保守治疗,其机制为化疗药物(甲氨蝶呤)抑制滋养细胞增生,使胚胎坏死脱落吸收。

思路 1:HCG 是由胎盘合体滋养细胞分泌的一种糖蛋白激素。在受精后第 6 日滋养层细胞开始分泌 HCG。妊娠早期分泌量增加迅速,约 1.7~2 日即增长一倍。异位妊娠时,受精卵着床在子宫外,由于着床部位血供较差,不能充足供给绒毛膜细胞营养,滋养细胞合成 HCG 的量显著减少,因此患者的 HCG 水平较宫内妊娠低。如果 HCG 每两天增加的量大于66%,则可以诊断为宫内妊娠。而如果增加的量小于66%,则宫外孕或宫内孕发育不良的可能性很大。本病例入院前两天,HCG 水平基本持平,异位妊娠可能性极大。

思路 2:孕酮可以反映胚盘的状态。妊娠期,孕酮前 8 周由滋养细胞及黄体分泌,8 周后来自胎盘,12 周后,胎盘完全形成,合成能力上升,孕酮水平迅速上升。宫内妊娠时,孕酮 >25ng/ml,异位输卵管妊娠时,孕酮水平偏低,多在 10~25ng/ml。当值 <5ng/ml,应考虑宫内妊娠流产或其他异位妊娠。

思路 3:B超检查提示:右侧卵巢外侧方见一混合性回声包块,边界清。患者肿瘤标志物 AFP、CEA、CA199,特别是与卵巢肿瘤相关的标志物 CA125 等都正常,肿块边界清,可除外肿瘤,考虑为囊性混合性包块(输卵管异位妊娠)。

【问题 4】 如何判断保守治疗有效?

思路 1：HCG 由胎盘合体滋养细胞分泌，其血清中的浓度与滋养细胞数量、质量呈正相关，可通过监测 HCG 治疗前、治疗后的浓度变化，来反映保守治疗效果，HCG 下降直至正常，表明治疗有效。

思路 2：用药一个疗程 5 天后，如果血 HCG 下降 <15%，应重复剂量治疗并监测，直到血 HCG < 5IU/L。

思路 3：甲氨蝶呤为化疗药物，具有骨髓抑制和肝肾毒性等副作用，应定期检查血常规、凝血功能和肝肾功能，预防出现造血抑制和出血及肝肾损害。

案例 23-2　妊娠期糖尿病

【病史摘要】　女，32 岁，汉族。

主诉：妊娠 37 周，头晕、眼花、恶心、呕吐，伴胎动减少半天。

现病史：LMP：2016-03-10。停经 1$^+$ 月无恶心、呕吐等不适。停经 4$^+$ 月自感胎动至今，已建卡，未定期行产前检查，腹围、宫高随停经月份增加而渐长。于孕 24 周在外院行 75g OGTT 血糖筛查，结果为：空腹血糖 5.95mmol/L，餐后 1 小时 10.53mmol/L，餐后 2 小时血糖 7.82mmol/L。考虑为妊娠期糖尿病，并建议转糖尿病专科治疗，患者未进一步检查及饮食控制，1 个月前出现多饮、多食，伴乏力。

既往史：既往体健，育有 1 子，3 岁。孕前无糖尿病、高血压病史。否认"冠心病""肝炎""结核病"。否认有"伤寒、痢疾"等传染病病史。无手术史，无输血史，无过敏史。预防接种史不详，否认心理疾病史。

个人史：出生并生长于原籍，农民。否认到过流行病疫源地及疫水接触史，否认长期放射性物质及毒物接触史，无烟酒嗜好，否认冶游史，无毒品接触史，无特殊宗教信仰，收入水平较差。

家族史：其父患糖尿病，无高血压家族史。无遗传病家族史，无特殊宗教信仰。

体格检查：T 36.8℃，P 115 次 / 分，R 28 次 / 分，BP 125/78mmHg。晚孕体态，痛苦面容，反应迟钝，意识尚清，能准确回答问题，查体合作，眼眶下陷，全身皮肤黏膜无瘀点、瘀斑，无黄染，皮肤弹性差，口唇呈樱桃红色，心率快，呼吸深大有烂苹果味。其他无明显异常。

产科检查：宫高 30cm，腹围 100cm，胎位左枕前位，胎头浮，子宫放松好，胎心 130 次 / 分。骨盆外测量各径线在正常值范围。

【问题 1】　通过上述问诊与查体，该患者可能的诊断是什么？需与哪些疾病鉴别诊断？

思路 1：患者妊娠期糖尿病，未规范控制血糖，出现头晕、眼花、恶心、呕吐，伴胎动减少，心率加快，呼吸深大有烂苹果味，根据患者的主诉、症状和病史特点，怀疑妊娠期糖尿病合并酮症酸中毒。

思路 2：需要进行鉴别诊断的疾病有：

（1）低血糖引起的酮症酸中毒：由于饥饿导致机体脂肪分解，产生大量酮体，导致酮症酸中毒，其特点是无糖尿病史，且低血糖、合并高血酮体及尿酮体。

（2）糖尿病合并妊娠：妊娠早期已诊断为妊娠糖尿病，由于病程长，大部分病人妊娠时已经出现微血管病变。由于微血管病变常导致胎盘循环障碍，发生胎儿宫内窘迫、胎死宫内的危险性较妊娠期糖尿病高。可根据妊娠前的病史、妊娠经过及体格检查进行鉴别诊断。

【问题 2】　实验室检测在妊娠期糖尿病的诊疗中的作用有哪些？为明确诊断，应进行哪些检查？

思路 1：妊娠期糖尿病易发生酮症酸中毒，是由于妊娠期生理代谢旺盛，孕妇自身高血糖及胰岛素相对或绝对不足，代谢紊乱，脂肪分解加速，血酮体急剧上升，进一步发展为代谢性酸中毒。常见于血糖控制不佳，或胰岛素剂量不合理的孕妇。妊娠期糖尿病酮症酸中毒临床表现不典型，常与其他疾病临床表现相混淆，导致早期的误诊误治，相关实验室检查可以协助明确诊断。

思路 2：为了明确诊断，需要进行的检查包括：①血常规检测；②出凝血检测；③肝肾功能，包含蛋白质，电解质 K^+、Na^+、Cl^-，血糖，尿素等，④动脉血气分析；⑤尿常规。

实验室检查：尿常规：尿酮体（+++）、尿糖（++）、尿白细胞（+++）、亚硝酸盐（+）；急诊生化：GLU 6.9mmol/L，K^+ 4.96mmol/L，Na^+ 153mmol/L，Cl^- 113mmol/L，Ca^{2+} 1.19mmol/L。动脉血气分析：pH 7.262，PCO_2 28mm/Hg，HCO_3^- 9.6mmol/L，AG 16.6mmol/L。血常规、出凝血时间等其他实验室检查指标正常。

【问题 3】　根据实验室及其他检查结果，应如何诊断？依据是什么？

思路 1：妊娠期糖尿病酮症酸中毒患者典型的实验室检查特点：

（1）糖代谢异常：母体的葡萄糖是胎儿的能量来源，随孕周增加，胎儿对营养需求也相应增加，孕妇消耗葡萄糖的能力较非妊娠期增强，空腹血糖较非妊娠期约低 10%。妊娠中晚期，血清中雌激素、孕酮、胎盘催乳素等拮抗胰岛素样物质增加。为维持血糖代谢平衡，机体胰岛素分泌量必须相应增加，妊娠期糖尿病患者胰岛素分泌受限，代偿不足，出现血糖升高、尿糖升高。

（2）高酮体血症：糖尿病代谢紊乱加重时，脂肪动员和分解加速致大量脂肪酸在肝经氧化产生大量乙酰乙酸、β-羟丁酸、丙酮，形成大量酮体，超过肝外组织的氧化能力时，血酮体升高称为酮血症，当生成量超过肾脏排泄速度时，尿酮体阳性。代谢紊乱进一步加剧，便发生代谢性酸中毒。

（3）水、电解质代谢紊乱：酮症酸中毒时，因血糖升高，较多的糖带着水分子从肾脏丢失，患者脱水。初期血钾已下降，但是因酸中毒，较多的氢离子进入细胞内，钾离子交换到细胞外，血清钾可正常或者偏高。

思路 2：患者的病史及入院实验室检查结果分析：

（1）基础病：患者孕前无糖尿病，24 周进行 75g OGTT 血糖筛查，结果为：空腹血糖 5.95mmol/L，餐后 1 小时 10.53mmol/L，餐后 2 小时血糖 7.82mmol/L。高于 OGTT 的诊断标准：服糖前及服糖后 1、2 小时，3 项血糖值应分别低于 5.1mmol/L、10.0mmol/L、8.5mmol/L，任何一项血糖值达到或超过上述标准即诊断为妊娠期糖尿病。

（2）诱因：病人未规范控制血糖。

（3）入院时高血糖：GLU 16.9mmol/L。

（4）酮症：尿酮体（+++）。

（5）酸中毒：动脉血气分析：pH 7.262，PCO_2 28mm/Hg，HCO_3^- 9.6mmol/L，AG 16.6mmol/L。

【诊断】　妊娠期糖尿病合并酮症酸中毒。

【问题 4】　病人以妊娠期糖尿病酮症酸中毒入院，入院后还需要做什么检查？

思路 1：中段尿培养。感染是糖尿病的主要并发症，诱因是高血糖有利于细菌的生长，患者的白细胞糖酵解功能降低，供能减少，造成白细胞吞噬、杀菌能力减弱。本病例尿白细胞（+++）、亚硝酸盐（+），可能是无症状性菌尿症，应做中段尿培养明确致病菌，控制感染。

思路 2：血生化检查。①妊娠期糖尿病患者由于妊娠及高血糖均使肾血流量明显增加，导致肾小球滤过率显著增高，肾小球长期处于高滤过、高灌流状态，肾小球毛细血管壁滤过压和通透性增加，负荷加重，最终引起器质性损害，从而影响肾功能。②妊娠糖尿病时由于胰岛素抵抗作用加剧，使脂蛋白脂肪酶活性降低，不能充分水解极低密度脂蛋白（VLDL）中的 TG，致使低密度脂蛋白（LDL）、TG 水平增高，同时由于胰岛素抵抗作用加剧和（或）胰岛素不足，胰高血糖素增加，脂肪动员增强，血游离脂肪含量升高，肝脏合成 VLDL 增多，进一步使 TG 及 LDL 浓度增高。当血脂超过一定水平，尤其伴有过氧化产物的增高，可损伤血管内皮细胞，影响凝血、免疫等其他系统。

思路 3：加强胎心监测。母体酮症酸中毒，子宫胎盘的血流量不足，加重胎儿内宫内缺氧的情况，引起胎儿呼吸窘迫，甚至胎死宫内。

案例 23-3　不孕不育症检验

【病史摘要】 夫妻：男，28 岁，汉族；女，26 岁，汉族。

主诉：结婚 3 年，不孕。

现病史：结婚 3 年，每周有两到三次性生活，没有采取避孕措施，至今未孕。

既往史：夫妻双方既往体健，无受孕和生育史。否认"冠心病"，否认"结核病"，否认有"伤寒、痢疾"等传染病病史。无手术史，无输血史，无过敏史。预防接种史不详，否认心理疾病史。男方为乙肝病毒携带者，1 个月前体检，肝功正常，HBV DNA（－）。

个人史：夫妻双方都出生并生长于原籍，大学毕业。否认到过流行病疫源地及疫水接触史，否认长期放射性物质及毒物接触史，无烟酒嗜好，否认冶游史，无毒品接触史，无特殊宗教信仰，收入水平中等。

家族史：父母健在。家族中无"糖尿病、冠心病"等遗传性疾病病史。无"病毒性肝炎、结核、伤寒、痢疾"等传染病病史。

体格检查：夫妻双方未发现生殖器官畸形，未发现全身明显器质性改变。

【问题 1】 通过上述问诊与查体，该夫妻的诊断是什么？

思路 1：婚后未避孕、有正常性生活、同居 1 年而未曾受孕者，称不孕不育症。该夫妇既往无受孕和生育史，结婚 3 年未避孕，从未妊娠，可诊断为原发性不孕不育。

思路 2：引起不孕不育症的原因很多，女性占 44%，男性占 13%，男女双方因素占 24%。女性的主要原因有盆腔原因和排卵障碍，后者主要与卵巢功能和内分泌激素调节有关。男性的主要原因有生精障碍和输精障碍。

【问题 2】 男方应先进行哪些实验室检查？如何解读实验室检查结果？

思路 1：男性不育检查首选精液常规分析，禁欲 4 天后进行精液常规检查。

实验室检查：精液常规：pH 7.2，精液量 2.0ml，液化时间 30 分钟，精液颜色乳白，精子总数 4.9×10^6/ml，前向运动力 14.81%，精子总活力 14.81%。

思路 2：精液分析是男性不育初始评估的一部分，其主要的检查内容有精液量、液化时间、精子总数、精子活动力、精子存活率等。通过精液分析可以评估男性生育能力。

思路 3：本病例精液常规检查：精液量、液化时间正常，但精子总数 4.9×10^6/ml，前向运动力 14.81%，精子总活力 14.81%，均低于参考值下限，属于少精。

【诊断】 少精症。

【问题 3】 女方应进行哪些检查？如何解读实验室检查结果？

思路 1：女方卵巢储备功能、排卵功能是不孕症的检查重点，于月经周期第 2～4 天（卵泡期）进行性激素六项检测，并检测抗苗勒管激素。结合 X 线造影检查输卵管和子宫的形态结构。

实验室检查：睾酮 0.9nmol/L，雌二醇 245pmol/L，孕酮（P）0.96nmol/L，促黄体生成素 11IU/L，催乳素（PRL）0.62mmol/L，促卵泡生成激素 2.3IU/L；抗苗勒管激素 5.0ng/ml。

女性子宫输卵管的 X 线造影结果：未发现异常，输卵管畅通。

思路 2：抗苗勒管激素，在女性主要由窦前卵泡和小窦卵泡的颗粒细胞分泌，主要作用是参与子宫、输卵管和阴道上部原始细胞的形成，并调控卵泡生长和发育，与卵巢功能密切相关,用于评价 25 岁以后女性卵巢储备功能,即指卵巢产生卵子数量和质量的潜能。本病例抗苗勒管激素 5.0ng/ml,高于参考值上限,卵巢储备功能良好。

思路 3:女性排卵功能也受下丘脑 - 垂体 - 性腺轴的调节和控制,下丘脑下部分泌促性腺激素释放激素(GnRH)刺激脑垂体分泌促卵泡成熟素(FSH)、促黄体生成素(LH)。FSH 的生理作用是促进卵泡成熟和分泌雌激素,LH 的生理作用主要是促进卵巢排卵和黄体生成,促使黄体分泌孕激素(Prog)和雌激素(E),卵泡期的卵巢颗粒细胞分泌抑制素,负反馈调节 FSH。因此当卵巢功能减低,卵泡期的卵巢颗粒细胞减少,抑制素分泌减少,月经周期基础 FSH 上升,刺激卵巢产生 E_2,从而使基础 E_2 上升。当基础 $E_2 > 294pmol/L$、$FSH > 12IU/L$,提示卵巢功能衰退。本病例雌二醇 245pmol/L,促卵泡生成激素 2.3IU/L,卵巢功能正常。

思路 3:孕激素 P 主要功能是促使子宫内膜从增殖期转变为分泌期,为胚胎着床准备,黄体中期 Prog > 15.9nmol/L,提示有排卵。催乳素(PRL)主要功能是促进乳腺的增生、乳汁的生成和泌乳。过多的催乳素可抑制 FSH 及 LH 的分泌,抑制卵巢功能,抑制排卵。睾酮(T)主要功能是促进外生殖器官的发育。高睾酮血症可引起不孕。本病例睾酮(T)0.9nmol/L,孕酮(Prog)0.96nmol/L,催乳素(PRL)0.62mmol/L 结果正常。

思路 4:女性子宫输卵管的 X 线造影结果:未发现异常,输卵管畅通。提示女性相关生育器官没有堵塞和异常,基础激素的检查也没有异常表现,可暂时不考虑女性因素。

【问题 4】 本案例男方少精症已可诊断,为明确病因应进行哪些检查?

思路 1:精子数量减少与下丘脑 - 垂体 - 性腺轴系统及其所分泌的激素(FSH、LH、T、PRL)有很大的关系。

实验室检查:FSH 15IU/L(参考区间 3~8IU/L),LH 12IU/L(参考区间 3~7IU/L),T 26nmol/L(参考区间 9.4~37nmol/L),PRL 13μg/L(参考区间 2~21μg/L)。

思路 2:下丘脑分泌促性腺激素释放激素(GnRH)刺激脑垂体分泌促卵泡成熟素(FSH)、促黄体生成素(LH)作用于性腺,形成下丘脑 - 垂体 - 性腺轴。LH 可与睾丸间质细胞膜上的受体结合,促进睾酮的合成、分泌。而 FSH 则在 LH 诱导下分泌的适量睾酮参与下促进精子的生成。PRL 能增强睾丸间质细胞上 LH 受体作用,刺激甾体激素合成,刺激生精过程。若血液中 PRL 浓度过高,使下丘脑脉冲式分泌的 GnRH 减少,造成下丘脑 - 垂体 - 睾丸轴的功能降低,导致血浆 FSH、LH 和睾酮水平下降。本病例 FSH、LH 增高,说明因为精子数量减少,反馈刺激下丘脑分泌更多 FSH、LH。本病例男性患者不育病因主要是睾丸功能减退导致精子生成减少。

案例 23-4 产前筛查检验

【病史摘要】 女,38 岁,汉族。

主诉:孕中期血清唐氏综合征筛查。

现病史:妊娠 17 周时到医院例行产检并做 B 超检查,B 超确认孕 17 周,单胎。医生建议其在 16~21 周间进行唐氏综合征筛查,并签署《知情同意书》。

既往史:既往体健,否认结核病史,否认高血压、心脏病史,否认糖尿病史,无手术及输血史,无药物过敏史,无毒物及放射物质接触史。

个人史:出生并成长于原籍,无地方病区及疫区居住史,无疫水接触史,无放射性物质及有毒物质接触史,无吸烟史,无饮酒史。否认不洁性生活史,无毒品接触史,无宗教信仰,文化程度初中,经济收入水平一般。

家族史:家族中无"糖尿病、冠心病"等遗传性疾病病史。无"病毒性肝炎、结核、伤寒、痢疾"等传染病病史。育有一女,爱人及女儿健康。

笔记

体格检查：T 36.5℃，P 105 次 / 分，R 20 次 / 分，BP 107/67mmHg，体重 49.7kg，神志清楚，正常发育，营养中等，余正常。

【问题1】　唐氏综合征筛查内容是什么？为什么要签署《知情同意书》？

思路1：以唐氏综合征为代表的染色体疾病是产前筛查的重点，目前常说的"唐氏综合征产前筛查"所包含的疾病有唐氏综合征、18- 三体综合征和神经管畸形。为保证检测结果的准确性，我国规定产前筛查必须由经过专业培训并取得产前筛查资质的医疗保健机构和医务人员承担，产前筛查遵循自愿原则，要求孕妇签署知情同意书。

思路2：唐氏筛查是孕妇患唐氏综合征危险度的评估，而不是疾病诊断。因此要向筛查者说明产前筛查的意义、目的，也必须说清楚筛查的局限性，遵循自愿原则，在此基础上要求孕妇签署知情同意书。

该孕妇在第 17 周 + 3 天，到我科进行唐氏综合征产前筛查。

实验室检查：结果见表 23-1。

表 23-1　孕妇唐氏综合征筛查报告

项目	检验结果	MOM 值	参考范围
APP	28.54U/ml	0.63	0.7~2.5
HCG	17.28ng/ml	1.26	0.25~2.0
uE3	5.99	1.14	0.5~2.0
唐氏综合征危险率	1/265 高危		1/270
18- 三体危险率	1/1794 低危		1/350
开放神经管缺陷	低风险		低风险

【问题2】　如何向病人解读报告单内容？

思路1：唐氏综合征患儿出生的危险度与孕妇年龄密切相关，孕妇的年龄越大，危险度越高。本病例孕妇 38 岁，属高龄产妇，危险度高。

思路2：孕周在唐氏综合征产前筛查中非常重要，因为三种血清中的指标均是随着孕周动态变化，而且正常孕妇的中位值也是对应相应的孕周，孕周计算错误可能会导致错误的风险度评估结果。孕周通常有两种计算方法：一是按末次月经时间推算；二是通过 B 超测量胎儿双顶径来推算。如果两种方法相差超过 10 天，以 B 超所测孕周为准。

思路3：AFP 在开放性神经管缺陷或腹壁缺陷时，母体血清中的 AFP 显著升高，而在唐氏患儿母体血液中 AFP 含量比正常孕妇低。uE3 在唐氏综合征胎儿的母体血清中偏低。HCG 在唐氏综合征母血中呈上升趋势，在 18- 三体综合征母血中则是呈低水平。

思路4：检测不同孕周的正常产妇的血清标志物水平，获得大量数据，取中位值来代表正常孕妇血清标志物浓度，并和唐氏患儿母体血清标志物比较，得出相应周数的中位数倍数（MOM）值。使用专门的风险计算软件，并结合妊娠妇女年龄、是否吸烟、孕周、体重、双胞胎与否等，可以计算出胎儿先天缺陷的危险系数。

思路5：对于筛查结果为低风险的，应向孕妇说明此结果只表明胎儿发生该种先天异常的机会很低，并不能完全排除 21- 三体综合征、18- 三体综合征等疾病发生的可能性。对筛查结果为 21- 三体、18- 三体高风险孕妇，应告知孕妇其结果只说明胎儿患这两种先天异常的可能性很大，但不是确诊，建议其进行产前诊断。

该孕妇与家人协商后，拒绝羊水胎儿染色体核形分析，自行到外院做无创产前筛查，结果阴性。

【问题3】　为什么建议孕妇做羊水胎儿染色体核形分析？

思路1：通过羊膜腔穿刺获取胎儿细胞，所获细胞经体外培养后收获、制片、染色显带后做染色体核型分析,是胎儿遗传缺陷诊断的"金标准",但对母胎可能有创伤性损害,有流产的危险。

思路2:无创产前检查技术(NIPT)为非侵入性产前检查。孕妇的外周血中约有1%~5%的DNA来自胎儿。通过对孕妇血液中胎儿DNA的测序分析发现染色体、基因异常,是无创产前检查技术的基础。NIPT目标疾病明确,结果准确率在99%以上。我国规定NIPT检测结果不能视为产前诊断,对高风险结果必须建议进行侵入性产前诊断以确诊。

(李志勇　张忠英)

第二十四章
遗传性疾病检验案例分析

案例 24-1　Down 综合征

【病史摘要】　女,4 个月。

主诉:嗜睡、流涎 1 个月,口周青紫加重 2 天。

现病史:患儿 1 个月前出现嗜睡、流涎,未诊治。因 2 天前哭闹时口周青紫加重来院治疗。患儿自发病以来,精神不振,睡眠多,吃奶欠佳。

喂养史:自出生来母乳喂养,未添加辅食。

既往史:无特殊病史。

家族史:父母均健康,母亲初孕年龄 36 岁,孕早期接触 X 线多次,有农药接触史,无家族遗传性疾病和传染病史。

体格检查:T 36.7℃,P 130 次 / 分,R 46 次 / 分,体重 7.6kg。精神呆板,发育营养欠佳,呼吸略急促,口周发绀。全身皮肤未见皮疹及出血点。前囟平坦,毛发细软,眼距宽,双眼外侧上斜,有内眦赘皮,鼻梁低平,外耳小,硬腭窄小,舌伸出口外,流涎。颈部无抵抗,双肺可闻及干湿性啰音,心尖部闻及Ⅲ～Ⅳ级收缩期杂音,腹平软,肝、脾肋下未触及。四肢短,肌张力低,关节过度弯曲,手指粗短,小指向内弯曲,通贯手。肛门及外生殖器无畸形,病理反射征未引出。

实验室检查:RBC 3.0×10^{12}/L,WBC 11×10^9/L,PLT 110×10^9/L。

【问题 1】　根据患儿情况,高度怀疑的临床诊断是什么?

思路:患儿女,4 个月。呈现眼距宽、双眼外侧上斜、鼻梁低平、外耳小、硬腭窄小等特殊面容。生长发育迟缓伴有畸形,心脏有病理性杂音等临床特征。根据患儿家长的主诉、年龄、症状和病史特点,高度怀疑 Down 综合征。

【问题 2】　为明确诊断,应进行哪些检查?

心脏彩超检查:显示室间隔缺损。

细胞遗传学染色体核型分析:患儿 47XX,+21;双亲正常。

分子遗传学检查(FISH):呈现 3 个 21 号染色体的荧光信号。

思路 1:Down 综合征常并发先天性心脏病,其次是消化道畸形等。心脏彩超检查显示室间隔缺损,确认心脏畸形,辅助诊断。

思路 2:细胞遗传学染色体核型分析异常。21- 三体的形成是由于亲代生殖细胞在减数分裂过程中染色体不发生分离,使得其中的一个配子含多余染色体而另一个配子染色体缺失,受精之后继而形成异常的三体型或单体型子代细胞。单体型经常不能存活,所以一般只能出生三体型后代。其中患儿染色体核型中标准型占到患儿总数 95%,患儿体细胞染色体为 47 条,有一条额外的 21 号染色体,核型为 47,XX(XY),+21。易位型是由于一条额外的 21 号染色体的长臂与一条近端着丝粒染色体长臂形成的易位染色体,发生在近着丝粒染色体的相互易位,最常见核型为 46,XX(XY),−14,+t(14q21q)。嵌合型由于受精卵在早期卵裂过程中有丝分裂的不分离,形成异常配子与正常配子结合,使体内一部分为正常配子,一部分为 21- 三体细胞,形成嵌合体,核型为 46,XY(XX)/47,XY(XX),+21。此两种细胞系不同的比例决定其不同的临床表型。

思路 3:分子遗传学检查(FISH)。通过荧光原位杂交以 21 号染色体或相应片段序列作为探针,与外周血中的淋巴细胞或羊水细胞进行 FISH 杂交分析。在本病患者细胞中呈现 3 个 21 号染色体的荧光信号。

【问题 3】　根据实验室及其他检查结果,应作出怎样的诊断?依据是什么?

患者可以诊断为 Down 综合征(21- 三体综合征或先天愚型)。

诊断依据:①患儿智能低下,出生呈现特殊面容,生长发育迟缓,伴有多种畸形,故考虑该诊断。②患儿母亲妊娠接触放射线照射和农药时间长且为高龄产妇,故考虑该诊断。③患儿实验检查心脏彩超显示先天性心脏病,染色体核型分析为 47XX,+21,分子遗传学检查(FISH):呈现 3 个 21 号染色体的荧光信号。可以确诊为 Down 综合征。

思路 1:Down 综合征的患儿具有明显的特殊面容,常呈现嗜睡和喂养困难,其智能低下表现随年龄增长而逐渐明显,动作发育和性发育都延迟,患儿眼距宽,鼻根低平,眼裂小,眼外侧上斜,有内眦赘皮,外耳小,舌常伸出口外,流涎多。身材矮小,头围小于正常,头前、后径短,枕部平呈扁头,颈短,皮肤宽松。头发细软而较少,前囟闭合晚,顶枕中线可有第三囟门,四肢短。由于韧带松弛,关节可过度弯曲,手指粗短,小指中节骨发育不良使小指向内弯曲,指骨短,手掌三叉点向远端移位,常见通贯掌纹。蹬趾球部约半数患儿呈弓形皮纹。该患儿具有以上特殊临床特征,初步诊断为 Down 综合征。

思路 2:Down 综合征发生的原因多见于母亲妊娠年龄愈大,子代发生染色体病的概率就愈大,暴露于放射线下照射的剂量越多,染色体发生诱变的危险性就愈高。长期接触化学试剂(抗代谢物等)和农药毒物的时间越长,染色体畸变率就愈高,结合本病临床表现智能低下,患儿出生时的特殊面容以及生长发育迟缓,同时伴有先天性心脏病来进一步确认本病。

思路 3:确诊 Down 综合征需要实验室检查。染色体核型分析是最为主要的确诊依据。分为标准型、易位型和嵌合型。标准型是患儿体细胞染色体为 47 条,有一个额外的 21 号染色体,核型为 47,XX(或 XY),+21,此型占全部病例的 95%。易位型患儿的染色体总数为 46 条,多为 D/G 易位,D 组中以 14 号染色体为主,即核型为 46,XX(或 XY),−14,+t(14q21q),少数为 15 号染色体易位。嵌合型患儿体内有 2 种或者 2 种以上细胞株(以 2 种为多见),一株正常,另一株为 21- 三体细胞。该患儿染色体核型为 47XX,+21,符合 Down 综合征标准型,FISH 实验再一次验证染色体核型,故可确诊为 Down 综合征。

【问题 4】　Down 综合征需与哪些疾病相鉴别?

Down 综合征、猫叫综合征、18 三体综合征等属于染色体异常的疾病,临床表现具有相似的畸形特征。确诊需要染色体核型分析确定染色体异常的类型。

思路 1:猫叫综合征。猫叫综合征(cats cry syndrome)是由于第 5 号染色体短臂缺失(5p 缺失)所引起的染色体缺失综合征,又称 5 号染色体短臂缺失综合征。临床主要表现为出生时的猫叫样哭声,头面部典型的畸形特征,小头圆脸、宽眼距、小下颌、斜视、宽平鼻梁及低位小耳等,生长落后及严重智力低下。

思路 2:18 三体综合征,亦称爱德华氏综合征。畸形主要包括中胚层及其衍化物的异常(如骨骼、泌尿生殖系统、心脏最明显)。此外,接近中胚层的外胚层(如皮肤皱褶、皮嵴及毛发等)及内胚层(如梅克尔憩室、肺及肾)也异常。文献报道胚胎 5 周前发育正常,在妊娠第 6～8 周开始出现异常。1960 年 Edwards 等首先报道 1 例多发畸形患儿,经染色体检查多一个额外的染色体,认为是 17 号染色体,相继多学者陆续报道了相似的观察,证实这些临床综合征与 18 号染色体异常有关。

【问题5】 如何预防此病的发生?

思路1:遗传咨询。孕妇年龄愈大,风险率愈高。标准型唐氏综合征的再发风险率为 1%。易位型患儿的双亲应进行核型分析,以便发现平衡易位携带者:如母方为 D/G 易位,则每一胎都有 10% 的风险率;如父方为 D/G 易位,则风险率为 4%。绝大多数 G/G 易位病例均为散发,父母亲核型大多正常,但亦有发现 21/21 易位携带者,其下一代 100% 罹患本病。

思路2:产前诊断。是防止唐氏综合征患儿出生的有效措施。已有该病生育史的夫妇再次生育时应作产前诊断,即染色体核型分析。产前筛查血清标志物 HCG、AFP 测定有一定临床意义,能够减少羊膜穿刺进行产前诊断的盲目性,提示高危孕妇群的存在,并得以作进一步的产前检查和咨询,最大限度地防止唐氏综合征患儿的出生。

(王晓春)

案例 24-2　苯丙酮尿症

【病史摘要】 女,2 岁 4 个月。

主诉:因"皮肤毛发色淡、间断抽搐 18 个月"入院。

现病史:18 个月前家长发现患儿皮肤毛发逐渐变淡,汗液、尿液有鼠尿味。同时患儿无明显诱因出现抽搐,每天少则 1～2 次,多则 4～5 次,抽搐时表现为意识丧失,四肢抖动,持续约 1 分钟,不伴发热。发病以来,患儿易呕吐、腹泻,有湿疹史。5 个月能抬头,现不会站,不会叫爸妈。外院做脑电图提示有癫痫波,未予明确诊治。

既往史:否认结核病史,否认高血压、心脏病史,否认糖尿病史,无手术及输血史,无药物过敏史,无毒物及放射物质接触史。

个人史:第 1 胎第 1 产,足月剖宫产,生后无窒息史。出生体重 3.5kg,身长 50cm。父母体健,否认近亲结婚。

家族史:母亲既往无流产史,孕期未定期做产前检查。母孕期否认患病、服药、接触放射线、化学药物或毒物史,否认家族癫痫等遗传病史。

体格检查:体温 36.5℃,呼吸 24 次/分,心率 136 次/分,血压 90/60mmHg,身长 85cm,体重 12.5kg,头围 46cm。精神烦躁,智力发育落后,营养中等,查体有特殊体味(鼠尿味)。皮肤稍干燥苍白,弹性正常。头发稀疏偏黄,眼球无震颤。双肺呼吸音清,心音有力,律齐,腹软,肝、脾不大。四肢肌张力高,双膝反射亢进。颈抵抗阴性,凯尔尼格征、布鲁津斯基征、巴宾斯基征阴性。

实验室检查:血常规:白细胞、红细胞、血红蛋白、血小板正常;血生化:心肌酶谱、血气均正常。

【问题1】 根据上述临床表现,该患者可能的诊断是什么?诊断中需与哪些疾病鉴别诊断?

思路1:患儿,女,2 岁 4 个月,毛发色淡,汗液、尿液有鼠尿味,伴有抽搐发作,易呕吐、腹泻,有湿疹史,精神烦躁,智力发育落后,四肢肌张力高,双膝反射亢进等,根据这些情况可初步诊断为苯丙酮尿症。

思路2:需与其他病因(如脂类沉积病、围生期疾病)导致的精神发育迟缓、癫痫发作、震颤、肌张力增高、共济失调、腱反射亢进及脑性瘫痪相鉴别。

【问题2】 为明确诊断,应进行哪些检查?

思路1:虽然苯丙酮尿症患者有特殊的体味"鼠尿味"或者"霉臭味",有毛发色淡的体征，但是该患儿抽搐症状明显，为排除其他病因导致的抽搐，应该继续进行实验室检查、影像学检查等辅助检查。

思路 2：为了明确诊断，需要进行：①心脏彩超；②脑电图；③头颅 CT；④尿代谢筛查；⑤血浆苯丙氨酸。

思路 3：根据患者典型的实验室检查结果明确诊断：尿中苯丙酮酸测定（三氯化铁试验）和血浆苯丙氨酸测定（Guthrie 抑制试验），若三氯化铁呈阳性且血浆苯丙氨酸在 200mg/L 以上者当可确诊。但尿液三氯化铁试验可能出现假阳性的结果，因为酪氨酸病、枫糖尿症和吩噻嗪药物类的尿液均可出现三氯化铁的绿色反应，其特异性较差，此时可作 2, 4- 二硝基苯肼试验鉴定，产生黄色沉淀为阳性。

正常人血中苯丙氨酸为 60～180μmol/L（10～30mg/L），PKU 患者可高达 600～3600μmol/L（100～600mg/L）。如果以 258μmol/L（43mg/L）为正常人与 PKU 病人的分界点，则有高达 4% 的假阳性。用色层析法则在生后几天的新生儿中可出现假阴性。MS/MS 法（串联质谱法）可减少假阳性率，此方法可同时测定血苯丙氨酸和酪氨酸，并可计算苯丙氨酸 / 酪氨酸比值。如果以比值 2.5 为正常儿童与患 PKU 者的分界点，则可将假阳性减少到 1%。故目前多用此方法来筛选新生儿苯丙酮尿症。此方法还可用来筛选半乳糖血症、枫糖尿症、同型胱氨酸尿症和先天性甲状腺功能减低症，一次检查可以筛选多种先天性疾病。

思路 4：根据神经系统方面的检查辅助诊断：

（1）典型 PKU 病例出生时多表现正常，在 1～6 个月后婴儿逐步出现智商（IQ）降低，并出现易激惹，呕吐，过度活动或焦躁不安，有些婴儿出现湿疹。身体或衣服可闻到特殊的气味，如霉味或"鼠味"，是该病患儿的特征性表现。智力低下是本病最常见的症状，约 90% 以上的患儿可有中至重度智力低下，6 个月以后 IQ 迅速下降，至 1 岁时降至 50；3 岁时降到 40 左右；5～6 岁时测定 IQ 评分通常 <20，偶尔为 20～50，很少 >50。

（2）患儿 1 岁后运动发育也明显落后，语言障碍最突出，可有步态笨拙、双手细震颤、协调障碍、姿势怪异及重复性手指作态等。行为异常表现为多动、易激惹、激越行为和情绪不稳等，见于约 60% 以上的患儿。

（3）癫痫发作是本病的又一特征，常在 1 岁左右发病，约 25% 的严重智力迟钝患儿可有癫痫发作。临床表现最常见为屈肌痉挛（flexor spasm），其次为失神性发作和全面性强直 - 阵挛性发作，也可见婴儿痉挛症。随年龄长大，婴儿痉挛发作减少，转变为小发作或大发作。

（4）神经系统体格检查异常发现不多，1/3 患儿正常，1/3 有轻微多动、震颤、腱反射亢进、踝阵挛等，锥体束征较常见，不自主运动如扭转痉挛、手足徐动、肌张力障碍等以及明显小脑性共济失调也有过报道，但很少见。严重者可出现脑性瘫痪。

（5）脑电图（EEG）主要是棘慢波，偶见高波幅节律紊乱。EEG 随访研究显示，随年龄增长，EEG 异常表现逐渐增多，至 12 岁后 EEG 异常才逐渐减少。

（6）X 线检查可见小头畸形。

（7）CT 和 MRI 可发现弥漫性脑皮质萎缩等非特异性改变。

【问题 3】 根据实验室及其他检查结果，应作出怎样的诊断？

思路：此时需要根据实验室检查结果来排除四氢生物蝶呤（BH4）缺乏导致的苯丙酮尿症。患儿 BH4 负荷试验血苯丙氨酸浓度无明显降低。尿蝶呤谱分析苯丙氨酸和生物蝶呤增高。红细胞二氢蝶呤还原酶活性测定正常。所以可确定 BH4 含量正常，非 BH4 缺乏导致的苯丙酮尿症。

（1）BH4 负荷试验：BH4 负荷试验是一种快速而可靠的辅助诊断方法。在血 Phe（苯丙氨酸）浓度较高（>600μmol/L）情况下，直接给予口服 BH4 片 20mg/kg，服 BH4 前，服后 2、4、6、8、24 小时分别取血进行 Phe 测定，此外，服前、服后 4～8 小时分别留尿进行蝶呤分析。对于血 Phe 浓度＜600μmol/L 者，可作 Phe＋BH4 联合负荷试验，即给患儿先口服 Phe（100mg/kg），服后 3 小时再口服 BH4，服 Phe 前、后 1、2、3 小时，服 BH4 后 2、4、6、8、24 小时分别采血测 Phe 浓度，并于 BH4 负荷前及服后 4～8 小时分别留尿进行尿蝶呤分析。BH4 缺乏者，当给予 BH4 后，因其 PAH 活性恢复，血 Phe 明显下降；PTPS（6- 丙酮酰四氢生物蝶呤合成酶）缺乏者，血 Phe 浓度在服用 BH4 后 4～6 小时下降至正常；DHPR（二氢生物蝶呤合成酶）缺乏者，血 Phe 浓度一般在服 BH4 后 8 小时或以后下降至正常，但尚有一部分患者下降不明显；经典型 PKU 患者因 PAH 缺乏，血 Phe 浓度无明显变化。近年来研究发现约 30% 的 PAH 缺乏的患儿对口服 20mg/kg BH4 的负荷试验也有反应，称为"BH4 反应性高苯丙氨酸血症"。

（2）尿液蝶呤分析：目前多以高效液相色谱仪进行尿液蝶呤分析是筛查 BH4D（BH4 缺乏症）的有效方法，该方法分为直接法和间接法两种。直接法是直接测定尿液中的 BH4 含量，并根据 BH4 的有无和新蝶呤、生物蝶呤及二氢生物蝶呤的含量来鉴别 PKU 和各种类型的 BH4D。间接法为尿液经前处理后，将二氢生物蝶呤和四氢生物蝶呤氧化成生物蝶呤，通过测定尿液中新蝶呤（neopterin, N）及生物蝶呤（biopterin, B）的含量及比值（B/(B＋N)%）来鉴别 PKU 和 BH4D。结果判断：① PTPS 缺乏时，尿新蝶呤（N）明显增加，生物蝶呤（B）明显降低，N/B 升高，B% 往往＜10%。② DHPR 缺乏时，尿新蝶呤可正常或稍高，生物蝶呤明显增加，N/B 降低，B% 增高或正常，有些患者尿蝶呤谱也可正常，可进行 DHPR 活性测定以确诊。③ GTPCH（鸟苷三磷酸环化水解酶）缺乏时，新蝶呤、生物蝶呤均降低，N/B 正常。④ PCD 缺乏时最大的特点是尿中出现 7- 蝶呤。

【诊断】　典型 PKU（典型苯丙酮尿症，由先天性 PHA 即苯丙氨酸羟化酶缺陷导致）。

【问题 4】　根据患者病情，患者可能会发生哪些并发症？还需要做什么辅助检查确证？

思路：苯丙酮尿症的症状和体征除智能低下外大部分是可逆的。当血苯丙氨酸浓度得到控制后症状可以消失，癫痫可以控制，脑电图异常可以恢复，毛发色素可以加深，身体气味可以消失。苯丙酮尿症的主要并发症：约 2/3 的患儿有轻度小颅畸形，患儿智力低下，眼底正常，无内脏肿大或骨骼异常。

【问题 5】　苯丙酮尿症需与哪些疾病相鉴别？

思路 1：需要进行鉴别诊断的疾病有：

（1）尼曼 - 匹克病：通常伴有神经系统症状，也发生在幼儿，患者常肝、脾大，有或无神经损害及眼底樱桃红斑，外周血淋巴及单核细胞胞质中有空泡，骨髓涂片见泡沫细胞，X 线胸片示粟粒或网状改变以及骨的 X 线改变，尿中鞘磷脂排泄增加，故可排除尼曼 - 匹克病。

（2）戈谢病：通常伴有神经系统症状，也好发病于少儿，可排除戈谢病的检验：①血常规，可正常，脾功能亢进者可见三系减少，或仅血小板减少。②骨髓涂片，在片尾可找到戈谢细胞，这种细胞体积大、直径约 20～80μm，有丰富胞浆，内充满交织成网状或洋葱皮样条纹结构，有一个或数个偏心核；糖原和酸性磷酸酶染色呈强阳性的苷脂包涵体，此外，在肝、脾、淋巴结中也可见到。

（3）围生期疾病：如胎儿营养不良、早产、低氧血症、创伤、缺氧缺血性脑病等，具体辅助检查应根据具体情况而选择，可排围生期疾病。

（4）脑性瘫痪：患儿特殊的病理改变通常有出血性损害和缺血性损害，所以通过脑 CT 或 MRI 可鉴别，如若鉴别不了，也可进行基因诊断，因为苯丙酮尿症为常染色体隐性遗传病，苯丙氨酸羟化酶可发生基因突变，因此可通过基因检测排除脑性瘫痪。

（王晓春）

案例 24-3 地中海贫血

【病史摘要】 女,26 岁。

主诉:头晕 20 年,加重伴轻微活动后气促、面色苍白、尿黄 2 个月。

现病史:患者 20 年前无明显诱因下出现头晕,久坐后站立明显,多次医院就诊提示"贫血",一直未正规诊治;2 个月前产检时血常规检查提示 Hb 94g/L,轻微活动即感头晕、气促,严重时黑蒙,休息后缓解,伴面色苍白,尿色深黄,无发热,无恶心、呕吐,无呕血、黑便,无胸闷、胸痛,无心悸等不适。

既往史:否认高血压、糖尿病、冠心病病史,否认结核病史,无手术及输血史,无药物过敏史,无毒物及反射物质接触史。

个人史:既往月经正常,G_0P_1,现妊娠 16 周。

家族史:患者哥哥有 β- 地中海贫血史,具体位点不详。

体格检查:T 37.3℃,BP 103/73mmHg,神志清,精神可。贫血貌,巩膜轻度黄染,全身浅表淋巴结及肝、脾未及肿大。双肺呼吸音清,未及干湿啰音。腹部膨隆如孕 4 月,无压痛及反跳痛。

实验室检查:WBC 8.61×10^9/L,NEU 0.730,Hb 85g/L,RBC 3.56×10^{12}/L,HCT 0.235,MCV 67.9fl,MCH 21.7pg,MCHC 319g/L,RDW-CV 16.8%,PLT 264×10^9/L。红细胞大小不一,可见少量靶形红细胞。ALT 24U/L,AST 40U/L,白蛋白 37g/L,总胆红素 49.5μmol/L,直接胆红素 12.4μmol/L,间接胆红素 37.1μmol/L。血清铁 17.9μmol/L,铁蛋白 35.9ng/ml,尿胆原(+),大便隐血阴性。

【问题 1】 通过上述问诊与查体,该患者可能的诊断是什么?需与哪些疾病鉴别诊断?

思路 1:患者 20 年前无明显诱因下出现头晕,多于久坐后站立时明显,多次当地医院就诊提示"贫血"。2 个月前产检时血常规检查提示 Hb 94g/L,此次复查 Hb 降至 85g/L,MCV 67.9fl,MCH 21.7pg,MCHC 319g/L,RDW-CV 16.8%,可见少量靶形红细胞。根据患者主诉、年龄、症状、实验室检查特点,高度怀疑 β- 地中海贫血。

思路 2:鉴别诊断:慢性缺铁性贫血、再生障碍性贫血、遗传性铁粒幼细胞性贫血,血液系统恶性疾病等所致的贫血,黄疸性肝炎。

【问题 2】 为明确诊断,应进行哪些检查?

β- 地中海贫血根据临床表现及实验室检查特点,结合家族史,一般不难做出诊断,不典型者需要同其他引起贫血或肝、脾肿大的疾病鉴别,如慢性缺铁性贫血、遗传性球形红细胞增多症、遗传性铁粒幼细胞性贫血、黄疸性肝炎或肝硬化等。

实验室检查:HbA_2 4.1%,HbF 1.9%;Hb 基因分析结果:CD41-42(-TCTT)检出;乙型肝炎病毒表面抗原、丙肝抗体等均阴性。

思路 1:β- 地中海贫血是指 β 链的合成受部分或完全抑制的一组血红蛋白病。患儿出生时无症状,多于婴儿期发病,重型 β- 地中海贫血患儿生后 3~6 个月内发病者占 50%。

思路 2:可根据患者典型的实验检查特点帮助诊断。

(1)血常规:国际地中海贫血协会推荐将红细胞参数:MCV<78fl、MCH<27pg 作为筛查地中海贫血的 cut off 值;红细胞呈典型小细胞、低色素性,红细胞大小不等,中央淡染区扩大,并出现靶形红细胞;重型 β- 地中海贫血患者靶形红细胞常>10%。

(2)红细胞渗透脆性试验:β- 地中海贫血患者红细胞渗透脆性减低,0.3%~0.2% 或更低才完全溶血。将 MCV、RDW 以及红细胞渗透脆性实验联合起来用于地中海贫血的检测,可大大提高筛查的灵敏度和特异度。

（3）血红蛋白组分分析：一般1岁以后（HbF为胎儿血红蛋白，1岁以内为进行性下降的过程）HbA$_2$>3.5%，HbF正常或轻度增高（≤5%，基本可诊断轻型β-地中海贫血；HbF>10%，基本可诊断中、重型β-地中海贫血），HbF明显增高（20%～99.6%）是诊断重型β-地中海贫血的重要依据。

（4）基因诊断：基因诊断可以进一步证实和明确基因突变类型。尤其是轻型β-地中海贫血是没有贫血或轻微贫血，血红蛋白电泳也可无异常，必须做基因诊断，并和轻型α地中海贫血相鉴别。

【问题3】　根据实验室及其他检查结果，应作出怎样的诊断？依据是什么？

【诊断】　患者可以诊断为：β-地中海贫血（轻型）。

诊断依据：患者20年前无明显诱因下出现头晕，多于久坐后站立明显，面色偏白，无明显黄染，多次当地医院就诊提示"贫血"，结合血常规检查红细胞呈小细胞低色素性贫血，伴少量靶形红细胞，HbA$_2$为4.5%，HbF正常，故考虑该诊断。患者近期无发热，无恶心、呕吐，无呕血、黑便，无胸闷、胸痛，无心悸等不适。ALT 24U/L，AST 40U/L，白蛋白37g/L，血清铁17.9μmol/L，铁蛋白35.9ng/ml，大便隐血阴性，自身抗体、乙型肝炎病毒表面抗原及丙肝抗体等均阴性，可排除其他因素所致的小细胞低色素性贫血。基因诊断提示CD41-42（-TCTT）检出，为β-地中海贫血常见基因突变类型，排除了其他地中海贫血，进一步明确了诊断。

思路1：患者血常规和红细胞形态检查对本病诊断十分必要。红细胞参数结果：MCV 67.9fl，MCH 21.7pg，MCHC 319g/L，呈小细胞低色素性贫血，对本病诊断意义颇大，外周血涂片出现少量靶形红细胞有助于轻型β-地中海贫血诊断。

思路2：对临床表现不典型、血常规检查呈小细胞低色素性贫血者，需结合病史并根据网织红细胞（Ret）、血清生化及骨髓铁染色等检查与相关疾病鉴别。

（1）与缺铁性贫血的鉴别：①常有缺铁诱因（地中海贫血没有）；②无溶血的证据（地中海贫血间接胆红素增加）；③Ret降低（地中海贫血增加）；④血清铁蛋白和转铁蛋白饱和度减低（地中海贫血增高）⑤骨髓内、外铁减少（地中海贫血可正常）。

（2）与慢性病贫血鉴别：①有感染、炎症史及相应的临床表现；②贫血大多为小细胞正色素性；③无溶血，Ret降低。

（3）与铁粒幼红细胞性贫血鉴别：①顽固贫血，铁剂治疗无效；②无溶血、RET降低；③铁利用障碍，铁染色：骨髓外铁增加，铁粒幼红细胞增加，可见环形铁粒幼红细胞。

思路3：血红蛋白电泳是诊断地中海贫血的主要依据，根据HbA$_2$为4.1%，HbF为1.9%，基本确定该患者为β-地中海贫血（轻型）。

思路4：基因诊断是一种确诊试验。点突变、碱基的插入和缺失是β-地中海贫血基因缺陷的主要原因，我国以CD41-42（-TCTT）、IVS-II-654（C>T）、CD17（A>T）、CD71-72（+A）、-28（A>G）和CD26（C>A）（HbE）突变为主，占β-地中海贫血基因突变总数的80%以上。应用PCR反向点杂交技术可快速、准确地对β珠蛋白基因常见点突变进行检测，已成为目前实验室最常用的β-地中海贫血点突变检测方法。DNA测序作为判断基因点突变类型及位置的金标准，常用于当其他基因检测方法与临床表型不符合时的进一步验证，或是分析未知基因突变时首选的检测方法。本例患者基因分析结果：检出CD41-42（-TCTT），可明确诊断。

【问题4】　轻型β-地中海贫血患者若不及时明确诊断可能会造成怎样的严重后果？该如何预防？

思路1：轻型β-地中海贫血因症状轻微或无临床症状可不需治疗，但若轻型β-地中海贫血患者联婚就有可能生出重型或中间型地中海贫血患者，尤其是重型患者有25%的可能。中间型 β- 地中海贫血一般不输血，但遇感染、应激、手术等情况下，可适当予浓缩红细胞输注；而重型 β- 地中海贫血患者，没有特别有效的治疗措施，患儿常并发支气管炎或肺炎，并发含铁血黄素沉着症时因过多的铁沉着于心肌和其他脏器如肝、胰腺等而引起该脏器损害的相应症状，其中最严重的是心力衰竭和肝纤维化及肝功能衰竭，是导致患儿死亡的重要原因之一。

思路 2：婚前进行地中海贫血筛查，避免轻型地中海贫血患者联婚，可明显降低重型或中间型地中海贫血患者出生的概率。

思路 3：产前诊断包括胎儿基因诊断和超声检查。胎儿基因诊断分为有创及无创胎儿基因检查。前者通过穿刺手段采集绒毛、羊水等进行地中海贫血基因检测，能有效避免重型地中海贫血患儿出生。近年来发展起来的高通量基因测序技术使无创胎儿基因检测成为可能，利用该技术可对母血中的微量胎儿 DNA 片段进行测序，采用生物信息学分析，可以准确检测出胎儿是否患有地中海贫血。

（郑晓群）

案例 24-4　血　友　病

【病史摘要】　男，1 岁。

主诉：右面颊血肿伴面色苍白 1 周余。

现病史：患儿 1 周余前在家中因外伤碰撞后突然致右面颊部血肿，伴有面色苍白，呈进行性加重，无发热，无咳嗽，无呕吐、腹泻，无呕血、黑便，无精神萎靡。

既往史：既往体健，无特殊病史。

个人史：第 1 胎第 1 产，足月儿，出生时正常。

家族史：患者外公为血友病甲患者，母亲有携带者。

体格检查：T 37.0℃，BP 102/49mmHg，神志清，精神可。中度贫血貌，面色、甲床苍白，右面颊部可见一约 4cm×5cm 血肿，右上臂可见一约 4cm×3cm 血肿，高出皮面，压之不褪色，右下腹股沟处可见约 4cm×5cm 瘀斑，不高出皮面，压之不褪色，浅表淋巴结未及肿大，咽无充血，口腔黏膜光滑，未见出血，肝、脾肋下未及。

实验室检查：WBC 14.9×10⁹/L，Hb 52g/L，RBC 2.24×10¹²/L，PLT 397×10⁹/L，ALT 13IU/L，AST 34IU/L，TP 75g/L，Alb 48g/L，TBIL 10.0μmol/L，BUN 4.00mmol/L，Cr 22μmol/L。TT 20.80s（对照 18s），APTT 91.40s（对照 35s），PT 13s（对照 13.5s），FIB 2.88g/L，FⅡ：C 94.0%，FⅤ：C 148.0%，FⅦ：C 127.0%，FⅧ：C 1.2%，FⅨ：C 65.0%，FⅩ：C 83.0%，FⅪ：C 75.0%，FⅫ：C 79.0%，vWF 100.0%，LA 标准化比值 0.96，D 二聚体及 FDP：阴性；3P 试验：阴性。血块收缩试验：收缩良好。

【问题 1】　通过上述问诊与查体，该患者可能的诊断是什么？需与哪些疾病鉴别诊断？

思路 1：根据患者主诉、年龄、性别、症状和病史特点，患儿为男性，临床表现为碰撞后肌肉出血，APTT 91.40s，FⅧ：C 仅 1.2%，PT 正常，vWF 结果正常，高度怀疑血友病 A。

思路 2：鉴别诊断：①血友病 B；②血友病 C（即 FⅪ 缺乏症）；③血管性血友病（vWD）；④获得性血友病；⑤抗磷脂抗体综合征（狼疮抗凝物增多）；⑥维生素 K 依赖凝血因子缺乏症；⑦其他因子缺乏症；⑧纤溶亢进。

【问题 2】　为明确诊断，应进行哪些检查？

思路 1：出血性疾病病因复杂多样，按照病因主要分为三类：①血管因素：遗传性出血性毛细血管扩张症、过敏性紫癜、老年性紫癜及维生素 C 缺乏症等；②血小板异常：血小板数量或功能异常，包括范科尼综合征、再生障碍性贫血、免疫性血小板减少症、巨幼细胞贫血、DIC、血栓性血小板减少性紫癜及巨血小板综合征、血小板无力征等;③凝血因子障碍:血友病 A、血友病 B、血管性血友病、维生素 K 缺乏、肝肾衰竭等。为明确诊断,应对上述疾病进行鉴别诊断。

思路 2:患儿血小板计数正常,血块回缩正常,肝、肾功能正常,3P 试验阴性等,排除血管、血小板异常因素等引起出血的原因;患者 APTT 延长,PT 正常,可排除维生素 K 依赖凝血因子缺陷;患者 FIX:C 和 FXI:C 正常,可排除血友病 B 和 FXI 缺陷症。加做正常血浆混合试验或直接测定狼疮抗凝物及凝血因子Ⅷ抑制物,排除非特异性抗凝物或特异性凝血因子抑制物存在。

思路 3:根据既往出血史和家族史,判断遗传规律,对患者进行基因诊断,明确其遗传缺陷的本质。

【问题 3】 根据实验室及其他检查结果,应做出怎样的诊断? 依据是什么?

【诊断】 患者可诊断为:重型血友病 A。

诊断依据:家族史,实验室凝血因子抑制物检测阴性,FⅧ基因存在 1 号或 22 号内含子倒位。

思路 1:患儿 1 岁,男性,1 周前在家中因外伤碰撞后突然致右面颊部血肿,伴有面色苍白,呈进行性加重。

思路 2:患儿实验室检查 Hb 和 RBC 计数明显降低,呈重度失血性贫血,血浆 PT 正常,APTT 明显延长,说明存在内源性凝血功能障碍,FⅧ:C 相比其他凝血因子显著下降,患者为 FⅧ缺乏引起的出血性疾病。进一步实验室检查凝血因子Ⅷ抑制物及狼疮抗凝物阴性,FⅧ基因内含子 22 倒位,说明患儿是由于 FⅧ基因突变,导致 FⅧ的凝血活性降低,严重影响凝血酶和纤维蛋白的生成,血痂形成延迟,出血不止。

【问题 4】 患儿可能会发生哪些并发症? 还需要做什么实验室检查确证?

思路 1:患者治疗不当引起器官内出血,血友病 A 患者以出血为本病的主要临床表现,患者终身有自发、轻微损伤或手术后长时间的出血倾向。重型可在出生后即出血,轻者发病稍晚。血友病 A 治疗过程中应监测 FⅧ:C 水平。

思路 2:对凝血因子抑制物进行检测,对于低滴度者可以加大 FⅧ制剂剂量,高滴度者使用人基因重组的活化 FⅦ制剂或凝血酶原复合物,对于高滴度抑制物的患者,待其抑制物滴度降至 10BU/ml,则予以免疫耐受诱导治疗。

(郑晓群)

第二十五章

肿瘤检验案例分析

案例 25-1　肺　　癌

【病史摘要】　男，65 岁。

主诉：胸痛、咳嗽、纳差、消瘦、乏力 2 个月，加重 7 天。

现病史：患者于 2 月余前无明显诱因出现胸闷、胸痛，以右侧胸部为主，呈隐痛不适，活动后加重，休息后稍缓解，伴咳嗽、咳痰。予以抗感染治疗后，症状减轻。近来胸痛加重，剧咳，伴痰中带血，纳差、消瘦，体重明显下降约 10kg，偶有呼吸急促，无恶寒、发热，无恶心、呕吐，无腹痛、腹泻。行胸部 CT 检查示：①右肺上叶占位性病变，肝右叶占位性病变；②纵隔、右肺门淋巴结增大。为进一步确诊，收住入院。

既往史及个人史：既往有慢性胃炎、慢性支气管炎、肺气肿病史，不规则自服药物治疗（具体不详）。否认"高血压病、糖尿病、冠心病"等慢性病史，否认"肝炎、伤寒、结核"等传染病史。吸烟 30 余年，约 20 支 / 天。

体格检查：T 36.4℃，P 82 次 / 分，R 20 次 / 分，BP 100/70mmHg。神志清，精神差，面容消瘦，四肢瘦细，对答切题，查体合作，自动体位，指（趾）甲及巩膜稍苍白，全身皮肤、黏膜无黄染。专科检查：精神差，面容消瘦，四肢瘦细，两肺呼吸音稍粗，双肺底闻及少许湿性啰音，腹平软，上腹部及中腹部广泛压痛阳性，无反跳痛，未见胃肠型蠕动波，右肋缘下可触及肝下界约 7cm，剑突下至左肋缘下触及肝下界约 6cm，质硬，如触鼻尖，边缘不整，固定，有压痛。

实验室检查：血常规示红细胞 3.46×10^{12}/L，血红蛋白 95g/L，血细胞比容 28%。

【问题 1】　根据上述临床表现，高度怀疑该患者的临床诊断是什么？需与哪些疾病鉴别诊断？

思路 1：该患者为男性，65 岁，有 30 余年吸烟史，胸痛、剧咳，伴痰中带血，体重显著下降。CT 检查发现肺部、肝脏均有占位病变，同时纵隔、右肺门淋巴结增大，初步考虑为肺癌伴肝转移。

思路 2：肺炎患者也会出现剧烈咳嗽，偶有痰中带血的临床表现。肺结节、肺脓肿患者也有影像学占位改变，同时淋巴结也可增大。肺结核患者会出现体重下降、乏力、咳嗽及影像学肺部占位、肺门淋巴结增大等改变。因而，该患者仍需与肺炎、肺结节、肺结核及肺脓肿等良性疾病进行鉴别诊断。

【问题 2】　为进一步明确诊断，应进行哪些辅助检查？

思路 1：肺部病灶的穿刺活检在肺癌的临床辅助诊断中应用广泛，病灶的病理活检有助于肿瘤的确诊与肿瘤的分型、分级。可以考虑对患者进一步行肺穿刺活检。

思路 2：此外，肿瘤血清标志物的检查也有助于进一步辅助诊断，不同的肺癌组织学类型都有着较为特异的肿瘤相关标志物，联合使用可提高其在临床应用中的敏感性和特异性。因此，需要对患者进行肺癌血清相关标志物检查。

行肺穿刺活检病理学报告：低分化腺癌。

血清肿瘤标志物检查：CEA 8.36ng/ml，CYFRA 21-1 6.52ng/ml，NSE 12.3ng/ml，SCCA 1.2ng/ml。

【问题3】 根据现有的辅助检查结果，最终确诊是什么？依据是什么？

【诊断】 肺低分化腺癌伴肝转移。

思路：诊断依据：①在初步怀疑的基础上，进行了肺穿刺活检，活检组织病理报告显示为低分化的肺腺癌。结合CT影像学改变，发现肝上有占位病变，且纵隔、右肺门淋巴结增大，可以判断该患者已经发生了肝转移，是肺癌的晚期表现。②肺癌相关的血清肿瘤标志物检查发现，CEA、CYFRA21-1均升高，但SCCA、NSE无明显升高。小细胞肺癌早期就可以发生转移，而NSE水平并未升高，此项检查可以辅助排除小细胞肺癌的可能性。CEA、CYFRA21-1均升高，提示患者为非小细胞肺癌；SCCA是肺鳞癌特异性抗原，但未见明显升高，可以辅助排除肺鳞癌。CEA升高常见于非小细胞肺癌，肺腺癌敏感性更高，可以辅助诊断肺腺癌。

【问题4】 为制订下一步治疗方案，该患者还需进行什么检查？

思路1：该患者确诊为晚期肺腺癌伴肝转移。晚期肺癌应采用全身治疗为主的综合治疗，根据患者的病理类型、分子遗传学特征以及患者的机体状态制订个体化的治疗策略。靶向治疗是肺癌治疗史上最重要的进步，它将部分肺癌患者从毒副作用较大的放化疗中解脱出来。其治疗机制具有特异性，对肿瘤表现出良好的控制力，比如EGFR靶向药物易瑞沙（吉非替尼片）、特罗凯（盐酸厄洛替尼片）、凯美纳（盐酸埃克替尼片），有效率都达到70%以上，三代药物AZD9291甚至能达到97%接近100%的疾病控制率，显著延长了患者的生存期（表25-1）。因此，可以考虑在一线化疗前对患者进行基因突变检测，以确定是否可应用靶向药物进行治疗。

表25-1　肺癌靶向治疗

肺癌八大基因	国内药物	国外药物
EGFR突变del19、21（L858R）	厄洛替尼、吉非替尼、埃克替尼	阿法替尼、AZD9291
ALK重排/融合	克唑替尼	色瑞替尼、艾乐替尼
HER2突变	曲妥珠单抗	阿法替尼
BRAF突变	—	达拉菲尼、威罗替尼
达拉菲尼、威罗替尼	克唑替尼	卡博替尼
ROS1重排/融合	克唑替尼	卡博替尼
RET重排/融合	—	卡博替尼
KRAS突变	—	曲美替尼

思路2：若患者分子靶向检测阴性，应当尽早开始含铂两药方案的全身化疗；对于不适合含铂两药化疗的患者，可以考虑非铂类两药联合方案化疗。

基因突变检测：EGFR 21号外显子L858R突变。

【问题5】 该患者应选择什么治疗方案？治疗过程中如何进行疗效监测？

思路1：根据该患者基因检测的结果，患者有EGFR阳性突变，适用于酪氨酸激酶抑制剂吉非替尼等进行分子靶向治疗。

思路2：若治疗有效，CEA及CYFRA21-1水平会下降，一旦再次出现持续升高，提示肿瘤耐药的发生。一旦患者发生靶向药物耐药，则需要转普通的化疗方案继续治疗。同时高水平的CEA及CYFRA21-1也提示预后不良。建议该患者每3个月进行一次随访。

（王书奎　李　山）

案例 25-2　胃　　癌

【病史摘要】　男,64 岁。

主诉:中上腹胀痛 1 个月,黑便 10 天,呕吐 3 天。

现病史:患者 1 个月前无明显诱因下出现中上腹持续性胀痛,进食后加重,伴乏力,伴胃纳下降,无放射痛,无恶心、呕吐,无呕血、黑便,无反酸、嗳气,无肛门停止排气排便,无白陶土样大便,无畏寒、发热,无胸闷、气促,无咳嗽、咳痰,无尿频、尿急、尿痛,无肉眼血尿,无四肢关节疼痛等不适。患者未予重视,未就诊。近 1 个月来患者自觉中上腹胀痛逐渐加重,胃纳明显下降,只能进食半流质。10 天前患者开始出现解褐色稀糊状便,1 次/天,量中等,中上腹胀痛性状同前。3 日前出现进食后左上腹饱胀、呕吐,呕吐物为胃内容物,体重近 2 个月下降约 5kg。为进一步治疗,收住入院。

既往史及个人史:否认"高血压病、糖尿病、冠心病"等慢性病史。嗜酒 30 年,每天 200g。

体格检查:体温 37.3℃,脉搏 72 次/分,呼吸 20 次/分,血压 116/62mmHg,意识清,精神偏软,皮肤、巩膜无黄染,左锁骨上及余浅表淋巴结未触及肿大。双肺呼吸音清,未闻及干湿啰音。心脏听诊律齐,各瓣膜听诊区未闻及杂音。腹平软,未见胃肠型蠕动波,全腹无压痛、反跳痛,未触及包块,肝、脾肋下未及,肝区无叩痛,Murphy 征(-),移动性浊音(-),肠鸣音减弱。双下肢无水肿,病理征未引出。

实验室检查:WBC 13.8×10^9/L,RBC 3×10^{12}/L,PLT 143×10^9/L,Hb 86g/L,大便隐血(++++)。

【问题 1】　通过上述问诊与查体,该患者可能的诊断是什么? 需与哪些疾病鉴别诊断?

思路 1:初步考虑为胃癌。①患者常有早饱感、体重下降明显。进展期胃癌最早出现的症状是上腹痛,常同时伴有纳差、厌食、体重减轻。腹痛可急可缓,开始仅为上腹饱胀不适,餐后更甚,继而有隐痛不适,偶呈节律性溃疡样疼痛,但这种疼痛不能被进食或者服用制酸剂缓解。②患者 3 日前出现恶心、呕吐,大便隐血强阳性,出现贫血症状。当胃癌累及食管下段时,可出现吞咽困难,并发幽门梗阻时可有恶心、呕吐,溃疡型胃癌出血时可引起呕血或黑便,继之出现贫血。

思路 2:需与胃溃疡、胃息肉、慢性非萎缩性胃炎、功能性消化不良等常见的消化道良性疾病进行鉴别诊断。①胃溃疡:青中年居多,病史较长,可表现为周期性上腹痛,全身表现较轻,粪便隐血可表现为阳性,腹部 CT 可见胃壁局限性增厚,胃黏膜皱襞线中断,但是不会出现邻近的淋巴结肿大。胃镜检查溃疡呈圆形或椭圆形,底光滑,边光滑,白或灰白苔,溃疡周围黏膜柔软,可见皱襞向溃疡集中。②胃息肉:又称胃腺瘤,常来源于胃黏膜上皮的良性肿瘤,以中老年多见,较小的腺瘤可无症状,较大者可出现上腹部饱胀不适,胀痛,恶心、呕吐等,亦可出现黑便。腹部 CT 可显示较大的胃息肉,形态规整,界限清楚,胃黏膜皱襞完整,胃壁柔韧性好,无淋巴结肿大,活检病理可助诊断。③慢性非萎缩性胃炎:可出现胃部疼痛,多为胀痛,恶心、呕吐,胃纳下降,发病多与劳累、应激等因素相关,常反复发作,一般不伴极度消瘦、乏力等恶病质表现。胃镜或钡餐检查可鉴别。腹部 CT 常无阳性发现。④功能性消化不良:可出现进食后上腹饱胀,恶心、呕吐,反酸、嗳气,胃纳下降等症状,腹部 CT 无阳性发现。

【问题 2】　为明确诊断,应进行哪些检查? 实验室结果如何?

思路 1:胃镜是普查胃癌最可靠的方法,对于胃癌的早期发现,国际通行的是胃镜检查。通过胃镜取出的组织进行活检,可以对胃部疾病进行定性。因此,该患者需进一步进行胃镜检查。

思路2：如果多次大便检查隐血持续阳性，应怀疑胃肠道肿瘤的可能。因此可考虑对该患者进行粪便常规复查。

思路3：胃癌常用的肿瘤标记物有 CEA、CA19-9、CA72-4。CEA 特异性不强，多种癌肿均可升高，胃癌的阳性率 20%～30%；CA19-9 多种消化系肿瘤均可升高，胃癌时阳性率 30%～40%；CA72-4 对胃癌特异性可达 95%，目前认为是诊断的首选指标。有研究报道，当 PG I ≤70ng/ml 和 PG I /PG II ≤3.0 时，检测胃癌的敏感性为 84.6%，特异性为 67.2%。进一步检查该患者的血清肿瘤标志物，有助于进一步确诊。

胃镜镜下报告：胃体中上段至胃角近幽门处小弯侧前壁有一凹陷性溃疡，溃疡大小为 5cm×6cm，后壁可见黏膜充血水肿、溃烂、出血，污秽苔附着，质硬。

胃镜活检病理报告：低分化腺癌，糜烂性食管炎。

粪便常规：大便隐血（++++）。

血清肿瘤标志物检查：CEA 3.52ng/ml，CA19-9 50U/ml，CA72-4 57U/ml，PGI 52ng/ml，PG I /PG II 比值 2.68。

【问题3】 根据现有的辅助检查结果，最终确诊是什么？依据是什么？

思路：诊断依据：①患者的粪便隐血实验持续强阳性，往往考虑消化道肿瘤。②胃癌相关肿瘤标志物检查发现，CA72-4 显著升高，CA19-9 略升高，且 PG I ≤70ng/ml、PG I /PG II ≤3.0，这些变化均提示胃部恶性病变。③胃镜镜下病理及病理活检确认该患者为胃低分化腺癌。

【诊断】 胃低分化腺癌。

【问题4】 治疗过程中如何进行疗效监测和预后判断？

CEA 与 CA19-9 联合检测可用于对病情的监测。

思路1：一般情况下，病情好转时血清 CEA 浓度下降，病情恶化时升高。术前测定血中 CEA 水平，可预测胃癌患者的预后。胃癌病人术前血清 CEA 浓度高于 5ng/ml，与低于 5ng/ml 患者相比，其术后生存率要比后者差。对于术前 CEA 浓度高的患者，术后 CEA 水平监测还可作为早期预测肿瘤复发和化疗反应的有用指标。

思路2：术后血清 CA19-9 降至正常范围者，说明手术疗效好，而姑息手术者及有癌症残留者，术后测定值亦下降，但未达正常。术后复发者血清 CA19-9 的值一般会再次升高。因此测定血清 CA19-9 对胃癌病情监测有积极意义，可作为判断胃癌疗效和复发的参考指标。

（王书奎 李 山）

案例25-3 肝 癌

【病史摘要】 男，44岁。

主诉：右上腹疼痛半年，加重伴上腹部包块1个月。

现病史：半年前无明显诱因出现右上腹钝痛，为持续性，有时向右肩背部放射，无恶心、呕吐，自服去痛片（索米痛）缓解。近1个月来，右上腹痛加重，服止痛药效果不好，自觉右上腹饱满，有包块，伴腹胀、纳差、恶心，在当地医院就诊，B超检查显示肝脏占位性病变。为进一步明确诊治，转至我院。患者发病以来，无呕吐、腹泻，偶有发热（体温最高37.8℃），大小便正常，体重下降约5kg。

既往史及个人史：既往有乙型肝炎病史十多年，否认疫区接触史，无烟酒嗜好，无药物过敏史，家族史中无遗传性疾病及类似疾病史。

体格检查：体温36.7℃，脉搏78次/分，心率18次/分，血压110/70mmHg，发育正常，营养一般，神志清楚，查体合作，全身皮肤无黄染，巩膜轻度黄染，双锁骨上窝未及肿大淋巴结，心、肺阴性。腹平软，右上腹饱满，无腹壁静脉曲张，右上腹有压痛，无肌紧张，肝脏肿大肋下 5cm，边缘钝，质韧，有触痛，脾未触及，Murphy 阴性，腹部叩鼓音，无移动性浊音，肝上界叩诊在第 5 肋间，肝区叩痛，听诊肠鸣音 8 次 / 分，肛门指诊未及异常。

实验室检查：血常规检查：Hb 89g/L，WBC $5.6×10^9$/L；生化检查：ALT 84IU/L，AST 78IU/L，TBIL 30μmol/L，DBIL 10μmol/L，ALP 188IU/L，GGT 64IU/L。

【问题 1】 根据以上病例摘要及初步检查，该患者的可能诊断是什么？需与哪些疾病进行鉴别诊断？如何鉴别？

思路 1：患者，44 岁，中年男性，主诉右上腹疼痛半年，加重伴上腹部包块 1 个月，腹胀、纳差、恶心，近期体重下降。既往有乙型肝炎病史多年。查体巩膜轻度黄染，右上腹饱满，右上腹有压痛，肝脏肿大肋下 5cm，有触痛，肝区叩痛。实验室检查 TBIL、GGT 均上升，B 超显示肝脏占位性病变，初步诊断为原发性肝癌。

思路 2：仍需要与转移性肝癌、肝硬化、病毒性肝炎、肝脓肿等其他肝脏良恶性肿瘤或病变相鉴别。①转移性肝癌：一般原发于呼吸道、胃肠道、泌尿生殖道、乳腺等处的癌灶转移至肝脏，转移性肝癌的血清 AFP 检测一般为阴性。②原发性肝癌：常发生在肝硬化的基础上，二者的鉴别常有困难，反复检测血清 AFP，密切随访病情最终可以鉴别。③病毒性肝炎：活动时血清 AFP 往往呈短期低度升高，应定期多次随访测定血清 AFP 和 ALT，若 AFP 和 ALT 动态曲线平行或同步升高，或 ALT 持续增高至正常的倍数，则肝炎的可能性大；若二者曲线分离，AFP 持续升高往往超过 400μg/L，而 ALT 正常或下降，则多考虑原发性肝癌。④肝脓肿：临床表现为发热，肝区疼痛、压痛明显、肿大，肝脏表面平滑无结节，白细胞计数升高，多次超声检查可发现脓肿的液性暗区。⑤可定期行超声、CT、MRI 等检查帮助鉴别诊断原发性肝癌和其他肝脏良恶性肿瘤或病变。

【问题 2】 为明确诊断，还需进行哪些检查？

思路 1：AFP 是目前诊断原发性肝癌的最佳标志物，其诊断阳性率可达 67.8%～74.4%，α-L- 岩藻糖苷酶（AFU）诊断原发性肝癌的敏感性可达 80.9%，特异性可达 88.3%，AFU 与 AFP 联合检查，阳性率在 93.1% 以上。对于 AFP 阴性的原发性肝癌，AFU 阳性率可达 76.0%。异常凝血酶原（DCP）可用于肝硬化和肝细胞癌的鉴别诊断，其敏感性和特异性均高于 AFP。DCP 联合 AFP 能显著提高肝癌尤其是小细胞肝癌患者诊断的敏感性。因此，可以考虑 AFP、AFU、DCP 等血清学肝癌相关肿瘤标志物检查。

思路 2：CT 检查是肝癌诊断的重要手段，是临床疑诊肝癌者的常规检查。结合 B 超检查能进一步对肝癌进行确诊。因此，考虑进一步进行 CT 检查。

思路 3：超声或 CT 引导下的细针穿刺行组织学检查是确诊肝癌的最可靠方法，可以进行肝穿刺活体组织检查。

血清肿瘤标志物检查：AFP 880μg/L，CEA 24ng/ml，AFU 75U/L。

腹部 CT 检查示：肝脏右叶占位性病变。

肝穿刺活体组织检查：肝细胞癌，分化程度Ⅱ级。

【问题 3】 根据现有的辅助检查结果，最终确诊是什么？依据是什么？

思路：诊断依据：①肝癌相关的肿瘤标志物检查发现，AFP 大于 400，CEA、AFU 均升高，符合肝癌的血清学标志物改变。②进一步的 CT 检查确认了肝右叶占位性病变，与 B 超结果相符。③穿刺组织活检，病理检查为肝细胞癌。

【诊断】 原发性肝细胞癌。

【问题 4】 该患者会出现哪些并发症？需要做哪些辅助检查？

思路 1：并发症有：①肝性脑病；②上消化道出血；③肝癌结节破裂出血；④继发感染。

思路 2：辅助检查监测并发症的发生：①检测血氨、脑电图，急性肝性脑病患者血氨可正常，脑电图表现为节律变慢。②检测血、粪便常规，上消化道出血患者血红蛋白、红细胞计数、血细胞比容均下降,同时粪便常规隐血阳性。③肝癌结节破裂出血可出现局部疼痛、压痛性血肿,破入腹腔可引起急性腹痛和腹膜刺激征,根据病人临床表现和影像学检查可发现。④继发感染会有发热表现,血常规检查白细胞计数升高。

【问题5】 该患者治疗过程中,如何进行疗效监测和预后判断?

思路1:定期进行 CT 复查,监测肿瘤大小的变化及其他脏器是否有占位病变。

思路2:每隔 3 个月动态监测 CEA、AFP 和 AFU 等血清肿瘤标志物水平的变化,血清标志物的升高往往提示肿瘤的复发或转移。

（王书奎　李　山）

案例25-4　结 直 肠 癌

【病史摘要】 男,59 岁。

主诉:反复下腹疼痛 6 月余,再发加重 2 天。

现病史:患者自觉腹部隐痛、腹胀、腹泻与便秘交替、食欲下降、乏力半年,1 个月前发现体重减轻 5kg,近日来下腹疼痛加重,入院就诊。

既往史及个人史:否认"高血压病、糖尿病、冠心病"等慢性病史,无烟酒嗜好,无药物过敏史,无肿瘤家族史。

体格检查:身高 168cm,体重 55kg。腹部膨隆,左下腹明显压痛、反跳痛,轻度肌紧张。直肠指检:肛门约 6cm 触及一隆起型肿块,质硬,活动度差,位于直肠右前方,大小约 3cm×3cm,占肠壁 1/4 周。

实验室检查:血常规:RBC 2.9×10^{12}/L, WBC 5.5×10^9/L, Hb 85g/L, PLT 268×10^9/L。粪便隐血试验:阳性。

【问题1】 通过上述问诊与查体,该患者可能的诊断是什么?需与哪些疾病鉴别诊断?

思路1:患者 59 岁,腹痛、腹胀、腹泻与便秘交替、食欲下降、乏力、体重减轻,腹部膨隆,左下腹明显压痛、反跳痛,轻度肌紧张,直肠指检发现肿块,贫血,粪便隐血试验阳性,根据患者的主诉、年龄、症状和病史特点,高度怀疑结直肠肿瘤。

思路2:鉴别诊断:①肠结核病;②结直肠息肉。

肠结核病:好发部位在回肠末端、盲肠及升结肠。常见症状有腹痛,腹泻、便秘交替出现,部分患者可有低热、贫血、消瘦、乏力,腹部肿块,与结肠癌症状相似。

结直肠息肉:主要症状可以是便血,有些患者还可有脓血样便,与结直肠癌相似。

【问题2】 为明确诊断,应进行哪些检查?

血清肿瘤标志物检查:CEA 57μg/L, CA24-2 532U/ml, CA19-9 > 1000U/ml。

全腹 CT 示:直肠占位性病变。

内镜检查示:直肠肿块 3.4cm×3.9cm×4.1cm,距肛门 6cm,局部浸润肠壁,对可疑病变行病理学活组织检查。

病理组织学检查:(直肠)低分化腺癌。

【问题3】 根据实验室及其他检查结果,应做出怎样的诊断?依据是什么?

思路1:早期结直肠癌可无明显症状,病情发展到一定程度可出现下列症状:①排便习惯改变。②大便性状改变(变细、血便、黏液便等)。③腹痛或腹部不适。④腹部肿块。⑤肠梗阻相关症状。⑥贫血及全身症状:如消瘦、乏力、低热等。根据患者症状,结合患者典型的实验室检查特点帮助诊断。

血清肿瘤标志物 CEA 是一种广谱肿瘤标志物,其升高主要见于胃肠道恶性肿瘤,CEA 升高常见于结直肠癌中晚期,但其他恶性肿瘤也可见升高。CA19-9 存在于胎儿胃、肠道和胰腺上皮细胞中，在成人肝脏、肺和胰腺组织中含量很低，健康成人血清 CA19-9 浓度＜37kU/L。它是一种与胰腺癌、胆囊癌、结肠癌和胃癌相关的肿瘤标志物，又称胃肠癌相关抗原。CA242 临床上主要用于消化道肿瘤的辅助诊断。55%～85% 的直肠癌患者可出现 CA24-2 水平的升高。此外，CA24-2 可联合 CEA 用于结直肠癌患者的治疗监测。本病例中患者 CEA、CA24-2、CA19-9 均不同程度升高，结直肠恶性肿瘤可能性极大。

全腹 CT 检查的作用在于明确病变侵犯部位、向壁外蔓延的范围和远处转移的部位。本病例中，直肠指检和 CT 检查将患者的病变部分定位在直肠。

肠内镜检查的应用是结肠肿瘤诊断的一项重要进展，提高了早诊率，已广泛用于普查高危人群。内镜检查，除肉眼观察外，还可取活检做病理诊断，并能对不同部位有蒂的病灶进行摘除手术治疗。

病理活检明确占位性质是结直肠癌诊断的金标准。

思路 2：诊断依据：①患者 59 岁，有腹痛、腹胀、腹泻与便秘交替、食欲下降、乏力、体重减轻、贫血等症状；②查体发现腹部膨隆，左下腹明显压痛、反跳痛，轻度肌紧张，直肠指检发现肿块，粪便隐血试验阳性；③肿瘤标志物 CEA、CA24-2、CA19-9 明显增高；④全腹 CT 示直肠占位性病变；⑤内镜检查示直肠肿块 3.4cm×3.9cm×4.1cm；⑥病理组织学检查结果为低分化腺癌。

【诊断】　直肠低分化腺癌。

【问题 4】　治疗过程中和治疗后该如何进行疗效监测和预后判断、随访？

结直肠癌治疗中可监测血清 CEA、CA19-9 和 CA24-2 浓度水平。

结直肠癌治疗后一律推荐规律随访：

（1）病史和体检，每 3～6 个月 1 次，共 2 年，然后每 6 个月 1 次，总共 5 年，5 年后每年 1 次。

（2）监测 CEA、CA19-9 和 CA24-2，每 3～6 个月 1 次，共 2 年，然后每 6 个月 1 次，总共 5 年，5 年后每年 1 次。

（3）腹/盆超声每 3～6 个月 1 次，共 2 年，然后每 6 个月 1 次，总共 5 年，5 年后每年 1 次。胸片每 6 个月 1 次，共 2 年，2 年后每年 1 次。

（4）胸腹/盆 CT 或 MRI 每年 1 次。

（5）术后 1 年内行肠镜检查，如有异常，1 年内复查；如未见息肉，3 年内复查；然后 5 年 1 次，随诊检查出现的大肠腺瘤均推荐切除。如术前肠镜未完成全结肠检查，建议术后 3～6 个月行肠镜检查。

思路 1：CEA 可用于肿瘤的疗效判断、预后及复发与转移监测等。肿瘤治疗有效，CEA 应在 6 周内或 1～4 个月内恢复正常，仍持高不下者可能有残留。若 CEA 水平较为缓慢地升高，常提示局限性复发；若 CEA 水平快速升高则往往提示远处转移。Ⅱ期或Ⅲ期的结直肠癌患者接受手术治疗或转移灶的全身治疗后，应术后每 3 个或 6 个月进行 CEA 检测，持续两年，如果出现 CEA 水平异常，则考虑远端转移的可能。CA24-2 可联合 CEA 用于结直肠癌患者的治疗监测。CA19-9 可用于患者转移复发监测，若术后 2～4 周仍未降至正常，则提示手术失败；若术后降低后又升高，则提示复发。

思路 2：影像学检查可了解患者有无复发转移，具有方便快捷、无创的优越性。

（王书奎　李　山）

案例 25-5　乳　腺　癌

【病史摘要】　女，56 岁。

主诉：近半年诉左乳疼痛明显。

现病史：患者女性，56 岁，绝经 5 年，自诉乳头凹陷 4 年，彩超发现乳头下肿物 2 年，当时考虑瘢痕增生，近半年诉左乳疼痛明显，遂查钼靶，提示左乳头下沿肿物，1.8cm×1.5cm，短毛刺征明显，未见钙化，腋窝淋巴阴性，BI-RADS Ⅳ 级，由门诊入院。

既往史及个人史：否认"高血压病、糖尿病、冠心病"等慢性病史，无烟酒嗜好，无药物过敏史，无肿瘤家族史和乳腺良性疾病病史。

体格检查：体温 37.1℃，脉搏 76 次 / 分，心率 18 次 / 分，血压 115/78mmHg，发育正常，营养一般，神志清楚，查体合作，全身皮肤、巩膜无黄染，双锁骨上窝未及肿大淋巴结，左乳头下方可扪及一肿物，大小 2cm×1.5cm，双侧腋窝淋巴结未扪及，心肺听诊阴性。腹平软，无压痛、反跳痛，未触及包块，肝、脾肋下未及，肝区无叩痛，Murphy 征阴性，无移动性浊音，肠鸣音正常。双下肢无水肿，病理征未引出。

实验室检查：血常规检查示：WBC $6.4×10^9$/L，RBC $3.74×10^{12}$/L，Hb 90g/L，PLT $182×10^9$/L。

【问题 1】 根据以上病例资料及初步检查，该患者的可能诊断是什么？需要与哪些疾病进行鉴别诊断？

思路 1：患者女性，56 岁，绝经 5 年，乳头凹陷 4 年，近半年诉左乳疼痛明显，钼靶检查提示左乳头下沿肿物，1.8cm×1.5cm，短毛刺征明显，体格检查在左乳头下方可扪及一肿物，高度怀疑诊断为左侧乳腺癌。

思路 2：需要与乳腺纤维腺瘤、乳腺囊性增生病、浆细胞性乳腺炎相鉴别。①乳腺纤维腺瘤常见于青年妇女，肿瘤大多为圆形或椭圆形，边界清楚，活动度大，发展缓慢，40 岁以后的妇女不要轻易诊断为纤维腺瘤，必须要排除恶性肿瘤的可能。②乳腺囊性增生病多见于中年妇女，特点是乳房胀痛，肿块大小与质地可随月经周期变化，肿块或局部乳腺增厚与周围乳腺组织分界不明显。可观察 1 至数个月经周期，若月经来潮后肿块缩小、变软，可继续观察，若无明显消退，可考虑手术切除及活检。③浆细胞性乳腺炎是乳腺组织的无菌性炎症，炎性细胞中以浆细胞为主，临床上 60% 呈急性炎症表现，肿块大时皮肤可呈橘皮样改变，40% 病人开始即为慢性炎症，表现为乳晕旁肿块，边界不清，可有皮肤粘连和乳头凹陷。急性期应给予抗感染治疗，炎症消退后若肿块仍存在，需要手术切除。

【问题 2】 为明确诊断，还需要进行哪些辅助检查？

思路 1：血清中乳腺癌相关肿瘤标志物如 CEA、CA15-3 有助于协助诊断乳腺癌，其中 CA15-3 是乳腺癌最重要的特异性标志物，30%～50% 的乳腺癌患者的 CA15-3 明显升高。

思路 2：乳腺 B 超和 CT 检查是乳腺癌辅助诊断的重要手段，也是临床上的常规检查，因此，可进一步行乳腺彩超和胸腹部 CT 检查。

思路 3：乳腺肿物细针穿刺活检是确诊乳腺癌的最可靠方法，可进行此项检查。

血清肿瘤标志物检查：CEA 28ng/ml，CA15-3 56U/ml。

乳腺 B 超及 CT 检查：均证实左乳头下方有一肿物，大小 1.8cm×2cm，有短毛刺征，未见钙化，未见脉管扩张，腋窝淋巴结未见肿大。

细针穿刺活检：镜下可见腺体异型增生，呈小管状排列，考虑导管癌可能。

【诊断】 乳腺导管癌。

【问题 3】 明确诊断后，如何确定治疗方案？

思路 1：现在主张采用以手术治疗为主的综合治疗方法，对早期乳腺癌病人，手术治疗是首选，全身情况差、主要脏器有严重疾病、年老体弱不能耐受手术者属手术禁忌。手术方式有多种，手术方式的选择应结合病人本人意愿，根据病理分型、疾病分期及辅助治疗的条件而定。

思路 2：乳腺癌是实体瘤中应用化疗最有效的肿瘤之一，化疗在整个治疗中占有重要地位。浸润性乳腺癌伴腋窝淋巴结转移者是应用辅助化疗的指征。对腋窝淋巴结阴性者是否应用辅助化疗尚有不同意见。一般认为腋淋巴结阴性而有高危复发因素者，如原发肿瘤直径大于 2cm，组织学分类差，雌、孕激素受体阴性，人表皮生长因子受体 2（HER2）过度表达者，适宜应用术后辅助化疗。因此要结合患者肿瘤分期、分级和受体表达情况制订化疗方案。

思路 3：乳腺癌细胞中雌激素受体（ER）含量高者，称激素依赖性肿瘤，这些病例对内分泌治疗有效，ER 含量低者，称为激素非依赖性肿瘤，这些病例对内分泌治疗反应差。因此，对手术切除标本做病理检查外，还应测定雌激素受体和孕激素受体（PgR），可帮助选择辅助治疗方案，激素受体阳性的病例优先应用内分泌治疗，受体阴性者优先应用化疗。

思路 4：放射治疗是乳腺癌局部治疗的手段之一，在保留乳房的乳腺癌手术后，放射治疗是一重要组成部分，应于肿块局部广泛切除后给予较高剂量放射治疗。单纯乳房切除术后可根据病人年龄、疾病分期分类等情况，决定是否应用放疗。根治术后是否应用放疗，多数认为对 I 期病人无益，对 II 期以后病例可能降低局部复发率。

思路 5：针对 HER2 过度表达的乳腺癌患者应用靶向治疗药物如曲妥珠单抗可降低乳腺癌复发率，特别是对其他化疗药无效的乳腺癌病人也能有部分的疗效。因此可对患者进行原位免疫荧光检测 HER2 基因是否扩增而决定是否应用生物治疗。

免疫组化结果示：左侧乳腺浸润性癌，大部分为小管癌，WHO 分级 I 级，评分 5 分（腺管形成 2 分，核异型 2 分，核分裂象 1 分），肿物大小 3cm×1.2cm×1cm。乳头内皮下见癌浸润，肿物上皮肤、基底未见癌。ER（++）、PR（++），HER2（+），HER2 基因检测阳性，CK5/6（-）、EGFR（-）、PTEN（+）、Ki67（+），p63 显示肌上皮缺失。

因此，该患者可选择手术治疗结合化疗、内分泌治疗加曲妥珠单抗的治疗方案。

【问题 4】　该患者在治疗过程中，应该如何进行疗效监测和预后判断？

思路 1：定期进行胸部 CT 检查，监测肿瘤是否复发及转移，乳腺癌易发生骨转移，因此也需要定期进行骨扫描检查。

思路 2：每隔 3 个月动态监测 CEA、CA15-3 等血清肿瘤标志物水平的变化，血清标志物的升高往往提示肿瘤的复发或转移。

（王书奎　李　山）

案例 25-6　前 列 腺 癌

【病史摘要】　男，63 岁。

主诉：排尿困难 7 年。

现病史：患者 7 年前无明显诱因渐出现尿频、尿线变细、尿不尽感、终末滴沥，夜尿 4～5 次，当地医院诊断"前列腺增生症"，服用"舍尼通"等药物，效果不明显。2 周前体检血 PSA 43ng/ml，为进一步诊治收入我科。发病以来，无血尿、尿潴留、腰部酸痛，食欲、睡眠、大便正常，体重无明显变化。

既往史及个人史：40 余年前患"肺结核"及"肺炎"，已治愈。否认心脏病、高血压、肾脏疾病、糖尿病、神经系统、肝炎等病史。曾行"包皮环切术"，否认药敏史。无烟酒嗜好及毒物接触史，家族中无遗传病及类似病史。

体格检查：一般情况好，心、肺、腹无异常。泌尿外科检查：左侧睾丸较小，双侧附睾尾部均触及直径 0.4cm 左右大小质中肿物，前列腺 II 度大，质中、无压痛，表面欠光滑，右侧叶触及一直径约 0.5cm 明显隆起质中结节。余无异常。

实验室检查：血尿常规无异常，PSA：T-PSA 43.3ng/ml，F-PSA 4.9ng/ml，F/T 0.113，尿流率：MFR 6.7ml/s，AFR 2.6ml/s，尿量 142m。

【问题1】 通过上述问诊与查体,该患者可能的诊断是什么?

思路:考虑前列腺癌。患者7年前无明显诱因渐出现尿频、尿线变细、尿不尽感、终末滴沥,夜尿4～5次,临床表现与前列腺癌相符。前列腺癌症状的出现及其严重程度,取决于癌肿生长的速度和压迫尿道的程度。因前列腺环抱尿道,故癌变增大到一定程度后才压迫尿道,表现出排尿异常的症状,逐渐增大的前列腺腺体压迫尿道可引起进行性排尿困难,表现为尿线细、射程短、尿流缓慢、尿流中断、尿后滴沥、排尿不尽、排尿费力,此外,还有尿频、尿急、夜尿增多、甚至尿失禁。肿瘤压迫直肠可引起大便困难或肠梗阻,也可压迫输精管引起射精缺乏,压迫神经引起会阴部疼痛,并可向坐骨神经放射。当前列腺癌发生转移,尤其是经骨骼转移时,可出现腰背部疼痛,疼痛常可向会阴部及肛门周围放射,甚至会出现截瘫。PSA检测升高,亦提示有前列腺癌的可能。

【问题2】 为明确诊断,需进行哪些检查?结果如何?

思路1:直肠指检、经直肠超声检查、血清前列腺特异性抗原(PSA)测定是临床诊断前列腺癌的三个方法。直肠指检可以发现前列腺结节,质地坚硬。经直肠超声可以显示前列腺内低回声病灶及其大小及侵及范围。前列腺特异性抗原(PSA)是一种由前列腺上皮细胞分泌的蛋白酶。正常人血清内含量极微,在前列腺癌时,正常的腺管组织遭到破坏,可见血清中PSA含量升高。PSA对前列腺特异,但不能区分良恶性前列腺疾病。主要用于前列腺癌的早期诊断、分期、术后疗效观察和随访。对前列腺癌的特异性为82%～97%。前列腺肥大、急性前列腺炎也可升高。前列腺癌发生骨转移PSA会更高。直肠、前列腺触诊检查可一时性增高,几天后恢复正常。在采集患者的血标本前进行直肠指检、前列腺按摩、导尿等,将会导致血清PSA升高,应注意避免。F-PSA/PSA < 10%提示前列腺癌,F-PSA/PSA > 25%提示前列腺增生。临床测定的总PSA(t-PSA),包括血清中f-PSA和c-PSA。参考值:血清t-PSA < 4.0μg/L,f-PSA < 0.8μg/L,f-PSA/t-PSA > 25%。有淋巴结转移和骨转移的,病灶随血清PSA水平增高而增多。前列腺癌的确诊依靠经直肠针吸细胞学或超声引导下经会阴前列腺穿刺组织检查。前列腺癌容易骨转移,可行骨扫描检查。

思路2:其他可考虑的辅助检查:①酸性磷酸酶测定:本检查应在直肠指诊及尿道检查24小时后进行,80%有远处转移的前列腺癌者酸性磷酸酶增高,无远处转移者20%有酸性磷酸酶增高。因此血清中酸性磷酸酶明显增高,提示有前列腺癌的可能。②X线检查:骨盆、腰椎摄片是诊断癌肿是否转移的一个重要检查,有时也可做精囊输精管造影。前列腺癌的膀胱尿道造影显示,缺乏正常的前列腺曲线,伴有尿道僵硬、狭窄。当膀胱受侵时,膀胱底部可见不规则充盈缺损。③CT及磁共振检查:其图像清晰,分辨率高,且安全无痛苦,是一项有诊断价值的检查。

检查结果:PSA:T-PSA 43.3ng/ml,F-PSA 4.9ng/ml,F/T 0.113 < 0.15;直肠指检:前列腺增大,中央沟消失,质韧,未触及明显结节,无触痛,指套无染血;直肠B超:前列腺4.9cm,体积49.3ml,前列腺增大,向膀胱内凸出,回声欠均匀,外周带可见一不均匀低回声区,体积约3.2cm。前列腺活检示"前列腺癌";骨扫描:未见异常。其他一般情况良好,行前列腺癌根治术加辅助治疗。

【诊断】 前列腺癌。

【问题3】 如何检测前列腺癌治疗后的生化复发?

思路1:生化复发是肿瘤继续进展并发生临床复发或转移的前兆,PSA的监测是生化复发的重要指标,在随访中检出生化复发者并进行恰当的评估,可以筛选出高危患者接受进一步治疗。生化复发又称PSA复发,为根治术后生化复发和放疗后生化复发。①根治术后生化复发:在成功进行前列腺癌根治术后,患者的血清前列腺特异抗原(PSA)水平应在24周内下降到0值并一直维持于这一临床检测不到的水平。欧洲泌尿外科学会(EAU)将血清 PSA 水平连续两次≥0.2ng/ml 定义为生化复发，而 Am 等认为将其定义限定为 PSA 连续两次≥0.4ng/ml。②放疗后生化复发：美国放射治疗和肿瘤学家协会（American Society for Therapeutic Radiology and Oncology，ASTRO）将其定义为血清 PSA 增长≥2ng/ml 或者患者接受再次根治性治疗。目前大多数学者将放疗后生化复发定义为：根治性放疗后血清 PSA 值降至最低点后的连续 3 次血清 PSA 升高，复发的确切时间是血清 PSA 最低值与第一次升高之间的中点时刻。

思路 2：生化复发的评估：对于前列腺癌生化复发的患者，进一步对其全面评估的目的是判断患者是否已发生临床复发，如果已经临床复发，要判断其是局部复发还是转移极为重要，因为这直接影响治疗方案的选择。Maffezzini 等在对 2000 年后有关 PSA 倍增时间（PSADT）相关文献的分析中得到，PSADT 是一个最有效的评价前列腺癌根治性治疗后的预后指标。根治术后的局部复发的可能性在下列情况时大于 80%：术后 3 年才发现 PSA 上升；PSADT≥11 个月；Gleason 评分≤6 分；病理分期≤pT 3 期。根治术后转移的可能性在下列情况时大于 80%：术后 1 年内发现 PSA 上升；PSADT≥4 两个月；Gleason 评分≤8～10 分；病理分期≤pT3b 期。D'Amico 在对 8669 名前列腺癌根治性治疗后的患者分析中得到，PSADT、PSA 增长速度、Gleason 评分等对前列腺癌生化复发的评估有一定的指导作用，PSADT<3 个月、PSA 每年增长速度每年 >2ng/ml、Gleason 评分≥8 分称为前列腺癌特异致死性指标（prostate cancer specific mortality，PCSM）。

思路 3：放疗后临床复发也包括局部复发和（或）转移，局部复发是指 CT、MRI、骨扫描等影像学检查排除淋巴结或远处转移，经过前列腺穿刺证实的放疗后前列腺癌复发。远处转移是指影像学检查发现远处播散的证据。可见，前列腺癌患者在手术后，每个月都要定期查 PSA。一旦发现 PSA 有变化，就要采取相应措施。

（王书奎　李　山）

案例 25-7　卵巢恶性肿瘤

【病史摘要】　55 岁，女。

主诉：自觉腹胀，腹围增大，腰部不适 3 月余，加重 5 天。

现病史：患者 4 个月前自觉腹胀、腹部坠疼感，腹围逐渐增大、疲乏消瘦，未行诊治，近 5 天来，腹胀、腰痛加重，至社区医院超声检查发现盆腔肿块及腹水，前来本院就诊。

既往史及个人史：既往无特殊病史，已绝经，近来偶见不规则阴道出血。

体格检查：体温 36.6℃，脉搏 130 次 / 分，呼吸 46 次 / 分，身高 158cm，体重 40kg，血压 56/90mmHg，精神疲乏。腹部膨隆，肝、脾肋下未触及，附件可触及包块。双下肢轻度水肿。

实验室检查：血常规检查：RBC 3.0×10^{12}/L，WBC 5.1×10^9/L，Hb 89g/L，PLT 251×10^9/L。

【问题 1】　通过上述问诊与查体，该患者可能的诊断是什么？需与哪些疾病鉴别诊断？

思路 1：患者 55 岁，女性，绝经后出现不规则阴道出血，腹胀，腹围增大，腰部不适，消瘦，双下肢轻度水肿，贫血等症状；双侧附件可触及包块；超声发现盆腔肿块及腹水。根据患者的主诉、年龄、性别、症状和病史特点，高度怀疑卵巢恶性肿瘤。

思路 2：鉴别诊断：①卵巢良性肿瘤；②消化道肿瘤卵巢转移；③宫颈癌。

【问题 2】　为明确诊断，应进行哪些检查？

血清肿瘤标志物检查：CA125 367.9U/ml，人附睾蛋白 4（HE4）1028pmol/L，CEA 1.9ng/ml，CA199 2.6U/ml，CA153 19U/ml。

B 超检查提示：右侧卵巢见直径 12cm 肿块，质地偏实性，包膜不完整；左侧卵巢见直径 8cm 肿块，囊实性。腹腔液性暗区 10cm×7cm×8cm；子宫未见明显异常。

全腹 CT 检查：右卵巢肿块为实性，有一外生乳头，左卵巢肿块为囊实性，囊壁不规则增厚大于 3mm，实性部分为片状和结节状，强化明显。

思路：大部分的卵巢癌早期临床症状不明显，大多表现为腹部肿块。可根据患者典型的实验检查特点协助诊断：

（1）患者血清肿瘤标志物 CA125 和 HE4 显著升高。CA125 主要应用于卵巢癌的诊断和疗效监测，可能导致 CA125 假阳性的疾病包括：妇科疾病，如子宫内膜异位症、子宫肌瘤、卵巢囊肿、附件炎或盆腔炎。所以需要进行鉴别诊断。HE4 在生殖系统和呼吸系统表达，是卵巢癌最常见升高的标志物。肺和乳腺的腺癌也存在 HE4 的低表达，胃肠道和泌尿系统的肿瘤通常不表达。HE4 和 CA125 联合检测是诊断卵巢癌的最佳组合。目前以 HE4≥75pmol/L、CA125≥35U/ml 作为诊断卵巢癌标准。

（2）B 超、CT 等影像学检查提示卵巢有占位性病变。

【问题3】 根据实验室及其他检查结果，应作出怎样的诊断？依据是什么？

思路 1：卵巢癌的临床表现主要为：①疼痛：卵巢恶性肿瘤可能由于瘤内的变化，如出血、坏死、迅速增长而引起相当程度的持续性胀痛。在检查时发现其局部有压痛。②月经不调：偶见不规则子宫出血，绝经后出血。③消瘦：晚期呈进行性消瘦。④下腹包块：恶性卵巢瘤双侧生长者占 75%，而良性卵巢瘤双侧者仅占 15%。⑤腹腔积液：虽然良性卵巢瘤如纤维瘤或乳头状囊腺瘤亦可并发腹腔积液，但卵巢恶性肿瘤合并腹腔积液者较多。⑥恶病质：病程拖延较久者，由于长期消耗、食欲不振而表现有进行性消瘦，乏力，倦怠等恶病质症状。

思路 2：①卵巢癌的常用肿瘤标记物是 CA125，由于 CA125 在早期卵巢癌的敏感度低，而且 CA125 在许多妇科良性疾病和其他系统恶性疾病中升高（特异性低），因此需要其他标记物联合检测 CA125 鉴别诊断卵巢癌，例如肿瘤相关胰蛋白酶抑制剂（TATI）、CA199、CA724 和 CA15-3 等，这些辅助肿瘤标志物的使用增加了卵巢癌诊断的敏感性，却降低了特异性。现在最被认可的卵巢癌标志物是 HE4。HE4 单独检测的特异度和阳性预测值较高，与单一使用 CA125 相比，HE4 可以使卵巢癌的检出率提高约 10%；HE4＋CA125 联合检测可显著提高阴性预测值和诊断准确率。②经阴道超声检测的诊断效率较高，但不能对肿块的良恶性做出准确的判断，全腹 CT 检查或 MRI 检查可了解肿瘤与肠道的关系，并排除胃肠道肿瘤，同时了解肿瘤侵犯腹盆腔的范围。

思路 3：诊断依据：①患者女性，有绝经后出现不规则阴道出血，腹胀，双侧附件包块，腹水等症状；②肿瘤标志物 CA125 和 HE4 明显增高；③超声和 CT 见双侧卵巢实性和囊实性肿块。

【诊断】 双侧卵巢恶性肿瘤。

【问题4】 该患者可采用什么治疗方式？治疗过程中该如何进行疗效监测和预后判断？

思路 1：卵巢恶性肿瘤因病理类型不同而治疗方案不同，多用手术治疗联合化疗等综合治疗。该患者已绝经，可行全面分期手术即肿瘤细胞减灭术：全子宫切除术＋双附件切除术＋部分大网膜切除术＋盆腔及腹膜后淋巴结清扫术。

化学治疗：行卡铂加泰素（紫杉醇注射液）化疗 6 个疗程。

思路 2：治疗过程可检测血清标志物 CA125 和 HE4。若治疗有效，CA125 和 HE4 水平会下降，一旦再次出现持续升高，提示肿瘤复发。CA125 的连续检测是一种简单、快捷、经济、非侵袭性和高敏感性的早期预测肿瘤复发的手段。

【问题5】 患者术中冰冻示双侧卵巢恶性肿瘤。腹水涂片找到肿瘤细胞。病理报告：（左、右卵巢）低分化浆液性腺癌。"双侧"输卵管组织的标本切端未见肿瘤累及；大网膜及阑尾周围纤维组织中均见癌组织浸润。手术和化疗过程顺利，CA125 于第 3 个疗程降至正常，

6个疗程后患者达到临床缓解。化疗结束后18个月患者CA125为9U/L，HE4为11pmol/L，无不适。19个月时CA125上升至42U/L，HE4升至105pmol/L，第20个月CA125达96U/L，HE4达891pmol/L。盆腹腔CT提示腹主动脉旁、肠系膜下动脉和右肾静脉之间有一直径为6cm的肿块。提示患者病情发展如何？

思路：患者血清CA125和HE4化疗后恢复正常水平，提示治疗有效。化疗后18个月，CA125和HE4异常上升，19个月后明显高于正常水平，CT扫描显示腹腔肿块，提示患者卵巢癌复发并转移。

手术前后CA125的检测对卵巢癌具有较好预后价值，建议将手术前后CA125水平的差异作为临床应用的标准。初次手术和化疗后，CA125水平的降低在化疗过程中被作为一个独立的预后因子。

（王书奎　李　山）

第二十六章
抗菌药物体外敏感性检验案例分析

案例 26-1　铜绿假单胞菌肺炎

【病史摘要】　男,69 岁,汉族。

主诉:反复咳嗽、咳痰,喘息 50 余年,加重 3 天。

现病史:患者 50 年前出现咳嗽,咳痰,喘息,后每年发作 1 次。3 天前受凉后咳黄绿色黏稠状痰,有咯血,伴发热、畏寒、胸痛、心慌、喘息、乏力等不适症状。

既往史:既往有支气管哮喘急性发作和支气管扩张伴肺部感染等住院史。

个人史:生于辽东区中部,干部,无烟酒嗜好,发病前有感冒。

家族史:家庭成员健康,无家族遗传病史。

体格检查:T 39.2℃,P 89 次/分,R 32 次/分,BP 120/80mmHg。胸廓无畸形,双肺闻及大量湿啰音及散在哮鸣音,心律齐,未及杂音,腹软,无压痛反跳痛,肝、脾未及。

实验室检查:血常规检查,白细胞 10.9×10^9/L,中性粒细胞比例 88.0%。胸部 CT 显示:双肺大片密度不均块影,有透亮区,边缘模糊。

【问题 1】　通过上述问诊与查体,该患者可能的诊断是什么?

思路 1:患者 69 岁,男,体温 39.2℃,有咳嗽和双肺湿啰音等明显的呼吸道刺激症状,既往有支气管哮喘急性发作和支气管扩张伴肺部感染等住院史(诱发因素)。根据患者的主诉、症状和实验室检查特点,高度怀疑"肺部感染"。

思路 2:鉴别诊断:肺结核、肺癌。

【问题 2】　为明确诊断,应进行哪些检查?

根据体温升高、白细胞 10.9×10^9/L 及胸部 CT 检测结果,可初步怀疑细菌性肺炎,如需确定诊断需分离出致病菌,排除其他病原体感染和肺癌。

实验室检查:结核菌素实验(OT)阴性。结核抗体阴性。C 反应蛋白 140.2mg/L,降钙素原 2.02ng/ml。胸水癌胚抗原、细胞角蛋白质 19 片段(CYFRA21-1)、鳞癌细胞抗原等阴性。支气管刷检、支气管灌洗液和胸水均未发现肿瘤细胞。

细菌学检查:支气管刷检及灌洗液涂片未找到抗酸杆菌,胸水需氧和厌氧菌培养,未检出病原菌和肿瘤细胞。痰标本直接涂片,多形核白细胞 >25/低倍视野,上皮细胞 <10/低倍视野,革兰阴性杆菌(++++),白细胞内有吞噬。痰和支气管灌洗液的细菌培养中多次检出黏液型铜绿假单胞菌,其中支气管灌洗液定量培养 ≥10^4CFU/ml,药敏实验显示对丁胺卡那、庆大霉素、头孢他啶、亚胺培南、左旋氧氟沙星、哌拉西林/他唑巴坦和头孢吡肟等敏感。

思路 1:痰标本性状对推测感染病原体具有一定意义:黄绿色或翠绿色痰提示铜绿假单胞菌感染,铁锈色痰可能为典型肺炎链球菌感染,血性或非血性干酪样痰提示结核分枝杆菌感染。

思路 2:铜绿假单胞菌是人体呼吸道的一种常见定植菌,区分定植和感染的依据主要包括:①是否存在呼吸道感染的症状、体征和相应的肺部影像学表现。②是否存在感染的风险因素。③痰标本是否合格，是否有上呼吸道杂菌污染，涂片镜检是否能发现细菌吞噬或病原菌与白细胞伴行现象。④细菌定量培养结果是否能达到以下阈值，气管内吸引物≥10^5CFU/ml、支气管灌洗液≥10^4CFU/ml和防污染保护性气管镜毛刷标本≥10^3CFU/ml。⑤C反应蛋白和降钙素原等细菌性感染指标是否异常等。

思路3：根据患者的基本情况、既往病史和实验室检验结果，可判断为铜绿假单胞菌感染，依据如下：①患者的呼吸道感染症状明显，肺部CT有炎症表现。②患者年龄69岁，既往反复咳痰、喘息50余年，有支气管哮喘急性发作和支气管扩张伴肺部感染等住院史，存在呼吸感染的直接诱因，是铜绿假单胞菌肺炎的高危人群。③痰标本直接涂片，多形核白细胞>25/低倍视野，上皮细胞<10/低倍视野，提示为合格痰标本。④痰涂片镜检革兰阴性杆菌（++++），且白细胞内有细菌吞噬现象，提示细菌性感染的可能性大。⑤支气管灌洗液定量培养，检出铜绿假单胞菌≥10^4CFU/ml，有诊断意义。⑥细菌性感染指标中，C反应蛋白（140.2mg/L）和降钙素原（2.02ng/ml）均显著升高。综上所述，结合痰培养多次检出铜绿假单胞菌、临床症状、影像学证据和其他辅助诊断指标，可诊断为铜绿假单胞菌肺炎。

【问题3】　对于该患者，该如何进行针对性的抗感染治疗？治疗时需注意哪些问题？

近年来，铜绿假单胞菌对抗菌药物的耐药性呈上升趋势，故最好根据药敏试验结果进行选择性用药，同时监测耐药性变化，及时调整用药方案。同时，对于支气管扩张和相关性肺炎，还应该改善气道环境、促进排痰、防止二次感染。

思路1：黏液型铜绿假单胞菌的生物被膜保护机制：黏液型铜绿假单胞菌是一种含有保护性生物被膜（biofilm）的特殊自然表型，其保护性作用机制包括如下：①弥散屏障：可阻挡抗生素药物的渗透，使进入细菌内的抗菌药物浓度降低，以及药物有效作用的最低抑菌浓度大大增加。②微环境梯度：生物膜中的营养成分、代谢产物浓度、渗透压和氧浓度等由外向内呈梯度下降，受环境条件影响，处于生物膜内部的细菌进入"半休眠状态"，故抑制细菌生长代谢和核酸合成的抗菌药物无法发挥相应的抗菌作用。

思路2：大环内酯类抗菌药物抑制生物被膜形成的机制：大环内酯类抗菌药物，如红霉素、克拉霉素、阿奇霉素和罗红霉素等，本身没有对铜绿假单胞菌没有抗菌作用，但对于黏液型铜绿假单胞菌感染的治疗有独到的作用：①对形成生物被膜的藻酸盐有抑制作用；②有调节免疫、增强吞噬细胞的吞噬作用；③增强纤毛的清扫作用，降低细菌在呼吸道的黏附。在大环内酯类药物中，又以阿奇霉素对于黏液型细菌的抑菌能力最强。除大环内酯类抗菌药物外，氟喹诺酮类也有类似的抑制生物被膜形成的功能。

思路3：黏液型铜绿假单胞菌的治疗方案：由于受生物被膜保护，黏液型铜绿假单胞菌难于清除，且可能出现体外药敏实验敏感而体内治疗效果不佳的情况。对于黏液型铜绿假单胞菌的临床治疗，建议采用大环内酯类药物与药敏实验的敏感药物进行联合用药。如患者对大环内酯类药物过敏，可考虑氟喹诺酮类抗菌药物与上述敏感药物联合治疗。

思路4：药敏情况的定期监测：铜绿假单胞菌在抗菌药物治疗的过程中可产生诱导性耐药，其诱导性耐药的机制主要包括：①通过质粒或染色体介导，产生金属酶、超广谱β内酰胺酶、碳青霉烯酶、头孢菌素酶等多种水解酶，使抗菌药物失活；②改变抗菌药物的作用靶点，使得抗菌药物与细菌结合的亲和力下降；③主动外排系统过表达，将抗菌药物泵出细胞外。临床上，对于铜绿假单胞菌引起的感染，应定期监测药敏情况，并根据药敏结果调整用药方案。

思路5：改善气道环境、促进排痰和相关抗感染治疗措施：对于支气管扩张和相关性肺炎患者，改善气道环境、促进排痰，有利缓解患者气短和胸痛等临床症状，防止气管血管破裂、大咯血所引起的气管堵塞和窒息等，防止病原菌长期定植和诱发二次感染（尤其防止病原菌入血引发脓毒血症）等，具体措施包括：①通过呼吸训练、震动击拍、引流和雾化祛痰等多种方式,促进痰液的排出;②吸入黏液溶解剂,促进痰液的液化和排出,改善气道环境;③使用支气管舒张剂,促进气道通畅;④吸入糖皮质激素,减少排痰量,改善生活质量。⑤在静脉注射治疗的同时,进行局部的抗菌药物的雾化吸入治疗,提高肺内的局部药物浓度,防止病原菌长期定植和诱发二次感染。

【问题4】 患者好转出院,一年后再次肺炎入院,检出泛耐药的铜绿假单胞菌(仅庆大霉素、阿米卡星和多黏菌素敏感),该采取哪些治疗和预防措施?

近年来,多耐药、泛耐药和全耐药铜绿假单胞菌感染呈上升趋势,严重影响了患者的预后和转归,造成了严重的医疗负担。对于多重耐药、泛耐药和全耐药铜绿假单胞菌,建议进行联合药敏试验和联合抗菌药物治疗,并采取相应的控制措施,防止其院内播散和暴发流行。

思路1:体外联合药敏试验可出现4种结果:①无关作用:两种药物联合作用的活性等于其单独活性;②拮抗作用:两种药物联合作用显著低于单独抗菌活性;③累加作用:两种药物联合作用的活性等于两种单独抗菌活性之和;④协同作用:两种药物联合作用显著大于其单独作用的总和。

思路2:联合用药的意义:①联合用药可减少剂量以避免达到毒性剂量;②对某些耐药细菌的严重感染,联合用药比单一用药效果更好;③对于多耐药、泛耐药和全耐药菌株,联合用药是其抗感染治疗的首选方案。

思路3:推荐的联合用药方案:①抗铜绿假单胞菌的β-内酰胺类+氨基糖苷类,或抗铜绿假单胞菌的β-内酰胺类+抗铜绿假单胞菌的喹诺酮类,或抗铜绿假单胞菌的喹诺酮类+氨基糖苷类;②双β-内酰胺类药物治疗,如哌拉西林/他唑巴坦+氨曲南;③在上述联合的基础上再加多黏菌素。在本案例中,病原菌为仅对庆大霉素、阿米卡星和多黏菌素敏感的泛耐药铜绿假单胞菌,建议使用氨基糖苷类+多黏菌素,或双β-内酰胺类+多黏菌素,或根据体外联合药敏试验结果以有协同作用的药物进行联合用药。

思路4:感控措施:①及时对患者使用过的呼吸机、湿化器、雾化器、血压计袖带等医疗器械进行消毒灭菌处理,去除传染源;②对患者进行主动监测和隔离,加强医疗工作人员的手卫生意识、加强医疗侵袭性操作的无菌意识,切断感染的传播途径;③加强抗菌药物治疗管理,合理使用抗菌药物,缩短抗菌药物疗程。

案例 26-2 妊娠晚期下肢皮肤感染

【病史摘要】 女,29岁,汉族。

主诉:孕37周,双下肢水肿3周,出现红斑2天。

现病史:3周前出现双下肢水肿,随孕期进行性加重。2天前,右脚踝内侧裤管摩擦处出现红斑,进行性扩大,数小时内迅速波及整个小腿,红斑部位有发热、触痛、灼痛。

既往史:既往体健,否认传染病史。

个人史:生于广东湛江地区,既往有脚趾真菌感染。

家族史:家庭成员健康,无家族遗传病史。

体格检查:T 36.8℃,P 80次/分,R 25次/分,BP 110/78mmHg。双肺呼吸音清,未及干湿性啰音,心律齐,未及杂音,腹部膨隆,宫高32cm,腹围106cm。双下肢水肿,右脚踝内侧红斑处水肿尤为明显,边界清晰,有结节,近右足背处有水疱。

实验室检查:血常规:白细胞 $11.2×10^9$/L,中性粒细胞比例53.1%,淋巴细胞比例17.4%,嗜酸性粒细胞比例21.5%。

【问题1】 通过上述问诊与检查,该患者的可能诊断是什么?需与哪些疾病鉴别诊断?

思路1:患处皮肤体征对于感染的病原菌种类有诊断意义。典型的链球菌感染,局部皮肤突然变赤，色如丹涂脂染，红热肿胀，进展迅速，称之为丹毒。典型的金黄色葡萄球菌感染，大片皮肤泛发红斑，后以松弛性烫伤样大疱及大片表皮剥脱为特征，即皮肤烫伤样综合征。水痘 - 带状疱疹病毒引起的急性感染性皮肤病，皮疹一般有单侧性和按神经节段分布的特点，伴有难以忍受的神经疼痛。

思路2：患者29岁，女，孕37周，右腿皮损处出现红斑，进展迅速，结合患者病史特点，高度怀疑为妊娠晚期丹毒。

思路3：鉴别诊断：①其他病原体引起的皮肤感染；②疱疹。

【问题2】 为明确诊断，应进一步进行哪些检查？

根据患者皮肤"流火"样表现，结合白细胞升高和嗜酸性粒细胞比例升高等症状，怀疑为妊娠晚期丹毒，同时应进一步完善实验室检查，排除妊娠相关的特异性皮炎。

实验室检查：天疱疮抗体阴性，抗链球菌溶血素"O"(ASO) 593IU/ml，C 反应蛋白 9.6mg/L；取刺破的水疱渗液直接涂片，镜检发现革兰阳性球菌，细菌培养检出停乳链球菌（95%）和耐甲氧西林金黄色葡萄球菌（5%）。

思路1：丹毒的发病因素：①皮肤损伤破裂。②有感染性病灶，或皮肤萎缩、细胞增生、痤疮、皮肤角质化和皮肤癣病患者。③赤脚趟水，皮肤浸泡，或长期居住于阴湿环境。④有高血压、糖尿病、肝硬化和动脉硬化等基础病史患者。⑤孕妇。⑥下肢循环差，深部静脉血栓、脉管炎患者。

思路2：妊娠晚期合并丹毒的易发因素：①妊娠晚期血容量增加，血液处于高凝状态。②增大的子宫压迫下腔静脉使血流受阻，下肢静脉管壁扩张。③肾上腺皮质激素分泌增加，皮肤弹力增大，弹力纤维易出现断裂和损伤。④下肢组织水肿及脂肪堆积，皮肤黏膜抵抗力下降，易受外来细菌的侵扰。且子宫右旋，故右下肢循环相对更差，其发病率比左下肢更高。

思路3：根据患者症状和实验室检验结果，可诊断为停乳链球菌感染引起的丹毒，局部混合金黄色葡萄球菌感染，依据如下：①有感染的风险因素。②有典型的临床感染症状。③抗链球菌溶血素"O"(ASO)升高，可辅助诊断。④水疱渗液涂片发现革兰阳性球菌，细菌培养检出停乳链球菌。⑤对于皮肤和软组织的感染，混合感染和继发其他病原菌感染的可能性较大，该患者水疱渗液同时培养到金黄色葡萄球菌，可作诊断。

【问题3】 对于该患者的治疗，该注意哪些问题？

思路1：要充分考虑妊娠和对胎儿的影响：①妊娠是丹毒的易发因素。②妊娠期用药有一定的限制。③妊娠期的生理变化，直接影响抗感染的治疗效果。④对于胎儿已成熟的孕妇应果断终止妊娠，以解除对胎儿的影响，降低孕产妇及围产儿死亡率。

思路2：丹毒的抗菌药物治疗思路：①可根据药敏试验结果进行抗菌药物治疗。②对患肢要制动和加强休息，局部可行硫酸镁或中药热敷。③局部及全身症状消失，仍应继续应用抗感染治疗5～7天，防止复发。

思路3：金黄色葡萄球菌的抗菌药物治疗：金黄色葡萄球菌广泛存在医院环境、人体皮肤表面和开放性体腔中，是引起人类感染的重要病原菌。在本病例中，分离病原菌是 MRSA，其耐药机制是青霉素结合蛋白靶位的改变，故对所有的 β- 内酰胺类抗生素耐药，同时还可能对大环内酯类抗生素、氨基糖苷类抗生素等多种抗菌药物表现出耐药性。目前疗效最肯定、最常用的抗菌药物是万古霉素和替考拉宁等。

案例26-3 肺 结 核

【病史摘要】 男，50岁，满族。

主诉：发热，咳嗽、咳痰7天。

现病史：7 天前饮酒后突起发热，38.5℃，寒战、咳嗽、咳黄痰。发热后在家物理降温未见明显好转，次日就诊于社区医院，应用亚胺培南抗感染治疗 6 天，不适症状加重。

既往史：自述家庭成员有结核病史，患者与其有密切接触。

个人史：生于辽宁丹东地区，工人，嗜烟酒。

家族史：无家族遗传病史。育有一儿一女，爱人和儿女均健康。父亲有结核病史。

体格检查：T 38.4℃，P 87 次 / 分，R 28 次 / 分，BP 120/84mmHg。神志清楚，双肺呼吸音清，未及干湿性啰音，心律齐，未及杂音，腹软，无压痛、反跳痛，肝、脾未及，双下肢无水肿。

实验室检查：血常规：白细胞 $10.6×10^9$/L。CT 提示右肺炎症改变、双侧泡性肺气肿、左肺上叶纤维灶，右侧胸腔积液少量，伴局部肺组织膨胀改变。血清白蛋白降低，肝功酶类均轻度升高。单次痰标本抗酸染色阴性。

【问题 1】　通过上述问诊与检查，该患者可能的诊断是什么？需与哪些疾病鉴别诊断？

思路 1：患者 50 岁，男。体温 39.4℃，血常规：白细胞 $10.6×10^9$/L。CT 提示右肺炎症改变、肺气肿、左肺上叶慢性炎症。根据患者的主诉、症状和检查特点，提示肺气肿合并肺炎、胸膜炎。

思路 2：亚胺培南抗感染治疗 6 天，感染症状未见明显好转；且家庭成员有结核病史，需怀疑结核性肺炎和胸膜炎。

思路 3：鉴别诊断：①非结核分枝杆菌、丝状真菌及其他少见病原菌引起的肺炎和胸膜炎；②恶性胸腔积液。

【问题 2】　为明确诊断，应进行哪些检查？

我国是结核病的高负担国家，结核病的早诊断、早治疗对于控制病情和防止传播，尤为重要。患者家庭成员有结核病接触史（诱因），常规抗菌药物治疗效果不明显，应进一步完善相关检查，以确诊和排除结核病。

实验室检查：结核菌素（OT）阴性；痰涂片连续 3 天未找到抗酸杆菌；胸水常规：李凡他试验阳性，有核细胞计数 360/µl；胸水生化：总蛋白 46.2g/L，乳酸脱氢酶 650U/L，腺苷脱氨酶 72U/L；胸水癌胚抗原、细胞角蛋白质 19 片段（CYFRA21-1）、鳞癌细胞抗原等阴性；胸水需氧和厌氧菌培养阴性；胸水涂片找到可疑抗酸杆菌；胸水结核分枝菌荧光定量 PCR 检测阳性，为 2.0 E4 Cps/ml；胸水快速 T 细胞计数体外酶联免疫斑点技术（T-SPOT.TB）检测结果显示结核杆菌 T 细胞为阳性。采用抗结核治疗 3 个星期，症状好转，胸水培养检出结核分枝杆菌。

思路 1：痰涂片找抗酸杆菌操作简便、快速，但阳性率较低，漏检率高。对于可疑患者，一般要求至少采集三份痰标本，连续送检三天。

思路 2：荧光 PCR 法具有快速和灵敏的特点，其检测的阳性率较高，可辅助诊断结核病；T-SPOT.TB 则是一项新的结核感染诊断指标，其应用酶联免疫斑点技术检测结核特异性 RD1 区编码抗原 EAST-6 主 CFP-10 肽段刺激后释放干扰素的特异性 T 细胞数量，诊断的特异性和敏感性亦较高。对于隐匿性结核，分子生物学技术能够提供有价值的诊断。

【诊断】　可以诊断为结核性胸膜炎，同时高度怀疑菌阴肺结核。

思路 1：根据我国《肺结核诊断和治疗指南》，菌阴肺结核（即 3 次痰涂片阴性及一次培养阴性的肺结核）诊断标准为：①典型肺结核临床症状和胸部 X 线表现。②抗结核治疗有效。③临床可排除其他非结核性肺部疾患。④ PPD（5TU）强阳性；血清抗结核抗体阳性。⑤痰结核菌 PCR+ 探针检测呈阳性。⑥肺外组织病理证实结核病变。⑦ BALF 检出抗酸分枝杆菌。⑧支气管或肺部组织病理证实结核病变。具备①～⑥中的 3 项或⑦～⑧中任何一项可确诊。

思路 2：本案例患者结核病接触史，有肺部炎症和局部肺组织膨胀等类似的结核病灶。

虽结核菌素（OT）、痰涂片和胸水涂片均不能明确诊断结核，但胸腔积液腺苷脱氨酶升高，对结核性胸膜炎诊断具有高敏感性和特异性，可作为一项客观诊断指标；再结合荧光 PCR 和 T-SPOT.TB 试验结果，可以诊断为结核性胸膜炎，同时高度怀疑菌阴肺结核。

【问题3】　请试述结核菌感染的治疗措施。

思路1：抗结核药物包括第一线抗结核病药和第二线抗结核病药两大类。通常疗效高、不良反应较少，病人较易耐受的称为第一线抗结核病药，包括异烟肼、利福平、乙胺丁醇、链霉素、吡嗪酰胺等；毒性较大、疗效较差，主要用于对一线抗结核药产生耐药性或用于与其他抗结核药配伍使用的称为第二线抗结核病药，包括对氨基水杨酸、氨硫脲、卡那霉素、乙硫异烟胺、卷曲霉素、环丝氨酸等。此外，近几年又研发出一些疗效较好、毒性作用相对较小的新一代的抗结核药，如利福喷汀、利福定和司帕沙星等。

思路2：抗结核药物使用应遵循早期、适量、联合、规律及全程用药原则。目前，我国推荐医务人员直接面视下督导化疗（directly observed treatment short-course，DOTS），确保肺结核患者在全疗程中规律、联合、足量和不间断地实施规范化治疗，减少耐药性的产生，最终获得治愈。对于肺结核患者，需要考虑痰中是否有排菌，既往是否有抗结核治疗过程，既往治疗时间，现阶段的病情和肝肾功能情况，以及是否出现多重耐药结核分枝杆菌等，以便制订个体化的治疗方案。

思路3：对于从未接受过结核病治疗，或服用抗结核药物不足一个月的初治患者，建议第一线抗结核病药治疗 6 个月，包括强化期治疗 2 个月和巩固期治疗 4 个月。对于既往治疗失败的患者，复治方案为第一线抗结核病药治疗 8 个月，包括第一线抗结核病药强化期治疗 3 个月和巩固期治疗 5 个月。对于耐多药肺结核患者，疗程要延长至 21 个月为宜，推荐一线敏感药物和二线抗结核药物联合治疗。本病例为初治，建议异烟肼、利福平、吡嗪酰胺和乙胺丁醇强化治疗 2 个月，异烟肼和利福平巩固治疗 4 个月。

案例 26-4　真菌性胆囊炎

【病史摘要】　男，77 岁，汉族。

主诉：右上腹胀痛 7 天，加重 1 天。

现病史：患者 7 天前无明显诱因出现右上腹胀痛，呈持续性，1 天前加重，伴高热，畏寒，背部放射痛。

既往史：既往体健，否认传染病史。

个人史：生于黑龙江松花江地区，农民，嗜烟酒。

家族史：无家族遗传病史。育有二儿三女，爱人及儿女均健康。

体格检查：T 39.2℃，P 82 次 / 分，R 30 次 / 分，BP 165/100mmHg。神志清楚，双肺呼吸音清，未及干湿性啰音。心律齐，未及杂音。腹软，右上腹压痛，墨菲征（+），无反跳痛。肝、脾未及。

实验室检查：血常规：白细胞 10.9×10^9/L，中性粒细胞比例 88.0%。急诊 B 超提示胆囊结石。

【问题1】　通过上述问诊与检查，该患者可能的诊断是什么？需与哪些疾病鉴别诊断？

思路1：患者 77 岁，男。血压 165/100mmHg，体温 39.2℃。血常规：白细胞 10.9×10^9/L，中性粒细胞比例 88%。B 超提示胆囊结石。根据患者的主诉、年龄、性别、症状和检查特点，提示胆囊结石伴急性胆囊炎。

思路2：患者 77 岁，男。胆囊切除术后，头孢哌酮 / 舒巴坦、左氧氟沙星、亚胺培南等抗感染治疗效果不明显。术后 12 天患者出现咳嗽、咳痰，排尿困难，体温 39.6℃。根据患者年龄、性别、症状和治疗过程,高度怀疑患者合并尿路感染。

思路 3:鉴别诊断:根据头孢哌酮 / 舒巴坦、左氧氟沙星、亚胺培南等抗感染治疗效果不明显,术后 12 天出现新发感染。①真菌性尿路感染;②前列腺增生。

【问题 2】 为明确诊断,应进行哪些检查?

由于抗菌药物治疗效果不明显,且在治疗过程中出现新发感染,应排除继发真菌感染。

实验室检查:血常规:WRC 10.9×10^9/L。中段尿培养 3 次均为近平滑假丝酵母菌,菌落计数大于 10^5/ml,血培养 3 天出现阳性为近平滑假丝酵母菌。B 超检查提示:前列腺轻度增生,膀胱无尿液潴留。X 线提示:双肺肺底和中部现大片状阴影。

思路:可根据患者典型的实验检查特点帮助诊断。

血常规:WBC 10.9×10^9/L。中段尿培养 3 次均为近平滑假丝酵母菌,菌落计数大于 10^5/ml,培养 3 天出现阳性为近平滑假丝酵母菌。B 超检查提示前列腺轻度增生,膀胱无尿液潴留。X 线显示双肺肺底和中部现大片状阴影。

【问题 3】 根据实验室及其他检查结果,应作出怎样的诊断?依据是什么?

【诊断】 患者可以诊断为:胆囊结石伴急性胆囊炎,合并真菌性尿路感染。

思路:诊断依据:①右上腹胀痛 7 天,加重 1 天,出现发热等症状,B 超提示胆囊结石,血常规显示中性粒细胞增加;②术后 12 天患者出现尿急、尿痛及排尿困难等症状,体温 39.6℃,有明显的感染病史;③中段尿培养 3 次均为近平滑假丝酵母菌,血培养出现阳性为近平滑假丝酵母菌。B 超检查提示前列腺轻度增生,膀胱无尿液潴留。

【问题 4】 为有效选择药物治疗,应进行哪些检查?

思路 1:近年来,随着医学技术的不断发展,广谱抗菌药物的大量应用,导管、引流管、介入治疗、器官移植数量的上升,侵袭性真菌病的发病率持续上升,抗真菌药物的耐药现象也愈严重,抗真菌治疗常常是一个相对较长的过程,在治疗过程中有可能发生耐药或敏感性降低。

思路 2:常规抗真菌药敏试验主要针对的是假丝酵母菌,菌种的鉴定仍是最为关键的一步,有助于临床选择抗真菌药物。此患者血液、尿液中均分离出近平滑假丝酵母菌。通常情况下,白假丝酵母菌、热带假丝酵母和近平滑假丝酵母菌感染,临床可经验性选用两性霉素 B、氟康唑或卡泊芬净。

思路 3:真菌药敏试验结果:氟康唑、伏立康唑耐药,伊曲康唑、两性霉素、氟胞嘧啶敏感,卡泊芬净的最低抑菌浓度(MIC)为 8.0μg/ml。细菌药敏试验结果:莫西沙星与头孢哌酮 / 舒巴坦具有相加作用。

思路 4:抗真菌体外药敏试验远不如细菌体外药敏试验完善,并非所有的体外药敏试验都与体内抗真菌药物的疗效一致,因为机体自身的免疫防御机制在真菌感染中发挥十分重要的作用。成功的临床治疗不仅取决于致病真菌对药物的敏感性,还取决于宿主的免疫状态、药物分布、药代动力学特点、药物之间的相互作用等。国际上较公认原则"90-60"原则,即体外药敏试验结果敏感者约有 90% 的临床效果较好,体外药敏试验结果耐药者约 60% 仍然对治疗有效。

(王海河　陈　茶)

第二十七章
毒物所致疾病检验案例分析

案例 27-1　一氧化碳中毒

【病史摘要】　女，63 岁，汉族。

主诉：头痛、头晕，呕吐 2 小时。

现病史：急性发病，突发头痛、头晕、心悸、四肢无力，呕吐两小时，晕厥 1 次，发病前有可疑一氧化碳（CO）吸入史。

既往史：否认高血压、糖尿病、冠心病病史。

体格检查：体温 37.3℃，脉搏 90 次 / 分，呼吸 18 次 / 分。血压 136/84mmHg，反应迟钝，双眼球活动自如，无眼球震颤，双侧鼻唇沟对称，伸舌居中。双肺呼吸音清，无啰音，心律整齐，未闻及明显杂音，腹平软，无压痛、反跳痛。

【问题 1】　通过上述问诊与查体，该患者可能的诊断是什么？

思路：患者有可疑 CO 吸入史，急性发病，有头痛、头晕、心悸、反应迟钝、四肢无力伴呕吐等表现，并晕厥 1 次，否认有高血压、糖尿病、冠心病病史。体温、脉搏、呼吸、血压正常，双眼球活动自如，无眼球震颤，双肺呼吸音清，无啰音，心律整齐。根据患者的主诉、查体和病史特征，高度怀疑为 CO 中毒。

【问题 2】　为明确诊断，应选择什么实验室指标检查？

思路：为明确诊断，应对患者血中碳氧血红蛋白（COHb）浓度进行测定。正常人血液中 COHb 含量为 5%～10%，目前临床上常用的 COHb 测定有以下几种方法：①血红蛋白仪测定法；②分光光度法；③加碱法；④加甲醛法；⑤加漂白粉法，等等。

【问题 3】　根据检查结果，如何对此疾病进行诊断分级？

思路：根据诊断标准，CO 中毒可以分为轻度中毒、中度中毒和重度中毒。①血液中 COHb 浓度在 10%～20%，患者出现剧烈头痛、头晕、心悸、四肢无力、恶心、呕吐、耳鸣、视物不清、感觉迟钝等，可诊断为轻度中毒。②血液中 COHb 浓度在 30%～40%，患者出现胸闷、气短、呼吸困难、幻觉、运动失调、意识模糊或浅昏迷，口唇黏膜可呈樱桃红色，可诊断为中度中毒。③血液中 COHb 浓度在 50% 以上，患者迅速出现深昏迷或呈去大脑皮质状态，出现惊厥、呼吸困难以至呼吸衰竭，可诊断为重度中毒。

【问题 4】　需与哪些疾病进行鉴别？如何鉴别？

思路 1：CO 中毒鉴别诊断包括可以引起患者精神状态改变的其他气体，如二氧化碳、乙炔、氨等；还应与可引起昏迷的脑血管意外、脑震荡、脑膜炎、糖尿病酮症酸中毒以及其他中毒相鉴别。

思路 2：①二氧化碳、乙炔、氨都可引起暂时的意识障碍，但不会引起迟发性神经系统症状。②甲醛、氨、二氧化氮等可引起黏膜和肺的刺激症状，但 CO 气体不会引起这些症状。③ CO 中毒与脑血管意外、脑震荡、脑膜炎、糖尿病酮症酸中毒以及其他中毒引起的昏迷相鉴别，其一般有高浓度 CO 的接触史，血液 COHb 测定的结果高于正常水平，并有急性发生的中枢神经损害的症状和体征。

（谢小兵）

案例 27-2　氰化物中毒

【病史摘要】　男，30 岁，汉族。

主诉：头晕、乏力、恶心及呼吸困难 2 小时。

现病史：病人 2 小时前突发头晕、乏力、心悸、恶心及呼吸困难，伴有眼刺痛、流泪、咽干、胸前区有压迫感，发病前曾搬运丙酮氰醇化工原料，未佩戴防护用品。

既往史：否认高血压、心脏病史，否认糖尿病史，无手术及输血史，无药物过敏史。

体格检查：体温 37.1℃，脉搏 106 次 / 分，呼吸 25 次 / 分。血压 165/110mmHg，眼和上呼吸道有刺激症状，口唇及指甲无发绀现象，皮肤黏膜呈鲜红色，呼气和口腔内有苦杏仁味，全身浅表淋巴结无肿大，气管居中，胸廓未见异常，无胸膜摩擦音。心律失常，各瓣膜听诊区未闻及病理性杂音，无心包摩擦音。腹平坦，无压痛、反跳痛，肝脏、脾脏肋下未触及，肠鸣音未见异常，双下肢无水肿。

【问题 1】　通过上述主诉及查体，患者可能的诊断是什么？

思路：患者出现头晕、乏力、胸闷、恶心及呼吸困难等临床表现，伴有眼和上呼吸道刺激症状，皮肤黏膜呈现鲜红色，呼气和口腔内有苦杏仁味，并有氰化物接触史，高度怀疑为氰化物中毒。

【问题 2】　为明确诊断，需进行哪些实验室检查？

思路：中毒早期同时进行动脉血气和静脉血气分析，氰化物中毒患者静脉血动脉化，静脉血氧分压明显增高，引起动、静脉血氧分压差减小（正常情况下约为 50mmHg），动、静脉血氧浓度差减小（<4%）。此外，可见血 pH 值下降，血浆乳酸浓度急速、明显升高。有条件者可进行血液、胃液等氰离子定性、定量检测，正常全血氰离子浓度小于 200μg/L。尿中硫氰酸盐增高也可作为接触氰化物的依据，尿中硫氰酸盐含量与氰化物中毒程度不完全呈平行关系，宜连续数日测定。

【问题 3】　需与哪些疾病进行鉴别？

思路：氰化物中毒经呼吸道吸入者要与急性一氧化碳中毒、急性硫化氢中毒等窒息性气体中毒相鉴别。其他途径中毒者还需与急性有机磷农药中毒、乙型脑炎及其他器质性疾病相鉴别。同时要注意排除脑血管意外、糖尿病昏迷、低血糖诱导的酸中毒和药物过敏的可能。

（谢小兵）

案例 27-3　乙　醇　中　毒

【病史摘要】　男，40 岁，汉族。

主诉：神志不清，呼之不应答。

现病史：急性起病，神志不清，呼之不应答，双上肢震颤，发热，饮食未进，呼气酒味，小便 19 小时未解，大便未解。

既往史：高血压病史，否认冠心病、糖尿病等病史，否认药物及食物过敏史。有二十余年饮酒史，发病前曾与朋友大量饮酒。

体格检查：体温 37.7℃，脉搏 102 次 / 分，呼吸 19 次 / 分。血压 160/100mmHg，神志不清，查体不配合，言语不能，反应迟钝，双侧瞳孔等大等圆，直径 5mm，直接、间接对光反射灵敏，双眼球检查不配合，双侧鼻唇沟对称。颈软，双肺呼吸音粗，无啰音。心律尚齐，未闻及明显杂音，腹平软，无明显压痛、反跳痛，双下肢不肿，四肢在疼痛刺激下可见屈曲反应，右侧肢体肌张力增高，四肢腱反射阳性。

【问题1】　根据问诊及查体发现，高度怀疑的临床诊断是什么？

思路：患者有神志不清、言语不能、反应迟钝的中枢神经系统抑制症状，呼气有酒味，发病前有大量饮酒史，高度怀疑为酒精中毒。

【问题2】　应选用什么检查项目进行诊断？

思路：最重要的实验室检查为患者血液乙醇浓度测定，可见有明显升高。此外，呼出气乙醇也可进行分析。动脉血气分析可见轻度代谢性酸中毒。血清电解质浓度测定可见低血钾、低血镁和低血钙。血糖浓度测定可见低血糖症。

【问题3】　该疾病临床上如何分期？

思路：乙醇中毒的症状严重程度因人而异，与饮酒量、血乙醇浓度及个人的耐受性有关，临床上分为三期。①兴奋期：血乙醇浓度达到11mmol/L，头痛、欣快、兴奋、健谈、饶舌、情绪不稳定、自负、易怒。②共济失调期：血乙醇浓度达到33mmol/L，肌肉运动不协调，行动笨拙，言语模糊不清，眼球震颤，视力模糊，步态不稳，出现明显共济失调。③昏迷期：血乙醇浓度达到54mmol/L时，昏睡、瞳孔散大、体温降低，可出现呼吸、循环麻痹而危及生命。

【问题4】　需与哪些疾病进行鉴别？

思路：本病引起的意识障碍需与镇静催眠药中毒、一氧化碳中毒、脑血管意外、糖尿病昏迷、颅脑外伤等引起的意识障碍相鉴别。本病引起的酸中毒需与低血压等引起的代谢性酸中毒、糖尿病酮症酸中毒、其他醇类中毒所致乳酸性酸中毒等相鉴别。

（谢小兵）

案例27-4　农药中毒

【病史摘要】　女，48岁，汉族。

主诉：腹痛、恶心1小时，昏迷半小时。

现病史：患者1小时前突发腹痛、恶心，并呕吐1次，吐出物有大蒜味，后逐渐神志不清，昏迷半小时，病后大小便失禁，汗多。昏迷前因与家人不和，自服药水1小瓶，并将药瓶打碎丢弃。

既往史：既往体健，无高血压、糖尿病、冠心病史，无药物过敏史。

体格检查：体温36.8℃，脉搏59次/分，呼吸28次/分，血压105/78mmHg，平卧位，神志不清，呼之不应，压眶上有反应，皮肤湿冷，肌肉颤动，巩膜不黄，瞳孔针尖样，对光反射弱，口腔流涎，肺部叩诊音清，两肺较多哮鸣音和散在湿啰音，律齐，无杂音，腹平软，肝、脾未触及，下肢不肿。

实验室检查：RBC $4.3 \times 10^{12}/L$，Hb 125g/L，WBC $7.3 \times 10^9/L$，中性粒细胞比例为65%，淋巴细胞比例为30%，PLT $154 \times 10^9/L$。

【问题1】　患者可能的诊断是什么？依据何在？

思路1：可能的诊断为有机磷农药中毒。

思路2：诊断依据：患者呕吐物有大蒜味，临床表现腹痛、恶心、呕吐、大汗等，并迅速神志不清，查体发现有肌颤，瞳孔呈针尖样，流涎，两肺哮鸣音和湿啰音，心率慢等毒蕈碱样症状和烟碱样症状，无其他引起昏迷的病史，发病前曾自服不明药水，综合问诊及查体情况，初步诊断为有机磷农药中毒。

【问题2】　为明确诊断，还需进行哪些实验室检验？

思路：为明确诊断，需对患者的血胆碱酯酶活力进行测定，血胆碱酯酶活力是诊断有机磷农药中毒的特异性实验指标，对判断中毒程度、疗效和预后极为重要。常用方法有气相色谱 - 质谱联用法、羟胺比色法、检压法、pH 法和溴麝香酚蓝法等。尿中测出对硝基酚或三氯乙醇亦均有助于有机磷农药中毒的诊断。此外，还可进行血气分析、肝功能、肾功能、电解质及血糖检测。

【问题 3】　需与哪些疾病进行鉴别？

思路：有机磷农药中毒引起的头晕、头痛、无力、恶心、呕吐和腹泻等病状应与急性肠胃炎、食物中毒、流行性乙型脑炎、中暑、感冒或其他种类农药中毒引起的病状相鉴别。同时，有机磷农药中毒者一般有农药接触史，体表或呕吐物有蒜臭味，这些也有助于有机磷农药中毒的鉴别诊断。

（谢小兵）

案例 27-5　药　物　中　毒

【病史摘要】　女，30 岁，汉族。

主诉：昏迷半小时，神志不清，呼之不应答。

现病史：患者因受精神刺激，于 1 小时前吞服大量抗精神病药物，家人发现患者神志不清，即呼救护车送院急救。

既往史：否认有高血压、糖尿病、冠心病史，否认结核病史，无手术及输血史。

查体：体温 36.4℃，脉搏 68 次 / 分，呼吸 15 次 / 分。血压 100/70mmHg，深度昏迷，双瞳孔直径约 5mm，对光反射消失，口唇发绀，颈无抵抗，呼吸减弱。

实验室检查：RBC 4.1×10^{12}/L，Hb 114g/L，WBC 10.87×10^9/L，中性粒细胞比例为 59%，淋巴细胞比例为 33%，PLT 136×10^9/L。

【问题 1】　患者可能的诊断是什么？诊断依据是什么？

思路 1：患者可能的诊断为巴比妥类药物中毒。

思路 2：诊断依据：患者有服用大量精神药物史，神志不清，瞳孔散大，呼吸系统受到抑制，血压下降，对光反射消失，发绀，肌张力下降，腱反射消失，手指和眼球震颤等，无其他昏迷（如肝性脑病、尿毒症、脑卒中）等疾病的指征，无其他引起昏迷的病史，初步诊断为巴比妥类药物中毒。

【问题 2】　为明确诊断，还需进行哪些检查？

思路：为进一步确诊，可对患者进行血电解质、阴离子隙、血糖、血尿素、肌酐、动脉血气、氧饱和度的检测，尤其应对可疑的药物进行定量分析。通过尿液检测可以定性检测巴比妥类药物中毒，血药浓度检测可以定量分析巴比妥类药物中毒。

【问题 3】　需与哪些疾病进行鉴别？

思路：巴比妥类药物中毒引起的意识障碍需与原发性高血压、癫痫、糖尿病、肝病、肾病引起的意识障碍相鉴别，而一氧化碳中毒、酒精中毒、有机溶剂中毒一般都有其相应的毒物接触史，头部外伤、发热、脑膜刺激征、偏瘫也易与巴比妥类药物中毒混淆，结合必要的实验室检查，可作出鉴别诊断。

（谢小兵）

案例 27-6　铅　中　毒

【病史摘要】　男，32 岁。

主诉：头痛头晕、乏力、失眠、食欲不振、恶心 3 年余，加重伴腹胀、便秘、阵发性腹绞痛 2 周。从事印刷工作 5 年余。

既往史：既往体健。

查体：体温 37.2℃，脉搏 72 次 / 分，呼吸 20 次 / 分，血压 120/70mmHg，心、肺（－），肝、脾肋下未触及，腹软，无反跳痛，脐周压痛（+）。急性痛苦病容，面容呈灰色，牙齿与指甲铅质沉着（++）。

【问题 1】　通过上述问诊与查体，该患者可能的诊断是什么？

思路：患者从事印刷工作 5 年余，有中枢神经系统症状，如头痛、头昏、乏力、失眠和消化系统紊乱表现，如食欲不振、恶心、腹胀、便秘等症状，另有腹绞痛，面容呈灰色，牙齿和指甲有铅质沉着。综合患者的职业史、临床症状，最可能的诊断是慢性铅中毒。

【问题 2】　为明确诊断，应进行哪些实验室检查？

思路 1：根据我国《职业慢性铅中毒诊断标准》GBZ37—2015 诊断标准，需要根据确切的职业史以及神经、消化、造血系统为主的临床表现与有关实验室检查，并参考作业环境调查，进行综合分析，排除其他原因引起的疾病，方可诊断。

思路 2：为明确诊断，可进行实验室检测：①血铅、尿铅浓度测定，了解血液和尿液中的铅含量，是实验室诊断的主要指标；②血常规分析和外周血涂片检查，贫血是慢性铅中毒最常见的症状之一，多为轻度低色素正常细胞性贫血，外周血涂片检查是否有网织红细胞、嗜碱性粒细胞和点彩红细胞增多的现象；③尿 δ- 氨基 -γ- 酮戊酸（ALA）和红细胞锌原卟啉（ZPP）测定，两者是铅中毒的敏感性指标；④其他指标，如 X 线荧光法测定骨铅及肾功能测定等，因为慢性铅中毒主要损害近曲小管，可能会造成肾功能异常，但此项指标不能作为确诊指标。儿童长期接触铅，在长骨骨骺端 X 线片上可见骨铅线。

实验室检查结果：血铅 950μg/L，尿铅 180μg/L，WBC 6.2×10^9/L，RBC 4.1×10^{12}/L，外周血涂片有点彩红细胞出现，ALA 1020μg/L，ZPP 18.0μg/gHb。

【问题 3】　如何根据实验室及其他检查结果，对疾病进行诊断分级？

思路：根据诊断标准，慢性铅中毒可以分为轻度、中度和重度三级。

1. 轻度中毒

（1）血铅≥2.9μmol/L（600μg/L）或尿铅≥0.58μmol/L（120μg/L），且具有下列一项表现者，可诊断为轻度中毒：①尿 δ- 氨基 -γ- 酮戊酸≥61.0μmol/L（8000μg/L）；②红细胞锌原卟啉≥2.91μmol/L（13.0μg/gHb）。③有腹部隐痛、腹胀、便秘等症状。

（2）诊断性驱铅试验，尿铅≥3.86μmol/L（800μg/L）或 4.82μmol/24h（1000μg/24h）者，可诊断为轻度铅中毒。

2. 中度中毒　在轻度中毒的基础上，具有下列一项表现者：①腹绞痛；②贫血；③轻度中毒性周围神经病。

3. 重度中毒　具有下列一项表现者：①铅麻痹；②中毒性脑病。

【诊断】　慢性铅中毒，中度中毒。

（董素芳）

案例 27-7　汞　中　毒

【病史摘要】　女，21 岁。

主诉：头晕、乏力、失眠、多梦、记忆力减退 2 月余，并伴有情绪改变与性格改变，甚至出现幻觉、妄想等精神症状。口腔黏膜多次溃疡，牙龈肿胀出血。

查体：血压、脉搏、体温、呼吸正常。心、肺听诊未见异常，肝、脾肋下未触及，双下肢未见水肿。

神经系统查体：三颤征阳性（眼睑震颤、舌颤、双手震颤）。肢肌力、肌张力正常。深浅感觉无异常。双上下肢腱反射正常，病理性反射未引出。

实验室检查：血常规、尿常规、血电解质、肝功、肾功、血糖、心肌酶均正常，血脂略偏高。血沉、抗链"O"、类风湿因子、性激素六项均正常。肿瘤标志物正常。腰穿压力正常，脑脊液常规生化正常。心电图正常。双下肢动脉、静脉彩超正常。神经电生理基本正常。

入院后先后给予营养神经、改善循环、激素、抗焦虑等治疗无效。入院期间仔细观察，发现患者在使用一款美白祛斑产品，得知患者已使用7月余。

【问题1】 患者的病史特点是什么？可能的实验室诊断是什么？

思路1：患者出现神经精神异常、口腔牙龈炎症、震颤的特征性临床表现，神经查体和实验室检查显示身体各系统大致正常，排除脑血管疾病、震颤麻痹综合征、精神疾病。

思路2：患者使用美白祛斑产品7月余，考虑美白祛斑产品中的汞含量问题，故初步怀疑慢性轻度汞中毒。

【问题2】 需要检查什么实验室指标明确诊断？

思路1：推荐冷原子吸收光谱法检测尿液汞含量，可反映近期汞接触水平，正常人尿汞小于2.25μmol/mol肌酐（4μg/g肌酐）。

思路2：测定血汞含量，正常人的血汞水平小于25μg/L。

思路3：测定化妆品中的汞含量是否超标，应小于1mg/kg。

（董素芳）

案例 27-8 甲基苯丙胺中毒

【病史摘要】 男，24岁。

主诉：暴躁、易怒、抑郁，出现幻觉和被害妄想1周。

现病史：因暴躁、易怒、抑郁，出现幻觉和被害妄想症被家人送医院。

既往史：既往身体健康。

家族史：询问家人，无精神病家族史。

查体：血压150/95mmHg，心率130次/分。鼻中隔溃疡，皮肤有多处注射痕迹。

【问题1】 根据患者临床症状及查体发现，高度怀疑的临床诊断是什么？

思路1：患者出现暴躁、抑郁、被害妄想症等异常的精神和行为，且无精神病家族史，考虑为外因引起，如药物或毒品。

思路2：查体时发现，鼻中隔溃疡和皮肤多处注射痕迹，故怀疑为毒品中毒。

【问题2】 应选用什么检查项目进行快速诊断？

思路：可立即留取患者尿液，利用胶体金法检测。可选用单一类药物检测试剂盒，如吗啡检测试剂盒、美沙酮检测试剂盒，但最好选用同时多种毒品联合检测的试剂盒，如吗啡、甲基安非他明、氯胺酮、大麻、摇头丸五合一检测试剂盒，可快速初步确定中毒类型。

检测结果显示：患者为甲基苯丙胺中毒，即冰毒中毒。

【问题3】 中毒确证实验是什么？哪些实验室检查可协助诊断？

思路1：通常采用气相色谱-质谱联用仪测定血液中或尿液中的甲基苯丙胺浓度。

思路2：甲基苯丙胺中毒会伴有低氧血症和呼吸性酸中毒，以及有血糖升高、电解质紊乱、肝肾功能损害及凝血功能障碍等特点，故除了常规的全血细胞计数、尿常规外，还需要做动脉血气分析和相应的血液生化检查，以协助诊断和治疗。

【问题4】 对于本患者，除了问题2中的检测项目，还推荐做哪些实验室检查？

思路：吸食毒品的青少年多具有不良的生活习惯及不洁性行为，故建议进行HIV、梅毒、病毒性肝炎等传染性疾病的筛查。

（董素芳）

案例27-9 苯 中 毒

【病史摘要】 女，29岁。

主诉：常感疲倦、头晕、心悸两年。牙龈出血，易感冒半年。

现病史：患者于两年前常感疲倦、头晕、心悸，且有活动后气短，面色苍白。牙龈出血，易感冒半年。无牙龈肿痛病史。6年前在某乡镇制鞋厂工作。

既往史：既往身体健康。

查体：T 39.2℃，P 120次/分，四肢及躯干见散在出血点，肝、脾未触及。

实验室检查：RBC 3.5×10^{12}/L，Hb 52g/L，WBC 2.5×10^9/L，中性粒细胞 1.2×10^9/L，淋巴细胞比例为60%，PLT 30×10^9/L。网织红细胞0.28%。

【问题1】 在对本疾病诊断前，需要了解哪些信息？

思路：根据患者的临床症状及实验室检查结果，初步怀疑造血系统功能损害，因为患者外周血白细胞和血小板严重降低，并有贫血症状，网织红细胞0.28%。致全血细胞减少的疾病甚多，如再生障碍性贫血、阵发性睡眠性血红蛋白尿症、骨髓增生异常综合征中的难治性贫血、急性造血功能停滞、骨髓纤维化、急性白血病、恶性组织细胞病等。我们可以通过问诊了解患者的职业史。

经询问得知，患者为乡镇制鞋厂工人，工龄6年，在配底车间工作，生产过程中接触到多种胶水，用于粘鞋底，工作车间较小，操作台上方无吸风装置，室内明显异味，同车间有5位女工因牙龈出血、月经增多到医院检查，同样发现白细胞和血小板减少。车间最近的一次空气测定，发现苯浓度为60mg/m³。

【问题2】 该病人最可能的临床诊断是什么？依据何在？

思路1：依据患者确切的长时间苯作业职业史，车间的苯浓度明显超过国家规定的最高允许浓度6mg/m³（《工作场所有害因素职业接触限值》GBZ2.1—2007）；患者有牙龈出血、易感冒、贫血症状；实验室检查白细胞和血小板减少；同车间工人有类似症状。

思路2：按照《职业病苯中毒诊断标准》GBZ68—2013文件，可判定为职业性慢性苯中毒。

【问题3】 为确诊疾病和协助治疗，还需要哪些实验室检查？

思路1：为确诊疾病，需先明确职业性慢性苯中毒的分级，其分为轻度、中度和重度中毒，三者的诊断标准如下：

（1）轻度中毒：较长时间密切接触苯的职业史，可伴有头晕、头痛、乏力、失眠、记忆力减退、易感染等症状。在3个月内每2周复查1次血常规，具备下列条件之一者：①白细胞计数大多低于4×10^9/L或中性粒细胞低于2×10^9/L；②血小板计数大多低于80×10^9/L。

（2）中度中毒：多有慢性轻度中毒症状，并有易感染和（或）出血倾向，具备下列条件之一者：①白细胞计数低于4×10^9/L或中性粒细胞低于2×10^9/L，并伴血小板计数低于80×10^9/L；②白细胞计数低于3×10^9/L或中性粒细胞低于1.5×10^9/L；③血小板计数低于60×10^9/L。

（3）重度中毒：在慢性中度中毒的基础上，具备下列之一者：①全血细胞减少症；②再生障碍性贫血；③骨髓增生异常综合征；④白血病。

思路2：为了明确诊断和判定中毒程度，可以采用气相色谱法测定尿液中的苯含量，以及骨髓象检查。临床多选用后者。

实验室检查结果：患者无肝、脾肿大，网织红细胞 0.28%。骨髓涂片检查发现骨髓增生低下，脂肪组织增多，造血细胞减少，非造血细胞增多。

【诊断】 慢性重度苯中毒（再生障碍性贫血）。

（董素芳）

案例 27-10 三氯乙烯中毒

【病史摘要】 男，40 岁。

主诉：抽搐、昏迷 20 分钟。

现病史：患者从事光学器材的清洗工作，接触三氯乙烯。连续加班 24 小时后，因心悸、胸闷而摘下防毒面具，约 10 分钟后出现双手抽搐、口吐白沫、昏迷，持续约 20 分钟。入院后行心肺复苏，复苏成功后，送 ICU 病房。

查体：体温 36.0℃，脉搏 82 次/分，呼吸 16 次/分，血压 120/80mmHg。全身皮肤黏膜无发绀、出血点；心、肺听诊正常，肝、脾可扪及，肠鸣音减低。

【问题1】 高度怀疑的临床诊断是什么？需要测定什么实验室指标来明确诊断？

思路：根据患者的职业接触史和临床表现，怀疑急性三氯乙烯重度中毒。

【问题2】 需要测定什么实验室指标来明确诊断？

思路：为明确诊断，需要进行的检查包括：①检测血中三氯乙烯和尿中的三氯乙酸（三氯乙烯的代谢产物），两者是三氯乙烯过量接触的指标，对明确急性中毒病因和鉴别诊断具有重要意义；②检测肝功能及病毒性肝炎指标，三氯乙烯中毒可损害肝功能，导致转氨酶、胆红素增高，需与病毒性肝炎所致的肝功能异常相鉴别；③尿液检验和肾功能检查，中毒者会出现蛋白尿、血尿、管型尿，肾功能不全等表现。④三叉神经检查、心电图，因中毒患者以神经系统损害为主，还伴有心脏损害。

（董素芳）

案例 27-11 毒 蕈 中 毒

【病史摘要】 患者 4 人：李某，男，45 岁；其妻 44 岁；儿子，16 岁；女儿，20 岁。

自采蘑菇，食用 2 小时后 4 人皆出现恶心、呕吐、腹痛、腹泻症状，立即入院。行洗胃导泻等基本治疗，住院过程中，4 人出现不同程度的神经精神症状，如流涎、狂躁、乱语、幻觉、大汗等。

【问题1】 最有可能的诊断是什么？确诊依据是什么？有哪些类型？

思路1：根据患者食用野生毒蕈史，同餐者同时发病，出现急性胃肠炎症状，伴神经精神症状、肝肾损害或溶血表现者可高度怀疑毒蕈中毒。

思路2：对毒蕈进行形态学鉴定，毒蕈毒素化验分析或动物毒性实验是临床确诊的客观依据。

思路3：不同型别毒蕈的毒素、致病性、病死率、治疗方案均不同，故要判断其型别。

根据毒蕈中毒的机制和典型临床表现，可以分为 5 型：①胃肠炎型：主要表现为恶心、呕吐、腹痛、腹泻等消化道症状。一般预后良好。如小毒蝇菇、密褶黑菇、黄粘盖牛肝菌、毒粉褶菌和铅绿褶菇等；②神经精神型：除消化道症状外，表现出精神症状，如兴奋、狂躁、幻听、被害妄想等，同时伴有瞳孔缩小、多汗、唾液增多、心动过缓等毒蕈碱样症状，预后多良好；③肝脏损伤性：多数患者在出现消化道症状后，呈 1～2 天的"假愈期"，之后出现腹部不适、纳差、肝区疼痛、肝脏肿大、黄疸等症状，可因肝性脑病、呼吸和循环衰竭死亡，此型病死率可达 90%；④溶血型：除消化道症状外，可出现腰腹部疼痛、乏力、深褐色尿、贫血、肝脾肿大等急性溶血症状，严重者可致急性肾衰竭，甚至死亡；⑤光敏性皮炎型：可出现皮肤红肿或疱疹，日光照射后症状加重。

【诊断】　见手青（粉盖牛肝菌）中毒。

【问题 2】　胃肠道反应好转之后，是否可以出院？若不能，还需要检查哪些实验室指标进行观察？

思路 1：不能，因为在出现胃肠道症状早期，毒蕈中毒常会有一个"假愈期"，之后病情加重，因腹泻导致失水、电解质紊乱、谵妄等，亦可出现轻度的肝、肾功能损害和神经系统症状。

思路 2：需监测患者的肝、肾功能及神经系统指标，及时了解病人病情进展，对症治疗。实验室检查方法有：血常规、尿常规、肝肾功能、电解质、心电图。另外，需要做额外的检查与其他疾病相辨别，检查结果显示肝功能受损，要确定相应患者无病毒性肝炎；肾功能异常，要排除患者本身的慢性肾炎。

（董素芳）

案例 27-12　毒蛇咬伤中毒

【病史摘要】　52 岁，农民。

主诉：毒蛇咬伤 1 小时。

现病史：患者 1 小时前走山路时被蛇咬伤右足外踝，即感疼痛，回家半小时后，伤足胀痛加剧，渐出现头晕眼花、胸闷气促、双眼睑下垂，言语模糊。

查体：伤口深黑色，流血不止，有水疱、血疱。体温 37.2℃，脉搏 85 次 / 分，呼吸 22 次 / 分，血压 125/80mmHg。患者意识尚清楚，心、肺、腹部体检未见明显异常。

【问题 1】　如果鉴别是哪种毒蛇咬伤？可用什么实验室检查方法？

思路 1：被蛇咬伤后，要根据致伤蛇外观、伤后临床表现和齿痕来判断是哪种类型毒蛇。

思路 2：可采用 ELISA 方法测定伤口渗液、血清、脑脊液或其他体液中的特异性蛇毒抗原，可在 15～30 分钟明确蛇种。

本案例中，患者在被咬伤时，打死毒蛇，并携带就诊。经判断，为蝰蛇。

【问题 2】　在注射了特异性的抗蛇毒血清后，还需要做哪些实验室检查？为什么？

思路 1：蛇毒一般分为神经毒、血循毒和肌肉毒，其中蝰蛇的毒液以血循环为主，兼具有神经毒。蛇毒含有凝血酶样物质，使纤维蛋白原变为纤维蛋白，引起凝血；蝰蛇蛇毒还可直接溶解红细胞膜，导致出血；具有心脏血管毒性，严重时可致休克或心脏骤停。故在治疗过程中，需要进行实验室检查以检测病情和评估治疗效果。

思路 2：所需的实验室检查项目为：①血常规：判断红细胞、血红蛋白、血小板的数目。蝰蛇蛇毒通常致上述指标下降。②凝血功能：蛇毒会影响凝血功能，致凝血时间延长，纤维蛋白原下降。③尿常规和尿沉渣：评估尿中蛋白含量、管型及红细胞数目、尿血红蛋白、尿胆原水平等指标。④血清电解质、肝功能、肾功能及心肌标志物，严重中毒者会出现肾衰竭，循环衰竭、心律失常等症状。⑤心电图：观察是否有窦性心律不齐、期外收缩。

（董素芳）

第二十八章
治疗药物浓度监测案例分析

案例 28-1　癫　痫　病

【病史摘要】　女,21岁。

主诉:近1个月来不明原因晕厥、抽搐数次,昏睡乏力1天。

现病史:1个月前无明显诱因反复出现人事不省、四肢抽搐,伴牙关紧闭、口吐泡沫4次,持续5~20分钟不等,曾在当地中医诊所诊断为癫痫,服该诊所自制"癫痫灵片"症状可缓解。用量不详。1天前服用"癫痫灵片"后昏睡乏力,腿软无法行动,遂送至我院进行治疗,以"晕厥待诊"收治入院。

既往史:3年前发生交通事故曾以"颅外伤"入院治疗,2年来有数次排小便困难,自服用中西药治疗(具体不详)后好转。否认既往药物、食物过敏史,无严重外伤史。

个人史:四川人,在校学生,无烟酒嗜好,否认精神创伤史。

家族史:否认家族中有癫痫病史。

体格检查:神志尚可,语言正常,一般情况可,神经系统检查无异常发现。

实验室检查:入院三大常规、血生化、凝血、传染病四项均未见明显异常;血液肿瘤学及自身免疫指标均正常;本院彩超提示:左侧椎动脉V1段管径增宽,最宽5.9mm,内见不规则低回声,范围约13.2mm×4.7mm,彩色血流充盈缺损,频谱高尖。

【问题1】　综合上述病史,该患者可能的诊断是什么?进一步确诊还需要哪些检查?需与哪些疾病鉴别诊断?

思路1:初步诊断

(1)症状性癫痫:①根据患者3年前发生交通事故曾以"颅外伤"入院治疗;②1个月前无明显诱因反复出现人事不省、四肢抽搐,伴牙关紧闭、口吐泡沫4次,持续5~20分钟不等;③服用"癫痫灵片"后症状可缓解;④否认家族中有癫痫病史。考虑症状性癫痫可能性大。进一步可做脑电图、MRI确诊。

(2)药物中毒:患者昏睡晕厥前服用诊所自制"癫痫灵片",该药物成分不明,药物中毒可能性大,为明确病因,可对该药物成分进一步分析。

思路2:鉴别诊断:①特发性癫痫:通常无脑部结构变化或代谢异常,其发病与遗传因素有较密切的关系,多在青春期前起病。②低血糖症:通过了解患者有无糖尿病史、服用降糖药史及查空腹血糖可鉴别。③脑血管意外:脑CT可鉴别。④肝性脑病:根据肝病病史,查肝功、血氨鉴别不难。

患者脑电图证实有癫痫样放电。临床医生怀疑患者可能还有药物中毒,要求患者立即停用"癫痫灵片",并申请TDM监测,检验科用反相HPLC法测得患者血清中卡马西平谷浓度为15mg/L,苯巴比妥谷浓度为22mg/L,苯妥英钠、丙戊酸钠未检出。

【问题2】　TDM结果意味着什么?患者下一步该如何治疗?

思路1:TDM发现患者血清中卡马西平谷浓度为15mg/L,苯巴比妥谷浓度为22mg/L,

均高于卡马西平（4～10mg/L）、苯巴比妥（10～20mg/L）有效血药浓度范围。该患者期间除了"癫痫灵片"未服用其他药物，说明该诊所配制的"癫痫灵片"中含有化学药物卡马西平和苯巴比妥，为自制假药，应立即停用，并上报医院。患者出现的中毒症状为卡马西平和苯巴比妥过量所致。

思路2：患者脑电图证实有癫痫样放电，结合病史，可确诊癫痫。治疗建议用副作用较小的新一代的抗癫痫药物。同时在达到稳态血药浓度时进行TDM，以确保治疗有效、安全。

【问题3】 抗癫痫药物为何要进行TDM？

常用的抗癫痫药物包括苯妥英钠、苯巴比妥、卡马西平、丙戊酸钠、拉莫三嗪、奥卡西平等，这类药物大多治疗窗口窄，血浆蛋白结合率高，消除半衰期多成双相性，在体内以非线性动力学消除，加之需要长期用药，容易出现药物中毒，因此需要进行TDM。

病例28-2 感染性疾病

【病史摘要】 男，60岁。

主诉：因发热、咳嗽、咳痰12天，呼吸困难加重2天入院就诊。

现病史：3个月前无明显诱因出现咳嗽、咳黄色脓痰，量较多，气促，体温最高38.8℃。查血常规示：白细胞（WBC）15.1×10^9/L，中性粒细胞百分比87.5%，胸片示：双肺感染性病变。根据药敏结果先后予"哌拉西林他唑巴坦、左氧氟沙星"等抗感染治疗后，咳嗽、咳痰较前有好转，无再发热。入院12天前出现咳嗽咳痰加重，咳黄色脓痰，痰量增多。

既往史：有高血压史10年，无慢性呼吸道感染病史。否认结核病史，否认糖尿病史，无手术及输血史，无药物过敏史。

体格检查：生命体征平稳，精神尚可，肺部听诊双下肺湿啰音，余未见异常。

实验室检查：血常规：WBC 16.2×10^9/L，中性粒细胞百分比82.5%。尿常规：尿蛋白（++）。生化：尿素氮8.8mmol/L，肌酐57μmol/L，降钙素原（PCT）0.19μg/L。3次痰培养检出：耐甲氧西林金黄色葡萄球菌（MRSA）。血气分析：pH 7.25，二氧化碳分压（PaCO₂）60mmHg，血氧分压（PaO₂）64mmHg。床边胸片：双下肺少许感染性病变，与旧片对比，右下肺病灶较前进展。

【问题1】 综合上述病史、体征、辅助检查，该患者可能的诊断是什么？需与哪些疾病鉴别诊断？

思路1：根据老年患者，发热、咳嗽、咳痰，血象增高，中性粒细胞比率增加，培养出致病菌，胸片示感染病变等首先要考虑社区肺炎。根据血气分析：pH 7.25，二氧化碳分压（PaCO₂）60mmHg，血氧分压（PaO₂）64mmHg，考虑呼吸性酸中毒。根据尿蛋白（++），虽然尿素氮8.8mmol/L，肌酐57μmol/L，均为正常，但这两个指标对早期肾损伤不灵敏，要考虑肾功能早期损伤的可能性。

思路2：鉴别诊断：①医院内获得性肺炎；②上呼吸道感染；③COPD。

【问题2】 为明确诊断，应进行哪些检查？

思路1：建议做血清内生肌酐清除率或胱抑素C测定，有助于了解肾脏早期损伤情况。

思路2：因为PCT在细菌感染时会增高，但之前的检查结果正常，与临床表现及其他检查不符，建议复查PCT。

临床医生考虑到该患者为老年人，肺部感染加重，按说明书予以"万古霉素0.5g，iv drip，q12h"抗感染。在给万古霉素第4剂前，临床药师监测患者的血药谷浓度，结果36.8mg/L，在谷浓度的有效范围（10～40mg/L）内偏上限，建议医生必要时将该患者的血药浓度调整在正常范围的中下限，但医生考虑该患者炎症尚未控制，未将万古霉素减量。1周后患者咳嗽减轻,咳嗽稍减少,复查患者肾功能,尿常规:尿蛋白(+++),生化:尿素氮 14.9mmol/L,肌酐 158μmol/L,肌酐清除率 34.34ml/min,临床药师再次监测万古霉素血清谷浓度为 54.6mg/L,高于谷浓度有效范围。

【问题 3】 临床医生在此使用万古霉素是否妥当? 使用万古霉素是否需要做 TDM?

思路 1:万古霉素主要通过抑制细菌细胞壁的合成来杀灭细菌。临床上主要用于严重的革兰阳性菌感染,特别是耐甲氧西林金葡菌(MRSA)、耐甲氧西林表皮葡萄球菌(MRSE)和肠球菌所致的感染。万古霉素和其他抗生素之间不会发生交叉耐药性。传统上,万古霉素被用作"最后一线药物",用来治疗所有抗生素均无效的严重感染。该患者之前给予的"哌拉西林他唑巴坦、左氧氟沙星",后期治疗效果不佳,3 次痰培养检出耐甲氧西林金黄色葡萄球菌(MRSA),肺部感染有持续加重的趋势,因此可以给予万古霉素治疗。

思路 2:万古霉素推荐的有效血药浓度参考区间为 10～40mg/L,当 C_{max} 超过 50mg/L,有潜在中毒的危险。若血药浓度超过 80mg/L,持续数日即会出现听力损伤。因此应根据 TDM 调整用药。

【问题 4】 医生未听从药师的建议,导致患者出现了何种损害? 下一步医生该如何调整治疗方案?

思路 1:肾功能受损　氮质血症期。由于医生未按药师建议减药。第 2 周复查患者肾功能,尿常规:尿蛋白(+++),尿素氮 14.9mmol/L,肌酐 158μmol/L,肌酐清除率为 34.34ml/min,提示该患者肾功能失代偿,处于氮质血症期。

思路 2:出现万古霉素中毒反应。临床药师再次监测万古霉素血清谷浓度为 24.6mg/L,高于血药有效谷浓度参考区间。

思路 3:建议临床医师应立即将万古霉素减量,可改为 0.5g,iv drip,qd。达稳态后监测血药谷浓度,待症状、体征平稳,血象、血尿素氮、肌酐逐渐恢复正常,感染控制良好,再停用万古霉素。

(刘新光　董青生)

[1] 刘怀平,孙会印,丁贤. 应用临床诊断性能曲线评价 cTnT、CK-MB、MYO 在老年急性心肌梗死诊断中的临床意义. 中国老年学杂志,2010,3(30):312-313.

[2] 张莉,刘志远,张薇. 利用 ROC 曲线分析 HBsAg 试验性能. 中国输血杂志,2014,7(27):718-721.

[3] 李永珍,甄志军. 间接法和夹心法 HCV 抗体诊断试剂盒的诊断性能评价与选择. 临床肝胆病杂志,2014,10(30):1042-1044.

[4] 谢毅. 血液内科疾病临床诊疗思维. 北京:人民卫生出版社,2010.

[5] 王兰兰. 医学检验项目选择与临床应用. 北京:人民卫生出版社,2010.

[6] 王海燕. 内科学. 北京:北京大学医学出版社,2005.

[7] 朱立华. 实验诊断学. 北京:北京医科大学出版社,2002.

[8] 斯崇文,王勤环. 传染病学. 北京医科大学出版社,2003.

[9] 葛均波. 内科学. 8 版. 北京:人民卫生出版社,2013.

[10] 中华医学会风湿病学分会. 系统性红斑狼疮诊治指南. 中华风湿病学杂志,2010,14:342-334.

[11] Body R,Burrows G,Carley S,et al. High-Sensitivity Cardiac Troponin T Concentrations below the Limit of Detection to Exclude Acute Myocardial Infarction:A Prospective Evaluation. Clin Chem. 2015 Jul,61(7):983-989.

[12] Kenjiro N,Nobuyuki H,Masaki Y. Diagnostic test accuracy of loop-mediated isothermal amplification assay for Mycobacterium tuberculosis:systematic review and meta-analysis [J]. Scientific Reports. 2016 May;DOI:10.1038/srep39090.

（高　菲）

中英文名词对照索引

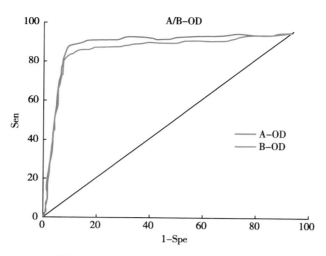

图 3-4　试验 A 与试验 B 的 ROC 曲线比较

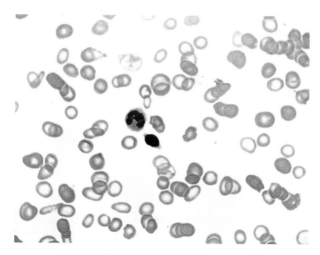

图 4-1　外周血象（瑞氏染色，×1000 倍）

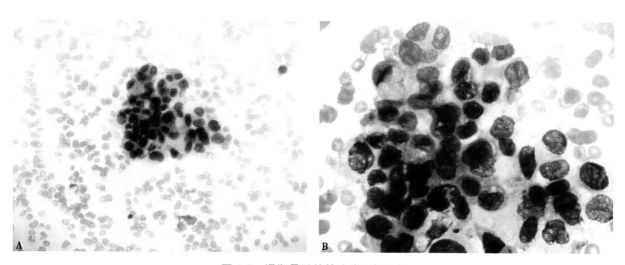

图 4-2　浸润骨髓的转移癌 / 瘤细胞
A. 瑞氏染色，×400 倍；B. 瑞氏染色，×1000 倍

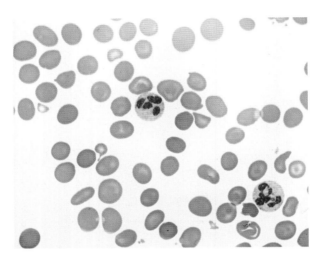

图4-3　病例4-2外周血象（瑞氏染色，×1000倍）

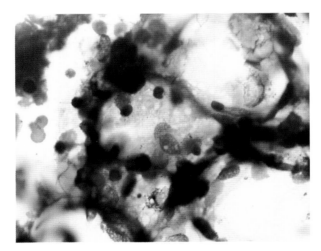

图4-4　病例4-3骨髓小粒（瑞氏染色，×1000倍）

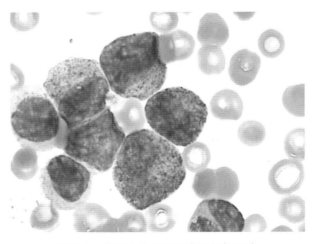

图5-1　骨髓涂片显示异常早幼粒细胞

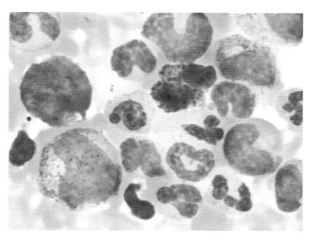

图 5-2　骨髓涂片显示早幼粒细胞，中性中、晚幼粒细胞，
嗜酸性粒细胞，嗜碱性粒细胞

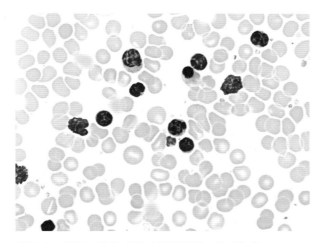

图 5-3　外周血涂片成熟小淋巴细胞（瑞氏染色，×1000）

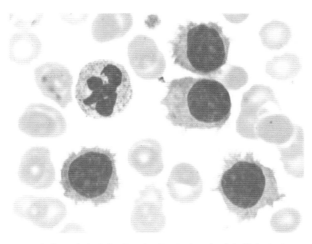

图 5-4　流式细胞术分析淋巴细胞（红色）表型和体积大小（FSC）

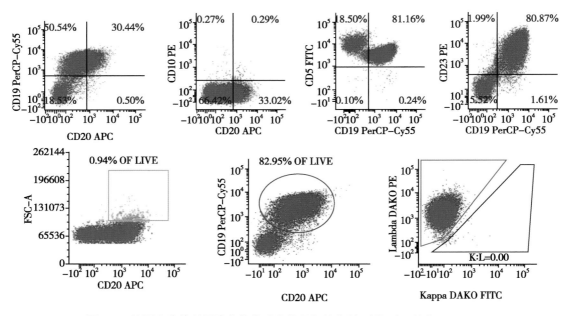

图 5-5　外周血涂片所见胞浆外缘毛发状凸起的"毛细胞"（瑞氏染色，×1000）

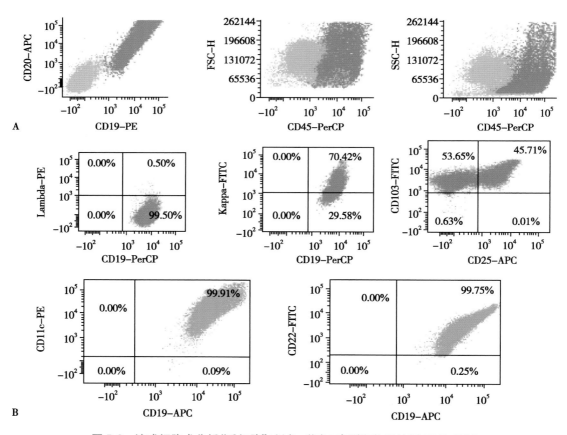

图 5-6　流式细胞术分析"毛细胞"（绿色、蓝色）表型和物理特征 FSC、SSC

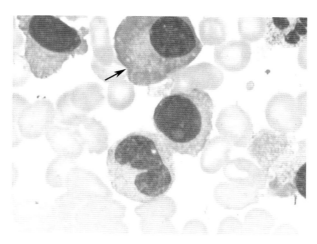

图 5-7　骨髓涂片：骨髓瘤浆细胞（瑞氏染色，×1000）

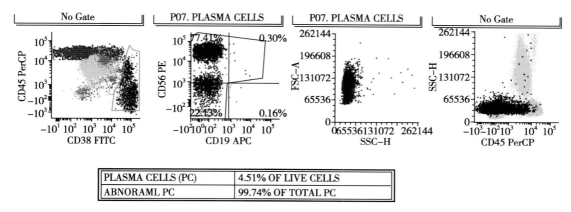

PLASMA CELLS (PC)	4.51% OF LIVE CELLS
ABNORAML PC	99.74% OF TOTAL PC

图 5-8　流式细胞术分析骨髓瘤浆细胞表型和物理特征 FSC、SSC

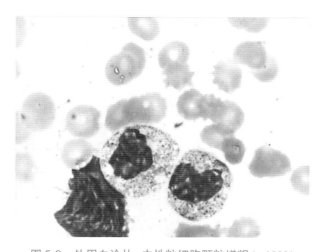

图 5-9　外周血涂片：中性粒细胞颗粒增粗（×1000）

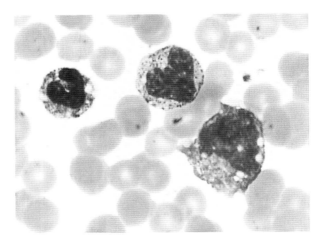

图 5-10   骨髓涂片：中性粒细胞颗粒增粗（×1000）

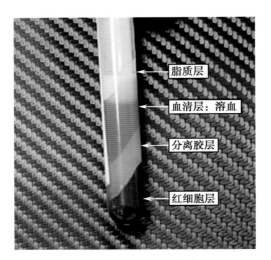

脂质层

血清层：溶血

分离胶层

红细胞层

图 8-1   病人离心后标本